外科疾病诊断与治疗

李春辉　张海林　孙鲁伟　田　超　汪　坤　邵宇峰 ◎ 主编

天津出版传媒集团

天津科学技术出版社

图书在版编目（CIP）数据

外科疾病诊断与治疗 / 李春辉等主编 . –– 天津：
天津科学技术出版社，2023.10

ISBN 978-7-5742-1645-7

Ⅰ . ①外… Ⅱ . ①李… Ⅲ . ①外科—疾病—诊疗

Ⅳ . ① R6

中国国家版本馆 CIP 数据核字 (2023) 第 196558 号

外科疾病诊断与治疗

WAIKE JIBING ZHENDUAN YU ZHILIAO

责 任 编 辑：张　　跃

出　　　版：天 津 出 版 传 媒 集 团
　　　　　　天 津 科 学 技 术 出 版 社

地　　　址：天津市西康路 35 号

邮　　　编：300051

电　　　话：（022）23332399

网　　　址：www.tjkjcbs.com.cn

发　　　行：新华书店经销

印　　　刷：北京四海锦诚印刷技术有限公司

开本 787×1092　1/16　印张 14　字数 278 000

2023 年 10 月第 1 版第 1 次印刷

定价：88.00 元

前　言

随着科学技术的发展，现代医学也发生了日新月异的变化。外科作为临床医学中的一个重要分科，许多新技术、新方法、新观点应运而生，所以，临床医师应该有坚实的理论基础、正确规范的诊疗方法、熟练的操作技巧。同时，因为外科又是一个风险较大的分科，所以更需要临床医师不断学习新技能，充实知识，规范操作手法，减少临床中的失误，提高医疗水平。为此，我们广泛搜集国内外近期文献，认真总结自身经验，撰写了本书。本书坚持面向临床，注重实用，理论与实践相结合的原则，以临床中常见病、多发病为出发点，以诊断和治疗为中心，对临床上经常遇到的疑难问题和应用的重要治疗手段与方法等进行系统阐述。

本书对外科休克与感染、甲状腺疾病做了详细的介绍，让读者对外科疾病有初步的认知；对神经外科与心胸外科疾病、肝脏疾病、胆囊与胆道疾病等内容进行了深入的分析，让读者对外科疾病类别有进一步的了解；着重强调了小肠、肛肠及阑尾疾病，理论与实践相结合的方式。本书论述严谨，结构合理，条理清晰，内容丰富新颖，具有前瞻性，希望通过本书能够给从事相关行业的工作者及读者们带来一些有益的参考和借鉴。

本书的写作得到了很多领导与同事的支持和帮助，在此深表谢意。由于能力有限，时间仓促，虽极力丰富本书内容，力求著作的完美无瑕，虽经多次修改，仍难免有不妥与遗漏之处，恳请专家和读者指正。

目　录

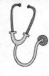

第一章　外科休克与感染

第一节　外科休克

一、基本概念

1.定义

休克是有效循环容量锐减，组织器官微循环灌注急剧下降为基本特征的急性循环功能衰竭，它是一个由多种病因引起的综合征。其结果是组织的代谢需要得不到满足、炎性介质释放、细胞损伤、细胞功能障碍、器官损害和患者死亡。目前，人们认为休克是从亚临床阶段的组织灌注不足到多器官功能不全综合征（MODS）发展的连续过程。

2.休克的共同特点

有效循环血量急剧减少。有效循环血量是指单位时间内通过心血管系统进行循环的血量，不包括贮藏于肝、脾或滞留于毛细血管内的血量。有效循环血量的维持主要依赖充足的血容量、有效的心排血量和良好的周围血管张力。其中周围血管张力分为阻力血管（后负荷），主要指动脉和小动脉；毛细血管和容量血管（前负荷）。动脉系统的阻力改变、血液的重新分布、毛细血管的开放充盈程度、动静脉分流的改变、静脉容量血管的扩张、血容量的变化和心功能的改变决定了休克的不同特性，也在很大程度上影响了休克治疗方法的实施。

若组织的灌注能得到及时恢复，则细胞损伤可逆；否则，为不可逆。因此，恢复对组织细胞的供氧、促进其有效利用，重新建立氧的供需平衡和保持正常细胞功能是治疗休克的关键环节。组织器官灌注不足不是同时发生的，最早是肠系膜血管，之后是骨骼肌，最后才是肾和肝。

二、分类

1.按病因分类

①失血性休克；②烧伤性休克；③创伤性休克；④感染性休克；⑤过敏性休克；⑥心源性休克；⑦神经源性休克。

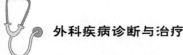

2.按发生休克的起始环节分类

按影响有效循环血量的三大因素分为：①低血容量性休克，见于循环容量丢失。②心源性休克，基本机制是泵功能衰竭，CO下降。③管源性休克，又称分布性休克，基本机制是血管的舒缩调节功能异常。这类休克中，一部分表现为体循环阻力降低，导致血液重新分布，主要见于感染性休克。另一部分表现为体循环阻力正常或增高，主要是容量血管扩张、循环血量相对不足，见于神经阻断、脊髓休克等神经损伤和麻醉药过量。④梗阻性休克，又可进一步分为心内梗阻性休克和心外梗阻性休克。基本机制是血流的主要通道受阻，见于腔静脉梗阻、心包缩窄或心脏压塞、心瓣膜狭窄、肺动脉栓塞及主动脉夹层动脉瘤。

三、病理

1.组织缺氧

休克的本质是组织灌注不足导致的组织缺氧。氧是维持细胞代谢和功能的重要营养底物。组织缺氧的主要环节是DO_2不足、VO_2增加或氧利用障碍（线粒体功能不良）。当氧需超过DO_2时，即形成氧债。

低血容量性休克、心源性休克和梗阻性休克的共同特点是DO_2减少。所以这三类休克的治疗原则是控制原发疾病和提高DO_2。感染所致的分布性休克则表现出了极为不同的特性，由于全身炎症反应，氧需增加和利用障碍，尽管DO_2在正常范围甚至高于正常范围，仍有氧债。

2.酸中毒

血乳酸值升高，提示有氧债，乳酸值升高与死亡率成正相关，但是，血乳酸值升高并不一定都伴细胞乏氧。如肝功能不佳时，乳酸不能被清除，血乳酸可持续升高，细胞并无乏氧。有氧高代谢时，血乳酸也可升高。血乳酸盐/丙酮酸盐（L/P）比值是判断细胞有无乏氧的良好指标，无氧酵解时L/P比值明显升高。

轻度酸血症（pH＞7.2）时儿茶酚作用为主：HR增快、CO增加、血管收缩。

重度酸血症（pH＜7.2）时酸的作用为主：HR降低、CO降低、血管扩张。甚至恶性心律失常和DIC。

3.循环重分布

循环对低灌注和低氧血症的反应是选择性的循环再分布。减少皮肤、皮下组织和胃肠道的血流，从而保证心、脑等重要脏器的DO2。久之，肠道发生不可逆性损害、全身炎症反应加重，导致MODS。

4.肠道在休克中的作用

肠道功能障碍是休克的表现之一，也是各类休克后期的共同归途，是不可逆休克和

MODS的加速器。肠道损伤的机制是黏膜乏氧和再灌注损伤。正常内脏血流占心排血量的15%～20%。休克时，内脏血流明显减少，黏膜缺血、细胞乏氧、再灌注损伤接踵而至，使病情进一步恶化。肠黏膜损伤的结局是黏膜通透性增加，肠内细菌或细菌毒素移位进入循环，使SIRS发展、触发MODS。

四、临床表现

1.隐性代偿性低血容量

健康人血容量丢失10%～15%，BP、P和CO变化不大，表现口渴、UO减少，饮水后即可改善。患者则代偿受限，入水又受医生控制，就容易发生低血容量。隐性代偿性低血容量的主要临床表现是倦怠、恶心和呃逆等中枢神经系统症状，尿液检查示尿渗透压升高和尿钠浓度降低，对口渴者要注意评估容量情况。

2.显性代偿性低血容量

休克的"代偿"是以内脏血流减少为代价的。表现为精神紧张、交感兴奋（面色苍白、手足湿冷），心血管系统兴奋（P增快、SBP增高、PP变小）、R增快、UO正常或减少。补液试验和头低足高卧位后P和R减慢。

3.失代偿性低血容量

表情淡漠、精神错乱、黑蒙（视网膜血供不足）、颈外静脉萎瘪（心源性休克除外）、SBP＜90mmHg（12kPa）、脉细速100～120次/分、口渴。重度休克时，口唇、肢端发绀，全身皮肤苍白、湿冷，脉搏扪不清，血压测不到，少尿甚至无尿。皮肤、黏膜出现瘀斑或有消化道出血，提示有弥散性血管内凝血。出现进行性呼吸困难或叹气样吸气、吸氧不能改善呼吸状况，提示呼吸窘迫综合征。

五、诊断

1.一般监测

血容量减少最早的体征是直立性心率加快，然后是直立性低血压和卧位低血压。BP、HR、Hct、UO、毛细血管再充盈时间和皮肤温度等指标异常，已非休克早期表现；反之，这些指标正常，也不能反映休克逆转情况，因为它不能反映氧债和组织灌注情况，即使尿量满意、MAP＞80mmHg（11kPa）也不能说明组织没有隐性乏氧。由于机体的代偿机制极为复杂，加上复苏用药的效应交互作用，有时PCWP也不能完全反映血容量情况。

（1）精神状态：反映脑组织灌流。例如患者神志清楚，对外界的刺激能正常反应，说明患者循环血量已基本足够；相反，若患者表情淡漠、不安、谵妄或嗜睡、昏迷，反映脑血液循环不良。

（2）肢体温度、色泽：反映体表灌流。如患者的四肢温暖（蹲趾温暖提示血流动力

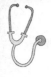

学稳定）、皮肤干燥，轻压指甲，局部暂时缺血呈苍白，松压后色泽迅速转为正常，表明末梢循环已恢复、休克好转；反之，则说明休克情况仍存在。但影响因素很多，客观性差。肤色灰白伴甲床苍白都说明血容量严重不足。

毛细血管充盈时间：将手放在心脏水平，压迫中指末节指骨5秒，观察色泽转为正常所需的时间。正常人男性2秒，女性3秒，老人4秒。

（3）BP：BP的个体差异很大。休克一般都伴有低血压，但休克不一定都有低血压。SBP反映SVR，DBP反映血容量，PP反映CO和血容量。PP的大小往往表示休克的存在与否。

PP＜40mmHg提示CO降低。PP＜20mmHg（3kPa）、SBP正常，提示组织灌注不足。PP正常、SBP80～90mmHg（11～12kPa），提示组织灌注尚可。维持稳定的BP在休克治疗中十分重要。BP并不是反映休克程度最敏感的指标，观察BP情况时，还要强调比较。通常认为SBP＜90mmHg（12kPa）或高血压患者较原基础水平下降20%以上、PP＜20mmHg（3kPa）、UO＜25mL/h是休克诊断的重要依据；BP回升、PP增大则是休克好转的征象。

（4）脉搏：脉率和脉搏强度往往比血压更灵敏。脉搏增快是血容量不足最早的体征，之后才出现直立性血压下降和卧位血压下降。当血压还较低，但脉率已恢复且肢体温暖者，常表示休克趋向好转。触及桡动脉脉搏示血压≥80mmHg，扪及股动脉脉搏示血压≥70mmHg，未及颈动脉搏动示收缩压＜60mmHg（8kPa）。常用脉率/收缩压（mmHg）计算休克指数，帮助判定休克的有无及轻重。指数为0.5多提示无休克；＞1.0～1.5提示有休克；＞2.0为严重休克。

（5）UO：反映肾灌流状况，＜20mL/h表示休克严重；＞30mL/h，反映肾脏血流灌注良好。

（6）Hct：＜0.35需输血，＞0.35应通过输液扩容或输血浆。

2.血流动力学监测

（1）CVP：正常人的CVP在-2～5cmH₂O，休克时要求CVP维持在5～8cm H₂O的理想水平。CVP受血管容量、右心功能、胸膜腔内压以及血管张力等诸多因素影响，仅当输液试验前后或利尿试验前后测得的CVP才可正确解读。①CVP高（＞14cmH₂O）提示容量超负荷或右心功能不全，也见于胸膜腔内压高或血管强烈收缩，应结合血压和尿量分析鉴别；②CVP低提示容量不足，也见于急性左心室衰竭；③在无充血性心衰竭的患者，颈静脉充盈的变化反映了血容量的变化，也间接反映了全身钠含量的变化；④仰卧时，颈静脉萎瘪提示血容量不足，需要输含钠溶液。CVP低提示血容量不足。

低血容量情况下一般主张从右颈内静脉途径测CVP，锁骨下静脉穿刺不容易成功，并且出血和气胸等并发症的发生陡然增多。若患者在头低足高卧位无不适，颈静脉依然

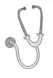

萎瘪，明智而安全的方法是在30～60分钟内先从外周静脉输入500mL胶体液，然后再穿刺。很少有患者会在输入胶体液后病情恶化，应立即停止输液，患者取坐位。

（2）PCWP：Swan-Ganz管头部的气囊充盈后在呼气末测得的压力称为PCWP，正常值15～18mmHg（2.0～2.4kPa），该压力反映的是左房压力和左心室功能，严重二尖瓣狭窄除外。PCWP比CVP能更准确地反映血容量，尤其在重症患者。充血性心力衰竭前，PC-WP就明显升高。

PCWP提供的是左室充盈压。要注意的是，PCWP和右房压不仅受循环血量影响，而且受血管收缩程度、左右心的顺应性以及疼痛和激动等交感张力影响。PCWP低提示低血容量，PCWP高并不代表容量充足。

（3）CO：通过热稀释法可测得CO，该数值应在呼吸周期的同一时相反复测定，取其均值。正常值为4～6L/min。CO是判断心源性休克的好指标，但是，对大多数外科患者来说，CO并不是一个好指标。

（4）CI：CI=CO/体表面积（m^2）。正常值为2.5～3.5L/（min·m^2）。

3.氧代谢监测

脉搏血氧饱和度仪（脉氧仪）或肺动脉插管（Swan-Ganz管）可提供许多血流动力学参数和DO_2资料，有助于指导治疗和维持心功能。肺动脉插管时，3%～5%的人可发生并发症，如气胸、血胸、动脉损伤、气栓、静脉血栓形成、肺动脉破裂、导管打结、瓣膜损伤、导管全身性感染和心律失常。

（1）DO_2与VO_2：间断动态监测DO_2、VO_2和O_2ext，可早期发现休克、了解组织灌注的纠正情况。

1）DO_2指单位时间内由左心室送往全身组织的氧的总量。DO_2（mL/min）=CaO_2（mL/L）×CO（L/min），正常值为1000mL/min[550～650mL/（min·m^2）]。CaO_2主要取决于动脉SaO_2和Hgb含量。

CaO_2（mL/L）=[SaO_2×1.34×Hgb（g/dL）+0.023×PaO_2（kPa）]×10

CaO_2（mL/L）=[SaO_2×1.34×Hgb（g/dL）+0.003×PaO_2（mmHg）]×10

式中SaO_2×1.34×Hgb为结合氧，而0.023×PaO_2为物理溶解氧。据此，可以认为，DO_2主要受循环系统（CO）、呼吸系统（SaO_2）和血液系统（Hgb）影响。

2）VO_2指单位时间内组织从循环中摄取的氧量。VO_2=（CaO_2-CvO_2）×CO，也可通过代谢仪直接测定。70kg的人在基础状态下的VO_2为200～260mL O_2/min，此时的（CaO_2-CvO_2）为（5±1）mL/dL。当VO_2随DO_2增加而增加时，称为氧输送依赖性氧耗。此时的VO_2＜机体的氧需，存在氧债。正常人静息VO_2为250mL/min，DO_2为1000mL/min，剩余750mL/min，因此CvO_2为150mL/L，CaO_2-CvO_2=50mL/L。

3）O_2ext指全身组织对动脉氧的摄取率。O_2ext=VO_2/DO_2=（CaO_2-CvO_2）/CaO_2，正常

值为0.25。O_2ext＞0.35提示组织摄取氧增多，DO_2不足。低血容量或心源性休克时，DO_2降低明显，而反映O_2ext的动静脉氧差增大。

（2）SvO_2和MvO_2：抽取肺动脉血检测，正常SvO_2为75%，MvO_2为5.3kPa。SvO_2由DO_2与VO_2决定。SvO_2低提示DO_2不足（CO低、Hgb低或SaO_2低）或VO_2增加，混合静脉血氧监测可早期发现DO_2不足或血流动力学紊乱。感染性休克的早期即可出现氧供依赖性氧耗，表现为SvO_2不降低或上升、动静脉氧差缩小。这种氧代谢的障碍可能与细胞水平上氧利用障碍，或是微循环中动静脉短路开放、血流分布不当有关。

MvO_2增高提示VO_2减少、A-V短路、PaO_2增高或Hgb氧离曲线左移。MvO_2降低提示VO_2增加，MvO_2＜27mmHg（3.6kPa）细胞代谢已不能维持，＜20mmHg（2.9kPa）为不可逆性休克。部分组织高灌注，另一部分组织低灌注，MvO_2可表现为正常

（3）动脉血乳酸盐和L/P比值：血乳酸盐正常值0～2mmol/L。血乳酸水平升高能反映低灌注及休克的严重程度，与休克患者的存活率呈负相关。当血乳酸＞12mmol/L，死亡率＞90%。正常L/P比值＜10，＞15提示细胞乏氧。

（4）动脉血气：测pH、HCO_3、PaO_2和$PaCO_2$。正常值：PaO_2为80～100mmHg（10.7～13kPa），$PaCO_2$为36～44mmHg（4.8～5.8kPa），pH为7.35～7.45。$PaCO_2$超过45～50mmHg（5.9～6.6kPa），常提示肺泡通气功能障碍；PaO_2低于60mmHg（8.0kPa），吸入纯氧仍无改善者可能是ARDS的先兆。

（5）胃肠黏膜内pH（pHi）：在休克组织灌流中胃黏膜首先受影响，而复苏后恢复最迟，pHi可反映局部缺氧情况。

5.DIC监测

对疑有DIC的患者，应了解血小板的数量和质量、凝血因子的消耗程度及反映纤溶活性的多项指标。当下列五项检查中出现三项以上异常，加之临床上有休克及微血管栓塞症状和出血倾向，便可诊断DIC。包括：①血小板计数低于80×10^9/L；②凝血酶原时间比对照组延长3秒以上；③血浆纤维蛋白原低于1.5g/L或呈进行性降低；④3P试验阳性；⑤血涂片中破碎红细胞超过2%等。

六、治疗

1.一般紧急措施

维持呼吸道通畅，用面罩或鼻管给氧。尽快控制活动性出血，压迫、包扎出血创口。尽早建立外周静脉通道，采集血样以供血型及交叉配合试验，开始液体复苏治疗。充气抗休克裤适用于休克患者院前急救。身体平躺，头胸部稍抬高以利呼吸，下肢抬高200～300以利静脉回流。注意保暖。

2.保持理想的DO_2

理想的DO_2依赖于SaO_2、Hgb浓度和CO，应保持$SaO_2 > 90\%$。如扩容效果不理想，应考虑输入红细胞，一般主张将Hgb维持在110 ~ 130g/L。增加DO_2最有效的环节是CO。

轻度休克，单用输液即可纠正，不必监测血流动力学。中、重度休克应该用Swan-Ganz管来指导治疗，以获得最佳CO（$> 4.5L/min$）和DO_2[$> 600mL/$（$min \cdot m^2$）或输送非依赖性氧耗]。扩容至PCWP在15 ~ 18mmHg（1.9 ~ 2.4kPa）、$SvO_2 > 65\% ~ 70\%$、MAP 60 ~ 80mmHg（8 ~ 10.7kPa）、输送非依赖性氧耗最理想。无条件用Swan-Ganz管来指导治疗时，复苏的目标为：血压恢复（$SBP > 120$mmHg（16kPa）或MAP60 ~ 80mmHg、HR下降（< 90次/分）、UO增多[$> 60mL/h$或0.5 ~ 1mL/（$kg \cdot h$）]、酸中毒纠正。

休克时输液的速度、量及种类取决于体液丢失的程度。开始时可按10 ~ 25mL/（$kg \cdot h$）快速输入乳酸钠林格液，严重容量不足可以在开始10 ~ 15分钟快速输入1000 ~ 1500mL。若晶体液扩容效果不理想，应考虑输入红细胞（保证理想的Hgb）或胶体液。晶体液扩容的缺点是时效短、效力低，1小时后，仅25%存在于血管内。胶体液可根据情况选用中分子羟乙基淀粉、右旋糖酐或白蛋白。要注意的是大量输注胶体液对肺和肾功能不利。

主张胶体液复苏者认为大分子物质在血管内滞留时间长，有利于血压的维持。但是，主张晶体液复苏者认为白蛋白会漏至血管外，休克时更容易漏出，因此，用晶体液复苏更安全，且晶体液价格低廉、来源丰富。如果目的是增加前负荷、增加心排血量和血液，用晶体液即可；若目的是提高氧输送，则应该补充红细胞。

补液试验：在10分钟内输入100 ~ 200mL等渗晶体液，若PCWP（CVP）升高< 3mmHg（$2cmH_2O$），提示容量不足，应扩容；若PCWP（CVP）升高> 7mmHg（$5cmH_2O$），提示容量补足或心功能不全，应停止输液。此称3-7（2-5）规则。

3.心血管药物

休克时应用血管活性药物的主要目的是提高组织的血流灌注。药物输注最好采用输液泵，精确调控，并监测BP、P、CVP等，通常应维持$SBP \geqslant 110 ~ 130$mmHg（14.7 ~ 17.3kPa），$DBP \geqslant 60 ~ 80$mmHg（8.0 ~ 10.6kPa）。

前负荷补足后，若病情无好转，应该考虑用正性肌力药物，常用于休克治疗的正性肌力药物有多巴酚丁胺、肾上腺素以及去甲肾上腺素，应用哪种药物最佳无定论，随医生而异。

（1）血管活性药物：血管收缩药可增加血压，但有可能减少组织灌注，作为应急措施可暂时升高血压，保证重要生命器官灌注。常用于休克治疗的心血管药物有多巴胺、多巴酚丁胺、去甲肾上腺素以及异丙肾上腺素等交感胺类药物。

1）去甲肾上腺素：血管收缩剂，兴奋α受体，收缩外周血管，升高血压，扩张

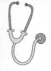

冠状动脉，可激活β1受体而增加心肌收缩力与心排血量。半衰期为2～3分钟，可以0.5～2mg加入5%葡萄糖溶液100mL中静脉滴注，通过调节滴速以达到预期作用。

2）多巴胺：为最常用的血管活性药物，作用与浓度有关0.1～2μg/（kg·min）时，激活多巴胺受体，扩张肾、肠系膜及内脏血管，拮抗休克时的肾血管收缩，此剂量无正性肌力作用。浓度为3～10μg/（kg·min）时，激活β₂受体，增加心率、心肌收缩性与心排血量。剂量＞15μg/（kg·min）时，主要兴奋α受体，起血管收缩作用。

3）多巴酚丁胺：有很强的α兴奋作用，增加心肌收缩性、心率与心排血量，降低肺动脉楔压，很少诱发心律失常。多巴酚丁胺静脉滴注的起始浓度通常为2～5μg/（kg·mLn），然后渐增加至出现心毒性（异位节律）。

4）异丙肾上腺素：纯α受体兴奋剂，增加心肌收缩性、心率与心排血量，扩张肠系膜与骨骼肌血管床。对心源性休克，异丙肾上腺素可增加异位心律的出现，应慎用。

（2）血管扩张剂：可降低血管阻抗、降低心脏后负荷，扩张微循环血管，改善心脏功能。要求收缩压≥90mmHg（12kPa）。用血管扩张剂的指征是持续血管收缩、少尿、CVP或PCWP增高，有肺水肿。使用剂量要小，四肢温暖转红后立即停用，否则可引起血压骤降，导致不良后果。

1）硝普钠：作用开始迅速，持续时间为1～3分钟，同时扩张小动脉与静脉，降低前、后负荷及心室充盈压，增加每搏量。持续静脉滴注，速度控制在20～100μg/min。初始量宜小，每5～10分钟增加10μg/min，以达到预期效果。使用时注意避光，长时间大剂量使用可致硫氰酸中毒。

2）酚妥拉明：α受体阻断剂，扩张动脉与静脉，降低外周血管阻抗，可使血压下降。主要降低后负荷，可用于低排高阻型心源性休克、肺水肿等情况。使用时以20～40mg加入葡萄糖液中缓慢滴注，作用时间长，应注意补充血容量，以免引起血压骤降的不良反应。

3）山莨菪碱（654-2）：是抗胆碱能药物，可解除平滑肌痉挛使血管舒张，改善微循环。还可通过花生四烯酸代谢，降低白三烯、前列腺素的释放而保护细胞，是良好的细胞膜稳定剂。用于休克治疗时，静脉注射每次10mg，每15分钟1次，或40～80mg/h持续静脉滴注，直到症状改善。

（3）洋地黄类药：可用于治疗对扩容反应差，或伴有心力衰竭的休克患者。常用毛花苷C注射液0.2～0.4mg静脉注射；或以地高辛-0.5mg首剂静脉注射，并以0.25mg/d维持。

4.治疗原发病

外科疾病引起的休克不少需要手术处理。创伤性休克应及时给予止痛和骨折固定；失

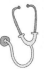

血性休克应及时控制出血；感染性休克需积极控制感染，外科感染性休克治疗中最主要的措施是手术引流和病灶清除，而不是使用抗菌药物。

5.纠正酸碱失衡

休克的根本治疗措施是改善组织灌注，并适时和适量地给予碱性药物。目前对酸碱平衡的处理多主张"宁酸勿碱"，酸性环境能增加氧与血红蛋白的解离从而增加向组织释氧，对复苏有利。另外，使用碱性药物须首先保证呼吸功能完整，否则会导致CO_2潴留和继发呼吸性酸中毒。

6.治疗DIC改善微循环

对诊断明确的DIC，可用肝素抗凝，一般1.0mg/kg，6小时一次，成人首次可用10000U（1mg相当于125U）。有时还使用抗纤溶药，如氨甲苯酸、氨基己酸；抗血小板黏附和聚集的阿司匹林、双嘧达莫（潘生丁）和小分子右旋糖酐。

7.皮质激素以及其他药物的应用

皮质类固醇可用于感染性休克和其他较严重的休克。一般主张大剂量静脉滴注，只用1～2次。

加强营养代谢支持和免疫调节治疗，适当的肠内和肠外营养可减少组织的分解代谢。联合应用生长激素、谷氨酰胺具有协同作用。

其他类药物包括：①钙通道阻断剂如维拉帕米、硝苯地平和地尔硫革等；②吗啡类拮抗剂纳洛酮；③氧自由基清除剂如超氧化物歧化酶（SOD）；④调节体内前列腺素（PGS）如输注前列环素（PGI_2）；⑤应用三磷酸腺苷—氯化镁（$ATP-MgCl_2$）疗法。

第二节 外科感染

一、基本概念

（一）定义

外科感染是指需要外科治疗的感染，包括创伤、手术、烧伤等并发的感染。感染是由病原体的入侵、滞留和繁殖而引起，外科感染的病原体主要是细菌和霉菌，并且多数是多种细菌混合感染。

（二）特点

外科感染的共同特点是：①组织坏死，坏死原因是机械性损伤和细菌释放的组织分解

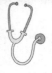

酶。②有伤口（如创伤、切口、穿孔）或梗阻存在。③病变集中于局部，局部症状明显，感染灶内存在高压。

（三）分类

1.根据细菌的致病特点分类

（1）非特异性感染：又称化脓性或一般感染。常见致病菌为葡萄球菌、链球菌和大肠杆菌。特点是：①一种菌可引起多种病；②不同菌可引起一种病；③症状相似（局部——红、肿、热、痛、功能障碍，继而进展为局限化脓，全身——发热、营养不良、休克）；④防治上共性（手术引流和全身用抗生素）。

（2）特异性感染：常见的有结核、破伤风、气性坏疽、念珠菌病等。其特点是：①不同的致病菌各引起不同疾病；②病理变化各有其特点；③临床表现各异；④防治上也各具特点。

2.根据原发病分类

原发性感染（自发性感染）和继发性感染（继发于损伤后）。

3.按病程区分

①病程在3周以内的称为急性感染；②感染持续达2个月或更久的称为慢性感染；③病程介于急性与慢性感染之间的称为亚急性感染。

4.其他

病原体由体表或外环境侵入造成的为外源性感染；病原体经空腔脏器，如肠道、胆道、肺或阑尾侵入体内造成的为内源性感染。感染亦可按发生条件归类，如条件性（机会性）感染、二重感染（菌群交替症）、医院内感染（HAI）、社区获得性感染（CAI）等。最常见的医院内感染是尿路感染。

（四）发生机理

外科感染形成的基本条件是细菌侵入和梗阻存在。外科感染的发生取决于病原微生物的致病能力与机体的免疫力的相互作用：①细菌的种类（毒力或侵袭力）和量；②局部组织损伤情况（伤口内的血红蛋白、坏死组织、异物、组织缺氧）；③全身抗感染能力降低（休克、低血容量、乏氧、糖尿病、肥胖、饥饿、酒精性肝病、全身用皮质激素或抗肿瘤药等）。

人体对损伤和感染的反应方式是一样的。机体对感染的抵抗能力与刨伤的程度呈负相关。这就要求外科医生应用无损伤操作技术把损伤降到最低。清除创口的坏死组织也有利于吞噬细胞集中精力去清除入侵的细菌。

（五）诊断

1.临床检查

非特异性感染的临床特点是：①局部红、肿、热、痛、功能障碍，继而进展为局限化脓；②全身发热、营养不良、休克。通过观察渗液和分泌液（伤口引流液、尿、痰等）的气味、色泽和黏稠度往往能做出初步判断。烂葡萄味提示假单胞菌感染，尿素味提示变形杆菌感染，粪臭味提示厌氧菌感染（类杆菌、梭形杆菌、梭状芽孢杆菌和消化链球菌）。

2.Gram染色

可以为病原菌的确定提供最早的依据，尤其当单一细菌感染时。

3.培养和药物敏感试验

对诊断和治疗有帮助，但是往往在结果出来前就应该开始治疗。可以将伤口深部的脓性物送一般细菌培养、厌氧菌培养和药物敏感试验。无论如何都不要将标本储存在冰箱中。对药物敏感试验的解读应该注意几个问题，药物敏感报告通常是依据平板扩散试验，这种试验对技术—环境的细小变化很敏感，但是，与最小抑菌浓度（MIC）或杀菌浓度的相关性很差。因此，对重症感染最好测定MIC，然后给予相应的抗生素使组织浓度达到4倍MIC。

4.活组织检查

皮损组织和淋巴结的活组织检查对诊断也很有帮助。不要取腹股沟淋巴结活检。标本应该送常规细菌学培养、抗酸杆菌培养和真菌培养，并送到病理科进行组织学检查。

5.其他检查

除结核外，皮肤试验的价值有限。血清学试验对真菌和病毒感染有较好的诊断价值。

（六）治疗

外科感染处理的5"D"原则：①Drainage（引流）；②Debridement（清创术）；③Diversion（转流）；④Diet（饮食，增强人体抵抗力）；⑤Drugs（药物治疗）。

1.局部治疗

（1）物理疗法（局部湿热敷）或外用药可以缓解疼痛、增加血流和淋巴回流。湿热敷最好是间断进行并稍加压，这有利于感染局限和吸收，持续性湿热敷反而会引起局部水肿和卫星感染灶。

（2）制动是对机体防御机制支持。未制动的伤口的基质形成和新生血管容易受损，造成细微的出血和坏死，有利于细菌生长。

（3）手术引流：这是外科感染的基本治疗措施。①切开引流的指征是感染局限。就大多数体表脓肿来说，切开引流的指征是波动感。深部感染判断困难时，可以先做诊断性

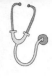

穿刺。②切口要够大，做在低位，保持切口敞开直至愈合。③小切口加拔火罐可以达到大切口相同的效果，但是，要先控制出血，也可先用纱条填塞一天后再拔火罐，主要适用于不宜做大切口的部位，如乳房、会阴等。④在超声、X线等引导下穿刺引流或加拔火罐。⑤切开引流后，体表脓肿要用纱布疏松填塞，深部脓肿要放置引流物。如果患者在引流后感染症状持续，首先要考虑引流是否通畅？是否还有感染灶未引流？

（4）清创的时机（8小时规律）：在未灭菌的环境下任何伤口都会有污染，但是，细菌需要一定的时间才能繁殖、产生毒素，然后才具备毒力侵入组织。在污染后的最初6～8小时，可以在伤口的坏死组织进行清创后一期闭合伤口，感染的风险很小。如果在损伤6～8小时后才一期闭合伤口，则伤口有可能发生感染。不过血供比较好的部位，如头皮，清创后才一期闭合的时机可以放宽。

2.全身治疗

（1）支持疗法：①严重的贫血、低蛋白血症或白细胞减少者，需适当输血或补充血液成分。②体温过高时可用物理降温或适当使用解热药。体温过低时需保暖。③纠正脱水、电解质、酸碱平衡紊乱，补充体内消耗过多的蛋白质与能量。④对糖尿病患者的血糖和酮症进行纠正。⑤并发休克或多器官功能不全综合征时，应加强监护治疗，注意热量和维生素的补充。

（2）抗生素治疗：就外科感染来说，抗生素仅仅是外科治疗的辅助手段，一般来讲，有全身症状才需要全身使用抗生素。开始是经验性用药，可根据感染的部位、可能的致病菌及本病区常驻菌与耐药的流行情况来选择。以后，根据细菌培养结果调整抗生素使用。

抗生素的应用要慎重，没有并发症的感染伤口不必全身用抗生素，仅在免疫功能差的患者或血流有细菌的患者（有高热等全身中毒症状）才主张加用抗生素。除氨基糖苷类抗生素和万古霉素外，现代的抗生素都有较广的治疗谱，且几乎无毒性。但是，它们对伤口愈合早期的炎症和免疫有干扰作用，此外，人类对抗生素可发生过敏反应。

（七）预防

①大多数外科感染来自患者自身的微生物菌群，这种感染的形成在很大程度上取决于污染的程度和肠黏膜屏障的完整性。②手术室工作人员也是外科细菌污染的最常见的来源。因此要戴口罩、穿无菌手术衣、戴手套，手术室空气要过滤

二、社区获得性感染

（一）疖

疖是单个毛囊及其所属皮脂腺的急性化脓性感。致病菌多为凝固酶阳性金黄色葡萄球

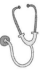

菌。常与痤疮和其他皮肤病伴发。细菌开始侵入毛囊中，引起局部蜂窝织炎并形成脓肿。脓栓形成是其感染的一个特征。

（二）痈

痈是多个相邻毛囊及其所属皮脂腺或汗腺的急性化脓性感染，或由多个疖融合而成。大多由一个疖在皮下组织中蔓延形成的皮肤脓肿，范围可以很大，全身反应较重，甚至发展为脓毒症。老人、营养不良和糖尿病患者易患痈。致病菌同疖。好发于皮肤较厚的部位，如项部和背部（俗称"对口疔"和"搭背"）。痈的治疗原则是在全身用抗生素（青霉素、红霉素或克林霉素）的基础上切开引流。早期局部外敷鱼石脂软膏，有脓液后应尽早在静脉麻醉下行切开引流。一般用"+""++"或"+++"形切口，切口要够长，达病变边缘皮肤，剪去坏死组织后填塞止血。

（三）脓肿

急性感染后，组织或器官内病变组织坏死、液化后，形成局限性脓液积聚，并有一完整脓肿壁者，称为脓肿。在炎症初期渗出的纤维蛋白在感染灶周围形成了脓肿壁，脓肿内濒死的吞噬细胞和细菌释放出毒素使脓肿的内容物液化，从而使得脓肿内呈高渗状态，水分的吸收使得脓腔内的压力升高。由于氧和营养物很难透过脓肿壁，出现无氧酵解，结果，脓肿内呈高压、低pH和低氧状态，有利于厌氧菌生长。低pH还使得氨基糖苷类抗生素效力降低。皮肤脓肿以表皮葡萄球菌和金黄色葡萄球菌常见。腹股沟和会阴部皮肤脓肿以大肠杆菌为常见。

（四）脓疱病

由金黄色葡萄球菌或溶血性链球菌引起的一种急性接触传染性皮肤病，其特点是不断出现上皮内脓肿，这些脓肿可相互融合成大片脓疱，表面为脓痂，深面为溃疡。

（五）丹毒

丹毒是皮内淋巴管网受β溶血性链球菌侵袭引起的急性炎症。患者常先有皮肤或黏膜的某种病损，如足癣、口腔溃疡、鼻窦炎等。其特点是多见于下肢和面部，蔓延快，很少坏死和化脓。病变区片状鲜红、中央处红色稍淡、境界清、压之褪色，病变范围扩展较快，时有水疱。抗生素首选青霉素。

（六）蜂窝织炎

急性蜂窝织炎是疏松结缔组织的急性感染。一般系A组链球菌感染，细菌从刺伤或其

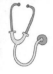

他皮肤破口侵入。蜂窝织炎水肿明显，脓液极少，除病变中央有缺血坏死外没有大量脓液。由于病菌释放毒性强的溶血素、透明质酸酶、链激酶等，加以受侵组织质地较疏松，故病变扩展较快。细菌可侵入区域淋巴管和淋巴结，可有明显的毒血症。由于患者机体条件、感染原因和病菌毒性的差异，临床上有以下几类：

1.一般性皮下蜂窝织炎

患者可先有皮肤损伤。开始时患处肿胀、疼痛、表皮发红，指压后可稍褪色，红肿边缘界限不清楚。病变部位近侧的淋巴结常有肿痛。进一步加重时，皮肤可起水疱，一部分变成褐色，或破溃出脓。常有恶寒、发热和全身不适，严重时可有意识改变。

2.新生儿皮下坏疽

病变多在背、臀部等经常受压处。初起时皮肤发红、质地稍变硬。继而，病变范围扩大，中心部分变暗、变软，触之有浮动感，有的可起水疱；皮肤坏死时呈灰褐色或黑色，并可破溃。患儿发热、不进乳、不安或昏睡，全身情况不良。

3.颌下急性蜂窝织炎

口腔起病者多为小儿，因迅速波及咽喉而阻碍通气（类似急性咽峡炎），甚为危急。全身表现同新生儿皮下坏疽。

4.老年人皮下坏疽

男性多见。长时间热水浸浴擦身后易发。背部或侧卧时肢体着床部分有大片皮肤红、肿、疼痛。继而，皮肤变为暗灰色，知觉迟钝，触之有波动感，穿刺可吸出脓性物。患者寒战、发热，全身乏力不适。严重者可有气急、心悸、头痛、烦躁、谵妄、昏睡等。

5.非梭状芽孢杆菌性坏疽性蜂窝组织炎

这是一种皮肤、皮下组织和筋膜的进行性坏疽性感染。致病菌大多系大肠杆菌和厌氧链球菌。临床表现为疼痛、肿胀和微红。所有产气菌感染都应该做Gram染色和细菌培养明确细菌种类指导治疗。治疗是及时切开引流，青霉素125万单位静脉推注，然后用青霉素250万单位静脉滴注，每4小时1次；必须支持治疗，否则很快会出现脱水、发热和衰竭等毒血症。

6.梭状芽孢菌性蜂窝织炎

这是一种主要由产气荚膜杆菌（又称魏氏杆菌）引起的皮下组织、腹膜后或其他疏松结缔组织的感染。以阑尾切除术后或大肠癌术后常见。本病是皮下组织的侵袭性感染，损伤或缺血的组织容易发生本病，尤其多见于老年人和术中低血压时间长的患者。感染在深筋膜表面迅速扩散，血管内血栓形成使得皮肤和皮下组织广泛坏疽。临床表现有皮肤水肿、浆液血性分泌液和捻发音。全身症状及体征并不显著。本病不累及肌肉，因此不同于气性坏疽。治疗是及时手术清创，大剂量青霉素250万单位静脉滴注，每4小时1次。

（七）急性淋巴管炎

急性淋巴管炎是管状淋巴管及其周围组织的急性炎症，系细菌从皮肤或黏膜的破口侵入，或从局部的感染灶侵入，经组织间隙进入淋巴管引起。蜂窝织炎和丹毒常常伴有急性淋巴管炎。常见致病菌是溶血性链球菌和金黄色葡萄球菌。A组链球菌的感染往往很重，因为链球菌的毒素可以破坏机体的防御屏障。浅层管状淋巴管炎表现为伤口近心侧一条或多条"红线"（红丝疔），触诊有索条状硬结、触痛。深层管状淋巴管炎表现为患肢肿、痛，可扪及条形触痛区。两种淋巴管炎均有不同程度的全身症状。治疗：青霉素125万单位静脉滴注，每6小时1次，A组链球菌对青霉素不耐药。

（八）坏死性筋膜炎

坏死性筋膜炎又称协同性坏疽或Meleney坏疽，是一种由多种病菌侵入筋膜间隙、发展迅速的细菌感染。感染沿筋膜面迅速蔓延，造成血管栓塞和组织坏死，但其表面皮肤外观正常，致使医生常常对病情的严重程度估计不足。小的戳伤、外科手术或开放性损伤均可引起坏死性筋膜炎。

1.诊断

除疼痛、肿胀和皮肤发红外，本病的特征是皮下脂肪与其下方的坏死筋膜被一层"洗碗水样"液体隔开，肌肉不受累。

（1）皮肤红、水肿或出血性大疱，或有捻发音，外观也可正常。

（2）有进行性中毒体征（发热、心率快）和伤口局部疼痛。

（3）坏死的伤口及组织常有浆液性渗液、恶臭。

（4）坏死性筋膜炎的创口感染可以一开始就呈暴发性，也可以在静止6天或更长时间后才迅速发展。该病以迅速扩散和破坏为特点，Gram染色示多种细菌同步感染。常见细菌有：①微厌氧链球菌；②葡萄球菌；③Gram阴性需氧菌和厌氧菌。

2.治疗

这种感染可危及生命，唯手术能治愈。早期诊断、尽早手术清创极为重要。此外，可用大剂量克林霉素及氨基糖苷类抗生素。手术要点：

（1）首次清创时必须切除所有感染的和失活的组织，坏死组织的残留会不断地使周围正常组织发生迅速的进行性坏死。

（2）由于毒素引起血栓形成使得筋膜上组织的血供中断，皮下和筋膜坏死，皮肤呈广泛的潜掘状，结果皮肤坏疽。切除大片皮肤及其周围组织，必要时可行截肢术。

（3）必要时每日行清创。

（4）用青霉素1000万单位（6g）静脉滴注，每6小时1次。头孢霉素、克林霉素、氯霉素和甲硝唑是针对厌氧球菌的二线抗生素。一般用大剂量克林霉素及氨基糖苷类抗生素。

（九）化脓性汗腺炎

化脓性汗腺炎是腋下、腹股沟和会阴区顶泌汗腺的感染，多见于年轻人。常造成慢性感染和瘢痕。治疗需切除顶泌腺，以防复发。常见致病菌是葡萄球菌或厌氧菌（尤其是消化链球菌）。

1.诊断

切开脓肿做细菌学诊断，脓液送培养并做Gram染色，染色一般为G+球菌，培养可了解细菌类型并做药敏。多数葡萄球菌耐青霉素，可选用半合成青霉素、红霉素或头孢菌素。

2.治疗

起初用热压治疗、小脓肿切开引流和足量抗生素。很容易复发。治愈性治疗的方法是彻底切除感染组织直达深筋膜加植皮术，或延期缝合。

（1）切开引流脓液或穿刺抽吸脓液。

（2）抗生素。

（3）伤口处理，冲洗，必要时清创。

（4）对局部多发性小脓肿、窦道或坏死形成，可行局部切除术。

三、医院内获得性感染

（一）切口感染

1.诊断

典型表现是术后3～4日，切口疼痛加重，或减轻后又加重，可伴有体温升高，脉率加速，白细胞计数增高。体格检查时，可见切口局部红、肿、热和压痛，或有捻发音及波动感。局部穿刺，或拆除部分缝线后用血管钳撑开切口有助于诊断。分泌液应做Gram染色排除梭状芽孢菌感染和细菌培养。累及筋膜和体腔的感染，需尽早切开引流。

2.治疗

大多数切口感染经敞开伤口、引流可治愈，但切口深部感染、广泛坏死或切口裂开则需要敞开清创，清除坏死组织和异物、全身用抗生素。

（1）清洁-污染伤口和污染伤口的预防用抗生素：①在术前1～2小时用，保证术中组织中药物的浓度。术后应用不超过24小时。②术前备皮不必常规进行。③择期结肠手术术前常规行机械肠道准备、全身用抗生素或口服肠道不易吸收的抗生素，减少结肠内的

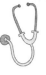

细菌数。④有些清洁手术也应预防用抗生素，如有假体植入的手术（心瓣膜置换、骨科手术、无张力疝修补或血管置换）。

（2）由于污染伤口和污秽伤口的伤口感染率在15%～20%以上，治疗用抗生素应在术前进行，直至感染已控制。此外，伤口的皮肤皮下应敞开不缝，仅缝筋膜，分别用湿纱布和干纱布包扎伤口。对感染区应做引流。

（3）控制手术部位感染（surgical-site infection，SSI）的"5D"原则：Discipline（遵循无菌原则）、Defense mechanisms（提高患者的防御机制）、Drtrgs（抗生素）、Design（建筑设计、工程）和Devices（衣、手套、器械、电器）。

（二）假体感染

假体感染是指疝补片、人造血管、人工心瓣膜、人工关节、人造筋膜、金属骨支撑器等人造置入物的感染。

1. 诊断

假体感染可表现为局部症状，也可表现为全身化脓性感染，最常见的病菌是葡萄球菌，这种感染可危及生命。

2. 治疗

假体植入后应常规预防用抗生素，但大多数假体感染用抗生素无效，一般需要取出假体。

（三）腹腔内感染

腹腔内手术后可发生腹内脓肿，其发生与腹腔手术的种类有关。常见部位有：①膈下间隙；②肝下间隙；③两侧结肠外侧沟；④盆腔；⑤阑尾周围或结肠周围。15%的病例为多发性脓肿。

三发性腹膜炎，又译为第三期或第三类腹膜炎，指原发性或继发性腹膜炎经引流或抗生素治疗无明显缓解，48小时后腹膜感染持续或复发，其实质是炎症反应亢进后的免疫抑制。多见于全身情况差、免疫功能低下或已经有脏器功能障碍的患者，如高龄、慢性肾衰、糖尿病及皮质激素应用者。致病菌多为耐药菌，如白色念珠菌和葡萄球菌。这类腹腔感染的病因、致病菌、临床表现、诊断和治疗均有别于原发和继发性腹膜炎。

1. 诊断

腹腔脓肿的典型体征是持续发热。其特点是随着腹内原发疾病的好转患者体温未降至正常，反而逐渐上升。此外，还有疼痛和白细胞增多等。高度怀疑是及时诊断的关键。

（1）患者多在术后5～7天表现高热，为高耸的热峰。全身症状重（心率快、出汗、畏食、乏力等）。

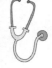

（2）就医迟、诊断延误时，可有全身炎症反应表现，腹腔脓肿可造成远隔器官功能障碍，比较重要的器官功能障碍有肺功能障碍、肾功能障碍、肝功能障碍和应激性溃疡出血。至少有半数的腹腔脓肿患者有上述一个或多个器官或系统的功能障碍。

（3）腹部有触痛或扪及肿物，盆腔脓肿尤其如此。但体检也可无所发现。超声、CT、镓-67或铟-111核素扫描及磁共振显像对诊断腹内脓肿很有价值，并可为脓肿引流导向。也可用镓-67扫描或标记的WBC扫描。对腹部手术后腹部压痛、发热的患者来说，剖腹探查是明确诊断的唯一方法。CT查出的脓肿可行经皮置管引流。

2.治疗

（1）腹内脓肿治疗的主要手段是手术，脓肿内含血或坏死物时更应该手术。

（2）深部感染常需冲洗引流。①经典方法是手术切开引流。②近来在超声和CT的精确定位导引下，行穿刺引流屡有成功的报道。穿刺抽脓失败时，应手术切开引流。

（3）理想的引流应不污染大腹腔。①盆腔脓肿可经直肠或阴道上段切开引流。②膈下脓肿可从后方经第12肋切开引流。切开引流后全身感染表现未能改善者，多为脓肿引流不畅或多发性脓肿，此时应选择腹部正中切口探查，结肠憩室炎穿孔等未包裹的弥漫性腹膜炎也常选用这种切口。

第二章　甲状腺疾病

第一节　甲状腺肿

甲状腺肿可分为单纯性甲状腺肿和结节性甲状腺肿两类，根据发病的流行情况，又可分为地方性甲状腺肿和散发性甲状腺肿。单纯性甲状腺肿一般指甲状腺代偿性肿大而不伴明显的功能异常的甲状腺肿，又称为非毒性甲状腺肿。结节性甲状腺肿多由突眼性甲状腺肿演变而来，随着甲状腺肿病程发展，扩张和增生的滤泡集结成大小不等的结节，继而发生变性、坏死、囊性变和囊内出血。坏死组织也可逐渐纤维化或钙化，形成多结节性甲状腺肿，此类型在临床中更为常见，一般女性发病率比男性高。

一、病因

1.甲状腺激素原料（碘）的缺乏

这是地方性甲状腺肿发病的主要原因。由于原料碘的缺乏，碘摄取量减少，甲状腺不能生成和分泌足够的甲状腺素，血中浓度明显下降，通过负反馈作用，刺激腺垂体TSH分泌增多，促使甲状腺代偿性增生和肿大。这种肿大实际上是甲状腺功能不足的表现。

2.甲状腺激素需要量的剧增

青春发育、妊娠、哺乳期或绝经期妇女，或某些疾病、中毒和外伤等，均可使机体代谢旺盛，甲状腺素的需要量激增，以致体内碘相对不足，引起腺垂体TSH分泌过多，导致甲状腺代偿性肿大。

3.甲状腺激素生物合成和分泌障碍

（1）长期服用抗甲状腺药物或食物：如硫脲类、磺胺类、过氧氯酸钾、保泰松、对氨基水杨酸、硝酸盐、萝卜、木薯、卷心菜、大豆等均可抑制甲状腺激素的合成，使TSH分泌增加而致甲状腺肿大。

（2）隐性遗传和先天性缺陷：如甲状腺素合成酶的缺乏（过氧化物酶或脱碘酶）可影响甲状腺素的合成；蛋白水解酶缺乏可使甲状腺素与甲状腺球蛋白的分离受阻，血中游离甲状腺素减少，经负反馈作用使甲状腺肿大。

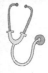

二、病理

单纯性甲状腺肿是在致病因素的作用下，甲状腺组织发生的代偿性反映到病理性损伤的一个发展过程。由于各种原因导致血浆中甲状腺激素水平降低时，机体通过大脑皮质-下丘脑-腺垂体系统的反馈机制，刺激甲状腺滤泡上皮增生。甲状腺滤泡增生性变化，表现为滤泡密集，滤泡脱水，胶质减少，上皮细胞增多，呈高柱状，甲状腺腺体增大。当机体对激素的需要趋于缓和时，甲状腺滤泡则呈"复原"状态，滤泡肿大，滤泡腔充满胶质，上皮细胞呈立方状。这种"增生—复原"的变化随生理功能的变化反复交替进行。当机体长期受到致病因素的刺激时（如长期缺碘），上述"增生—复原"的变化幅度加大，时间持续延长，如此反复、长期进行便造成甲状腺弥漫性肿大。在这一阶段如患者就诊，则可发现患者甲状腺双叶弥漫性肿大，表面平滑，质地较软有弹性，而甲状腺功能并无明显紊乱，称"弥漫性甲状腺肿"，是甲状腺肿的早期病变。

如果甲状腺肿的致病因素仍然持续存在（如长期而严重的缺碘），甲状腺组织的"增生—复原"将更为严重，表现为"过度增生—过度复原"。甲状腺滤泡上皮细胞的代谢发生更为严重的变化。在肿大的甲状腺中，有些区域过度增生明显，有些区域过度复原严重，如此反复、持续的变化，过度增生区域或过度复原区域逐渐扩大，彼此相互融合，因而在弥漫性肿大的腺体中形成单个或数个早期结节。有的结节是由增生的上皮巢或密集的小滤泡逐渐发展而成，称"早期增生性结节"；有的结节则是由过度复原的胶质潴留性滤泡逐渐扩展或彼此融合而成，称"早期潴留结节"。随着结节的增大，压迫周围甲状腺组织，或潴留结节中的胶质渗出，引起纤维组织增生和包围而形成比较清楚的，临床上可扪及或术中肉眼可以辨认的结节。此时，即由弥漫性甲状腺肿转变为结节性甲状腺肿。弥漫性甲状腺肿是单纯性甲状腺肿的早期阶段，进一步发展便演变成结节性甲状腺肿。结节性甲状腺肿是弥漫性甲状腺肿进一步发展的结果。

1.弥漫性甲状腺肿

甲状腺呈棕褐色或红褐色，质地较软，有弹性。切面显示棕红或棕褐色，分叶状，结构均匀一致。光学显微镜下，小镜结构清晰可辨，但大小、形状变化较多。有些滤泡形态基本正常有些则为增生的小滤泡，滤泡密集，滤泡上皮单层或双层或密集成团，细胞呈立方形，胞质淡染，核圆形或椭圆形，滤泡腔可见少量稀薄的胶质，有的无胶质；有些滤泡显示功能活跃，滤泡上皮增生、肥大、呈高柱状，形成许多小乳头突入滤泡腔，细胞顶部的胞质中可见许多胶质颗粒；尚可见明显胀大的滤泡，其直径为500～600mm，甚至可达800mm以上，滤泡上皮为矮立方或扁平状，核小，椭圆形，细胞质淡染，滤泡腔充满深染的胶质，显示胶质潴留的形态特点。上述各种类型的滤泡以不同的比例组成各个小叶，故小叶的大小、形态很不规则。滤泡间及小叶间的血管明显增多、管腔扩张，充血。小叶间纤维组织轻度增多，因而小叶的轮廓更加清晰可辨。

2.结节性甲状腺肿

其主要病变特点是结节形成。外诊甲状腺往往增大，可以扪及一个或多个结节。早期，可见弥漫性肿大的腺体中出现初形成的结节，随着结节病变的发展，引起大量纤维组织增生和瘢痕形成；到晚期，整个甲状腺被瘢痕组织及埋藏于其中的结节所替代。结节性甲状腺肿的早期，甲状腺外面无明显变形，晚期则完全失去甲状腺的原有状态，成为颜色有异、形状不规则的肿块。

结节可分为两种：①潴留性结节，由胶质潴留而高度肿大的滤泡组，其滤泡充满浓稠的，呈棕褐色、半透明状的胶质，有时可见有白色的纤维组织间隔穿插胶质中；②增生性结节，又称腺瘤样结节，由增生滤泡上皮组成，因细胞密集程度不同和胶质的多少不同而呈灰白色、淡黄色、黄褐色，质致密或呈细海绵状。两种结节可能单独或共同存在于同一腺肿中。

早期形成的结节多无明显边界，随结节的增大，在结节的周围逐渐形成薄的纤维组织包膜，周围的腺体组织可呈现轻度萎缩，在增生性结节的边缘常见扩张的血管，并向结节的中心伸展以维持增生细胞的营养。这些血管曲张，壁很薄，故易出血。结节进一步增大，结节间的血管受压，致使结节血液供应不足，甚至完全断绝，或血液回流受阻，血管过度曲张致使整个结节成为纤维组织包裹的豆渣样物质。出血可为片状，也可使整个结节成为血肿，如出血多，可使腺体急剧增大而有局部疼痛或压迫症状。有的结节，其腺组织液化，潴留胶质变性而使结节中形成大小不等、形状不一的囊腔，称"旗性变"。囊性变区域进一步扩大或几个囊性变区域相互融合可形成紫肿。出血和坏死组织逐渐纤维化，形成不规则的瘢痕。瘢痕围绕在结节边缘，或瘢痕由结节的中心向四周放射，整个结节由瘢痕组织代替。陈旧性出血区、坏死区可见含铁血黄素沉着或胆固醇结晶析出，透明变性的瘢痕和坏死区，可发生钙盐沉着，甚至骨化。有时整个结节成为坚硬的结石。

结节性甲状腺肿的肉眼形态可分为多结节型、单结节型、腺瘤型及囊肿型。多结节型是指同一腺肿中存在两个以上的结节。多结节可为潴留性、增生性，或者两种结节混合存在。多结节型较多见，在地甲病流行区占40%～60%。单结节型是指相同一腺肿只有单个结节，约占1/3，可为潴留性结节，也可为增生性结节。结节大小不一，很小者仅能触及，一般为2～6cm，甚至可达10cm以上，其发病率各地不一。腺瘤型与增生性单结节在临床上很区别，甚至在术中肉眼也难以鉴定，必须依赖病理学确定，包膜周围的腺体组织有明显的压迫性萎缩，腺瘤以外多为正常的甲状腺组织，腺瘤内的组织学结构多较单一，增生性结节则常常多样，腺瘤常为一个，增生性结节则为多个。腺瘤型约占2.5%，也有学者的报道高达10%。囊肿型实际多为结节继发病变的结果。结节组织液化、胶质变

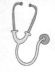

性、降解以血浆成分渗出都可引起囊肿形成，原来结节的包膜进一步增厚即可形成囊肿壁。囊肿直径多在3～8cm，也可达15 cm以上。囊内容物可因形成原因不同而颜色、黏稠度不一；淡黄色清液、酱油样、胆汁样黏稠液体、胶冻体、黄褐色混浊体，有的液面漂浮有油滴。囊壁为透明变性的结缔组织构成，厚度可达2～3mm，囊内壁光滑，可附有残留的坏死组织。结节性甲状腺肿的单个囊肿型与甲状腺肿囊腺瘤在临床上亦很难鉴别，须由病理学确诊。

三、临床表现

1. 甲状腺肿大

病程早期为弥漫性甲状腺肿大，增大速度较缓慢，肿大程度轻重不等。弥漫性肿大时两侧腺叶常对称，保持正常甲状腺形状。查体可发现甲状腺表面光滑，质软，随吞咽运动上下活动度正常，无血管杂音及震颤。在青春期、妊娠期或哺乳期，甲状腺肿大可明显加重。如病程较长出现结节性甲状腺肿时，甲状腺内可出现大小不等的多个结节，质地不一。结节性肿大的腺体常在一侧较显著，结节囊性变或囊内出血时，可在短期内突然增大，并伴疼痛。如甲状腺肿增大较快，甲状腺结节质地变硬，活动度受限，应警惕癌变的可能。

2. 压迫症状

（1）压迫气管：比较常见，常向一侧压迫，气管向对侧移位或弯曲，也可有两侧压迫，气管变为扁平。

由于气管内腔受压狭窄，可出现呼吸困难。气管壁长期受压可发生软化，严重者可引起窒息。

（2）压迫食管：少见。较大的胸骨后甲状腺肿可能压迫食管，引起吞咽不适感，一般不会引起梗阻症状。

（3）压迫喉返神经：可引起声带麻痹，声音嘶哑，多为一侧。如双侧受压可出现失声和窒息。

（4）压迫颈深部大静脉：引起头颈部血液回流障碍，多见于胸廓上口或胸骨后甲状腺肿。患者颜面水肿，呈青紫色，颈胸部浅表静脉扩张。

（5）压迫颈部交感神经节：可引起霍纳（Horner）综合征，极少见。

3. 结节性甲状腺肿

可伴发甲状腺功能亢进症或发生恶变。

4. 甲状腺功能测定

血液T_3、T_4和TSH多数正常，少数患者TSH可升高。

5.甲状腺B超

可明确甲状腺有无结节，了解结节数量、大小、性质及有无囊性变。

6.甲状腺同位素扫描

早期可见甲状腺弥漫性肿大，放射核素分布均匀。结节性甲状腺肿时可见放射核素分布不均匀，一般显示为温和凉结节，囊性变结节可表现为冷结节。

7.颈部X线检查

可发现气管有无因甲状腺肿大而移位及软化，可发现胸骨后甲状腺肿并了解其位置、大小。

四、分类

（一）地方性甲状腺肿

是碘缺乏病（iodine deficiency disorders, IDD）的主要表现之一。地方性甲状腺肿的主要原因是碘缺乏，所以又称为碘缺乏性甲状腺肿，多见于山区和远离海洋的地区。碘是甲状腺合成甲状腺激素的重要原料之一，碘缺乏时合成甲状腺激素不足，反馈引起垂体分泌过量的TSH，刺激甲状腺增生肥大。甲状腺在长期TSH刺激下出现增生或萎缩的区域、出血、纤维化和钙化，也可出现自主性功能增高。长期的非毒性甲状腺肿可以发展为毒性甲状腺肿。

WHO推荐的成年人每日碘摄入量为150mg。尿碘是监测碘营养水平的公认指标，尿碘中位数（MUI）100～200mg/L是最适当的碘营养状态。一般用学龄儿童的尿碘值反映地区的碘营养状态：MUI＜80mg/L为轻度碘缺乏，MUI＜50mg/L为中度碘缺乏，MUI＜30mg/L为重度碘缺乏。甲状腺肿的患病率和甲状腺体积随着碘缺乏程度的加重而增加，补充碘剂后，甲状腺肿的患病率显著下降。部分轻度碘缺乏地区的人群在机体碘需要增加的情况下可出现甲状腺肿，如妊娠期、哺乳期、青春期等。

（二）散发性甲状腺肿

散发性甲状腺肿原因复杂。外源性因素包括食物中的致甲状腺肿物质、致甲状腺肿药物和碘过量等。一种新的观点是应用甲状腺生长免疫球蛋白（thyroid growth immunoglobulins, TGI）解释本病。TGI仅能刺激甲状腺细胞生长，不能刺激甲状腺细胞的腺苷酸环化酶的活性，所以仅有甲状腺肿而无甲状腺功能亢进。内源性因素还包括儿童先天性甲状腺激素合成障碍，这些障碍包括甲状腺内的碘转运障碍、过氧化物酶活性缺乏、碘化酪氨酸偶尔障碍、异常甲状腺球蛋白形成、甲状腺球蛋白水解障碍、脱碘酶缺乏等，上述的障碍导致甲状腺肿，部分患者发生甲状腺功能减退（呆小病）。先天性甲状腺功能

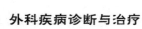

减退伴神经性耳聋称为Pendred综合征。

五、诊断

1.青春期甲状腺肿

（1）发生于青春发育期，特别是女性。

（2）甲状腺肿大；甲状腺看不见但易扪及，或者看得见也摸得着。双叶对称，峡部肿大较明显，质地柔软如海绵状，无结节、无触痛、无震颤、无血管杂音。

（3）甲状腺肿大程度有自发性波动，可能与情绪波动和月经周期有关；身体发育、智力发育正常。

（4）血清T_3、T_4、FT_3、FT_4测定正常，摄I率正常，甲状腺SPECT检查或B超检查显示甲状腺弥漫性增大，但无结节。

2.弥漫性甲状腺肿

（1）自觉颈部增粗持续时间较长。

（2）甲状腺弥漫性肿大：一般达Ⅱ度以上肿大，左右叶对称或右叶比左叶更显著。甲状腺外形无明显改变，表面光滑或轻度隆起，质地柔软或稍硬，无明显结节、无触痛、无震颤、无血管杂音。

（3）血清T_3、T_4、TSH测定正常，摄I率正常，甲状腺SPECT检查或B超检查显示甲状腺弥漫性增大，但无结节。

3.结节性甲状腺肿

（1）年龄常超过30岁，颈部增粗时间较长。有些患者发现有某个结节突然增大且伴有胀痛。

（2）甲状腺肿大，多为双叶不对称。甲状腺可扪及两个以上结节，结节大小不一，质地不一，光滑，无触痛。有时结节界限不清，中状腺表面仅有不规则或分叶感觉。巨大的结节性甲状腺肿或胸骨后甲状腺肿可以出现与相邻器官受压的症状和体征。

（3）血清T_3、T_4、FT_3、FT_4测定正常，摄I率正常。但如合并有甲亢时，则这些检查会有相应的改变。甲状腺SPECT显示甲状腺多个结节。甲状腺B超可显示甲状腺结节的数目、大小、有无囊性变或钙化。

（4）巨大结节性甲状腺肿应行颈胸部X线检查，以了解有无胸骨后甲状腺肿，气管受压、移位及结节钙化情况。

4.地方性甲状腺肿

除了上述弥漫性甲状腺肿或结节性甲状腺肿的甲状腺检查特点外，主要是生长或长期居住在甲状腺肿流行区，有长期缺碘史。T_3正常或升高，T_4正常或偏低，血清T_3/T_4比值升高。TSH正常，严重缺碘时TSH升高。24小时尿磷排泄降低（正常值＞100mg）。甲状

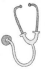

腺吸 I 率增高，高峰值提前，但可为外源性甲状腺激素所抑制。

六、鉴别诊断

甲状腺肿最重要的是与颈前区非甲状腺疾病，如颈前区脂肪过多、颈部黏液水肿及颈前区其他肿块性病变（如上前胸纵隔伸出前颈部的畸胎瘤）等进行鉴别。鉴别的要点是：甲状腺及甲状腺的结节或肿块可随吞咽而上下移动。鉴别有困难时，甲状腺 SPECT 检查或甲状腺 B 超检查便可明确。其次与甲状腺其他疾病进行鉴别。例如，甲状腺峡部的结节要与甲状舌管囊肿或异位甲状腺进行鉴别；弥漫性甲状腺肿要与亚急性甲状腺炎或淋巴细胞性甲状腺炎进行鉴别；结节性甲状腺肿的单个结节型、腺瘤型、囊肿型要与甲状腺肿瘤进行鉴别，但这种鉴别通过甲状腺外诊、B 超均难以确定，有赖于手术切除的病理学检查。

七、治疗

1.非手术治疗

青春发育期的弥漫型单纯性甲状腺肿多属于生理性肿大，多能自行缩小，不需特殊治疗。此时手术治疗可妨碍甲状腺功能，影响生长发育，且术后复发率高。对此类患者可给予小剂量甲状腺素治疗。甲状腺素片每日 60 ~ 120mg，或左甲状腺素片每日 50 ~ 100μg，连续 3 ~ 6 个月，需要时可至 12 个月，以抑制腺垂体 TSH 分泌，减少对甲状腺的刺激。

2.手术治疗

（1）单纯性甲状腺肿：如有压迫症状或巨大甲状腺肿影响正常生活和工作者，应行手术治疗。

（2）结节性甲状腺肿：原则上应行手术治疗，特别是：①多结节性甲状腺肿，结节巨大影响生活和工作或引起压迫症状者；②结节性甲状腺肿合并甲亢者；③结节性甲状腺肿可疑结节恶变者；④对于单发或小的结节，试用甲状腺素治疗无效，或结节增长速度加快者。

（3）胸骨后或胸内异位甲状腺肿：应行手术治疗。手术一般采用受累甲状腺叶次全切除或大部分切除术。

八、预防

随着对地方性甲状腺肿的普查和防治工作的全面深入开展，单纯性甲状腺肿的发病率有所降低。预防单纯性甲状腺肿的发生要从病因方面入手，要注意合理的膳食，清洁的饮用水和良好的生活卫生条件；要避免使用引起甲状腺肿大的药物。

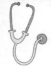

<h1 style="text-align:center">第二节　甲状腺功能亢进症</h1>

原发性甲状腺功能亢进症（简称甲亢）治疗方法有内科治疗与外科治疗及同位素碘治疗。每个患者都需要选择恰当的治疗方法。每种治疗方法各有其优缺点。若能获得良好的治疗效果，内科治疗最好。当今，欧美、日本及我国治疗甲亢都施行甲状腺次全切除术，其最大理由系内科治疗难以获得永久缓解。甲状腺肿对患者带来诸多不便，此类甲亢病例最适合手术。美国几乎都采用同位素碘治疗甲亢，这是因为同位素碘治疗甲亢价廉易行，而选择外科治疗需高额费用，对手术并发症持严厉批判态度。实际上，注意手术操作完全可以预防手术并发症。内科治疗需要时间长而无法缓解的病例选择外科治疗可获得确实效果，提高患者生存质量。

一、病因

近年来研究发现，Graves病的发病主要与自身免疫有关，其他病变引起的甲亢在发病上各有特点或仍有不清之处。现分述如下。

1. 免疫因素

1956年，Adams等发现长效甲状腺刺激素（LATS）作用与TSH作用相近，它是一种由B淋巴细胞产生的免疫球蛋白（IgG），是一种针对甲状腺的自身抗体，可与甲状腺亚细胞成分结合，兴奋甲状腺滤泡上皮分泌甲状腺激素而引起甲亢。甲亢患者中60%～90%LATS增多。此后又发现LATS-P物质，也是一种IgG，只兴奋人的甲状腺组织，又称为人甲状腺刺激免疫球蛋白（HTSI），甲亢患者90%以上为阳性。

甲亢发病免疫机制的直接证据有：①在体液免疫方面已知有多种抗甲状腺细胞成分的抗体，如针对TSH受体的甲状腺刺激性抗体（TISI），或TSH受体抗体（TRAb），它能与TSH受体或其相关组织结合，进一步激活cAMP，加强甲状腺功能，这种抗体可通过胎盘组织引起新生儿甲亢，或甲亢治疗后不彻底，抗体持续阳性，导致甲亢复发；②细胞免疫方面，证实这些抗体系由于B淋巴细胞产生。甲亢患者血中有针对甲状腺抗原的致敏T淋巴细胞存在，甲亢时淋巴细胞在植物血凝素（PHA）的激活作用下可产生LATS，PHA兴奋T淋巴细胞后再刺激B淋巴细胞，从而产生能兴奋甲状腺作用的免疫球蛋白，如TSI等，而引发甲亢。器官特异性自身免疫疾病都是由于抑制性T淋巴细胞（Ts）功能缺陷引起免疫调节障碍所致，因此，免疫反应是涉及T与B淋巴细胞及吞噬细胞相互作用的复杂结果。现认为主要与基因缺陷有关的抑制性T淋巴细胞功能降低有关，Ts功能缺陷可导致

T细胞致敏，使B细胞产生TRAb而引起甲亢。

间接证据有：①甲状腺及眼球后有大量淋巴细胞及浆细胞浸润；②外周血液循环中淋巴细胞数增多，可伴发淋巴结、肝与脾的网状内皮组织增生；③患者与其亲属同时或先后可发生其他一些自身免疫性疾病；④患者及其亲属中的血液抗甲状腺抗体，TRAb及抗胃壁细胞抗体与抗心肌抗体等阳性；⑤甲状腺内与血液中有IgG、IgA及IgM升高。

Graves病的诱发始动原因目前认为系由于患者Ts细胞的免疫监护和调节功能有遗传性缺陷，当有外来精神创伤等因素时，或有感染因素时，体内免疫遭破坏，"禁株"细胞失控，产生TSI的B淋巴细胞增生，功能变异，在Ts细胞的作用下分泌大量的TSI自身抗体而致病。有精神创伤与家族史者发病较多，为诱发因素。近年来发现，白种人甲亢HLA-B8比正常人高出两倍，亚洲日本人HLA-BW35增高，国外华人HIA-BW46阳性易感性增高，B13、B40更明显，这些都引起了注意。

2.遗传因素

临床上发现家族性Graves病不少见，同卵双胎先后患Graves病的可达30%～60%，异卵仅为3%～9%。家族史调查除患甲亢外，还可患其他种甲状腺疾病如甲状腺功能减低等，或家族亲属中TSI阳性，这说明Graves病有家族遗传倾向。这种遗传方式可能为常染色体隐性遗传，或常染色体显性遗传，或为多基因遗传。

二、临床表现

甲亢可发生于任何年龄，大多数年龄在20～40岁，一般女性比男性发病率高，约为4：1。但是地方性甲状腺肿流行区，则女性稍多于男性，约为4：3。青年女性常可出现青春期甲亢，症状较轻，有的人未经治疗，在青春期过后也可自愈。

老年患者较年轻者更易见"隐匿性"，或"淡漠型"甲亢，其神经过敏和情绪症状较轻，突眼发生率也较少。甲亢时多系统受累，临床表现多变，20～40岁中青年发病较常见，但近年来老年甲亢不断增多。起病较慢，多有精神创伤史和家族史。发病后病程迁延，数年不愈，复发率高，并可发生多种并发症。

三、分型分级

甲亢临床表现多种多样，但某一患者往往表现为以某一系统或某一器官方面的症状最为突出，故临床上常将甲亢分为若干型。值得注意的是，临床分型并非一成不变，随年龄增长，病情的发展，可以有转化状况发生。

从疾病的病理生理过程出发，将甲亢分为4期。

第一期（神经期）：神经症状显著，甲状腺轻度肿大。

第二期（神经体液期）：甲状腺显著增大，甲亢症状明显。

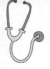

第三期（内脏病理期）：内脏器官发生病理性损害。

第四期（恶病质期）：全身各系统和器官发生不可复转的萎缩性改变。

按病情程度分为3级。其分级的依据是根据其基础代谢率、心率、体重减轻程度和劳动力丧失情况等。分为轻、中、重3级，临床上也常适用。

四、诊断

（一）问诊要点

（1）注意询问患者有无怕热多汗、心悸胸闷、手抖、多食消瘦、兴奋易怒或焦虑，是否大便频数、不成形等。

（2）有无颈部粗大、突眼，有无畏光、流泪、复视等。

（3）如为女性，应询问有无月经稀少、闭经、不孕等；如为男性，则询问有无乳房发育、阳痿。

（4）有无发作性低血钾、肌肉柔软无力等。

（5）以往有无甲亢病史，如有，应询问患者以往的诊治经过、所用药物及效果如何。

（6）有无长期服用含碘的药物（如胺碘酮）、含碘造影剂、含有海带或紫菜的保健品，如有，应询问具体名称、剂量及时间。

（二）查体要点

（1）注意观察皮肤温度和湿度。

（2）注意观察眼部体征。眼多为中度或重度进行性单侧或双侧突眼，突眼多在19～20mm。眼睑水肿，眼球转动受限。因眼球突出，眼睑收缩，眼睑闭合不良或不能闭合，角膜暴露，出现角膜干燥、炎症、溃疡甚至角膜穿孔而失明。如果有眼病的证据且甲状腺激素升高，则可确定Graves病的诊断。

（3）观察甲状腺大小、质地、有无结节、压痛、听诊有无血管杂音或震颤等。如果患者甲状腺有压痛，提示为亚急性甲状腺炎。

（4）观察是否有心动过速、心律失常（心房颤动）、心力衰竭以及水冲脉、股动脉枪击音、毛细血管搏动征等。

（四）诊断

1.诊断的程序

（1）确定有无甲状腺毒症，测定血清TSH和甲状腺激素的水平。

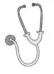

（2）确定甲状腺毒症来源于甲状腺功能的亢进。

（3）确定引起甲状腺功能亢进的原因，如Graves病、结节性毒性甲状腺肿、甲状腺自主高功能腺瘤等。

2.诊断要点

（1）甲亢的诊断：①高代谢症状和体征；②甲状腺肿大；③血清TT_4、FT_4增高，TSH减低。具备以上三项诊断即可成立。应注意的是，淡漠型甲亢的高代谢症状不明显，仅表现为明显消瘦或心房颤动，尤其是老年患者；少数患者无甲状腺肿大；T_3型甲亢仅有血清T_3增高。

（2）GD的诊断：①甲亢诊断成立；②甲状腺弥漫性肿大（触诊和B超证实），少数病例可以无甲状腺肿大；③眼球突出和其他浸润性眼征；④胫前黏液性水肿；⑤TRAb、TSAb、TPOAb阳性。以上标准中，①②项为诊断必备条件，③④⑤项为诊断辅助条件。TPOAb虽然不是本病致病性抗体，但是可以交叉存在，提示本病的自身免疫病因。

五、鉴别诊断

①单纯性甲状腺肿，除甲状腺肿大外，并无上述症状和体征；②神经官能症；③自主性高功能性甲状腺结节，扫描时放射性集中于结节处：经TSH刺激后重复扫描，可见结节放射性增高；④其他，结核病和风湿病常有低热、多汗、心动过速等，以腹泻为主要表现者常易被误诊为慢性结肠炎，老年甲亢的表现多不典型，常有淡漠、厌食、明显消瘦，容易被误诊为癌症，单侧浸润性突眼症需与眶内和颅低肿瘤鉴别，甲亢伴有肌病者，需与家族性周期麻痹和重症肌无力鉴别。

典型的甲亢有高代谢症状，甲状腺肿大、眼球突出等症状，诊断并不困难，但有约20%的甲亢患者临床表现不典型，多见于老年、年龄较大的患者，有慢性疾病的患者或是甲亢早期和轻症甲亢患者，症状和体征不典型，往往无眼球突出，甲状腺肿大不明显，特别是有一些患者甲亢症状隐匿，而以某种症状较为突出，容易误诊为另一系统疾病，常见的不典型表现有以下几点。

1.心血管型

以心血管症状为突出症状，心动过速，心律失常，心绞痛或心力衰竭。多见于妇女或年龄较大的患者及毒性结节性甲亢患者，临床上往往诊断为冠心病、高血压性心脏病、心律失常等病，此型甲亢患者，心血管症状用抗甲状腺药物治疗才能缓解，单纯用心血管药物治疗效果不佳。

2.神经型

以神经精神症状为突出表现，患者神经过敏，注意力不集中，情绪急躁，坐立不安，失眠，幻觉，多见于女性，易误诊为神经官能症或更年期综合征。

3.胃肠型常以腹泻为突出症状

大便一天数次甚至数十次水样腹泻，无脓血便，常误诊为肠炎、慢性结肠炎、有部分患者以腹痛为主要症状，呈弥漫性或局限性腹痛，可类似胆绞痛、肾绞痛、溃疡病、胰腺炎、阑尾炎，往往诊断为急腹症而收到外科治疗，偶尔少数患者以剧烈呕吐为主要症状，甚至呈顽固性呕吐而误诊为胃肠炎，本型多见于中、青年人。

4.肌肉型

以肌无力、体力减退和周期麻痹为突出表现，往往无突眼、无甲状腺肿等甲亢体征和症状，或症状出现较晚，多见于中年男性，多在患者饱餐后及摄入大量糖类食品发生。

5.恶病质型

以消瘦为突出症状，体重迅速下降，肌肉萎缩，皮下脂肪减少或消失，甚至出现恶病质，往往误诊为恶性肿瘤，多见于老年患者。

6.低热型

约半数甲亢患者有低热，体温一般＜38℃，部分患者长期以低热为主要症状，伴有消瘦、心悸等症状，易误诊为风湿热、伤寒、结核病、恶急性细菌性心内膜炎等，主要见于青年人。本型低热的特点，体温升高与心率加快不呈正比，心率快更显著，应用解热药、抗生素治疗无效，而抗甲状腺药治疗效果明显。

7.肝病型

以黄疸、上腹胀痛、肝大、转氨酶升高、白细胞减少为主要症状，往往误诊为肝病。除上述不典型症状外，还有一些不典型体征，如甲亢性肢端病，男性乳房发育症，白癜风，指甲与甲床分离症（Plummer甲），局部常色素沉着，高糖血症，多饮多尿，肝掌，高钙血症等，这些都需要有进一步认识，以免误诊。

一般甲亢还需要与单纯性甲状腺肿（地方性甲状腺肿）、急性甲状腺炎、恶急性甲状腺炎、桥本病、甲状腺瘤、甲状腺癌、自主神经功能紊乱等症鉴别。

六、甲状腺功能亢进症的治疗

（一）甲亢手术适应证

年轻者，结婚希望妊娠者，对于中年或高龄者用侵袭不大的同位素碘治疗为好，本人希望手术的病例也适合手术。某些眼球突出非常严重病例适合手术。

用抗甲状腺药物治疗不能获取永久缓解的病例。用抗甲状腺药物几年也无法定期到医院检查治疗者。控制甲亢需要大剂量的抗甲状腺药物的病例不如做手术为好。每日服用甲巯咪唑90 mg以上，甲状腺功能难以达到正常化的病例需同时服用碘剂地塞米松暂时将甲状腺功能达到正常就施行手术。

因抗甲状腺药物副作用，使其无法继续服用抗甲状腺药物的病例。服用抗甲状腺药物最严重并发症是颗粒细胞减少症，大约500例中可有1例发生此症。对于年轻患者发生颗粒细胞减少症时即使甲状腺肿小也需要劝其手术治疗。如发生其副作用如皮疹、关节痛、肝功能障碍无法使用抗甲状腺药物的病例需要考虑手术治疗。

甲状腺肿大超过40g，或TRAb（促甲状腺激素受体抗体）呈高值为60%以上者。因甲状腺肿比较大，应用抗甲状腺药物多数难以缓解，或多次复发。甲状腺肿大即使应用同位素碘治疗也不容易缓解。

只有手术才能治疗的病例，如甲亢合并甲状腺恶性肿瘤。甲亢合并有潜在性分化癌的频率高。为手术适应证的恶性肿瘤均为显性癌。合并甲状腺良性肿瘤体积比较大者也是手术对象。

可以说社会性适应情况，希望早期缓解拒绝同位素碘治疗病例，如到医疗机构不发达的国家或地区工作，或无法定期到医院复查的病例也是手术对象。从美容角度看劝其手术治疗。患者自身熟知甲亢病态也多数希望手术治疗。

（二）甲状腺次全切除术

1.手术目的

甲状腺大部分切除，使甲状腺刺激发生反应的甲状腺滤泡细胞数目减少，使分泌甲状腺激素保持正常状态。

2.术前准备

如前所述甲亢手术主要使甲状腺功能恢复正常。如果甲状腺功能正常的话，那么完全不用担心术后发生甲状腺危象。通常使用抗甲状腺药物可使甲状腺功能正常化。当其药物疗效差、副作用强无法继续服药时，可用如下方法使甲状腺功能正常化。即只用抗甲状腺药物，抗甲状腺药物+碘剂；抗甲状腺药物+碘剂+肾上腺皮质激素；抗甲状腺药物+碘剂+肾上腺皮质激素+普萘洛尔；只用碘剂；碘剂+肾上腺皮质激素；碘剂+肾上腺皮质激素+普萘洛尔；只用普萘洛尔。

大剂量碘剂有抑制甲状腺激素分泌与合成的作用。一般轻度或中度甲亢者待甲状腺功能恢复正常时需要服用复方碘溶液，每次10滴，每日3次，连服7～14天手术，服用碘剂3周以上出现逃逸现象失去作用。

即使应用碘剂甲状腺功能仍呈高功能状态可并用肾上腺皮质激素。肾上腺皮质激素促进 T_4 向反 T_4 转换以减少血中 T_4，使代谢正常化。应用地塞米松，倍他米松6～8mg，4～6天口服。如脉搏频数时可并用普萘洛尔。也有单用普萘洛尔做术前准备的方法。因术前术后普萘洛尔的剂量不好掌握，术后1周继续口服普萘洛尔。有少数患者术后发生甲状腺危象。

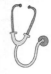

3.甲状腺次全切除手术操作要点

为了获得确实治疗效果，应该施行并发症少的手术方式。现在一般广泛施行甲状腺次全切除术。为了保护喉返神经及甲状旁腺，手术开始时不要触及甲状腺背侧。尽可能保留甲状腺后方被膜。也有确认喉返神经后再施行甲状腺次全切除。当甲状腺肿比较大或甲状腺与周围组织粘连密切病例，确认喉返神经很困难。一般甲状腺残留量两侧为4～6g。

4.手术步骤

（1）切口与颈前肌群显露：切开皮肤及颈阔肌，显露胸锁乳突肌，胸骨甲状肌的前面。

（2）手术入路：一般常用正中与侧方手术入路，可用正中颈白线纵行切开，直达甲状腺峡部，用于甲状腺瘤非常小，可以很好地观察甲状腺左右叶。当锥体叶大时难以处理。于胸锁乳突肌前缘切开筋膜剥离胸骨舌骨肌与胸骨甲状肌间隙。直达甲状腺表面。

（3）显露甲状腺上动静脉：以甲状腺钳子挟持甲状腺上极附近，将甲状腺向前下方牵引，仔细剥离显露甲状腺上动静脉分支，通过止血钳子。

（4）结扎切断甲状腺上动静脉：于甲状腺上动静脉分支的头侧通过结扎线行双重结扎。紧贴甲状腺上极结扎甲状腺上动静脉的前支、外侧支、保留、背支。

（5）结扎切断甲状腺中静脉：向正中方向夹持甲状腺，显露甲状腺侧方的甲状腺中静脉，双重结扎。

（6）显露甲状腺下动脉：喉返神经。靠近颈总动脉，牵引甲状腺侧方，使甲状腺下动脉紧张，剥离其周围组织，确认喉返神经。

（7）确认喉返神经与甲状旁腺：喉返神经位于甲状腺下动脉分支间或外侧，各占20%，余下10%系甲状腺下动脉不发达难以确认。

（8）结扎切断甲状腺下动脉：结扎甲状腺下动脉，术后甲状旁腺功能减退症发生率不增高。注意不要将甲状腺下动脉与喉返神经一起结扎。数针缝合甲状腺峡部的实质遮断对侧叶的血流。为了保护后方甲状腺与甲状旁腺按甲状腺后方缝合结扎一周。

（9）切除甲状腺侧叶：首先切断峡部锐性剥离气管与甲状腺之间隙，应用手术刀切除甲状腺，其断端缝合止血。一般先切除右叶，同样操作切除左叶，两叶残留量合计6～8g。

距离创口数厘米处插入硅胶引流管，24～48小时拔引流管。

（三）甲状腺超次全切除术（栗原手术）

1.甲状腺次全切除术后有10%～20%的患者甲亢复发

日本国栗原英夫教授首创甲状腺超次全切除术。指甲状腺组织残留量为2g的甲状腺切除手术。施行此手术可使原发性甲状腺功能亢进症百分之百缓解而治愈。其理由系一般的甲状腺次全切除不能完全去除甲状腺刺激抗体，患者认为手术是最好的治疗措施，术后不应复发；当甲状腺组织残留量2g以下术后无复发病例；术后发生甲状腺功能减退可应用甲状腺激素补充疗法调整治疗；甲状腺组织残留量1.5～2.0g时患者没有正确服用甲状腺激素呈潜在性甲状腺功能减退症，但不会呈现严重甲状腺功能减退状态。

2.手术要点

（1）需特殊准备的器械：为了确认游离甲状旁腺与喉返神经准备一个手术用放大镜与几把小蚊式钳子，甲状腺钳子或二齿式宫颈钳子；甲状腺组织残留量模型用黄铜制造，由1～6g共6个模型。

（2）为了完成此术式需要研习：①甲状旁腺及甲状腺游离手术技术；②确认喉返神经方法；③关于Berry韧带周围的局部解剖等。

（3）游离甲状旁腺的方法如下进行：将覆盖甲状腺表面的外科被膜剥离开，去显露甲状旁腺，需将支配甲状旁腺的血管分支与甲状腺交通支一支一支地仔细处理，将其向外侧游离。发现甲状旁腺有血液循环障碍时，应将其细切后移植于胸锁乳突肌内。

（4）确认喉返神经的方法：多数术者喜欢应用喉返神经与甲状腺下动脉交叉部位判断确定。一般从外侧游离甲状腺在第1、第2气管软骨高度的所谓Zuckerkandl结节背部，Berry韧带外侧可见喉返神经。本法优点在于此部位肯定有喉返神经，因为喉返神经不贯穿甲状腺与Berry韧带，故在甲状腺表面仔细地游离不会损伤喉返神经。如果错误地将一侧喉返神经切断时，应对端缝合神经，对于正常生活没什么妨碍。

（5）甲状腺残留量问题：游离甲状旁腺，确认喉返神经，在左右Berry韧带周围只留下1g甲状腺组织，甲状腺残留组织位于喉返神经前内侧。手术中于甲状腺背面游离甲状旁腺非常困难时，可将附有甲状旁腺的甲状腺组织残留量大小为1～2g而对侧叶全切除。也可将甲状旁腺向背外侧游离确认喉返神经，使左右Berry韧带周围各留下1g甲状腺组织。

3.手术步骤

（1）切口与显露甲状腺：皮肤切口位置在胸骨上缘1～1.5横指处，沿着皮肤皱纹做Kocher切口。如需延长皮肤切口尽量延向侧方，避免沿颈部纵向切开。与皮肤切开的同一线上切开游离颈阔肌。用组织钳子将皮下组织与颈阔肌一同夹持上提，在颈阔肌下面向上方游离到可触及甲状腺上极，向下方游离到可触及锁骨上缘为止。将皮瓣在上方固定二处，下方在中央与皮肤缝合固定。显露出覆盖有颈浅筋膜的胸骨舌骨肌。显露甲状腺有三种方法。当甲状腺肿小时可行正中切开，一般行颈前肌群于两方外侧切开加横行切断颈前肌群；甲状腺肿大时再加肩胛舌骨肌也横行切断，能触及左右甲状腺上极为止。颈前肌群横行切断时，先将胸骨舌骨肌的上下两侧的肌肉全层缝合结扎切断，即在胸骨舌骨肌背面插入两把Kocher钳子在两钳子之间以电刀切断。再将胸骨甲状肌也双重结扎其间切断。

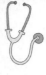

因为胸锁乳突肌，胸骨舌骨肌与胸骨甲状肌以各自筋膜覆盖，且三者之间血管穿通支很少均为疏松地结合。将颈前肌横行切开时，很容易用手指剥离开颈前肌的间隙。

（2）游离甲状腺

1）因甲状腺与胸骨甲状肌之间有小血管穿通支，应当一支一支地仔细钳夹止血进行剥离。甲状腺肿比较大时，游离胸骨甲状肌的外侧，尤其是上方充分剥离后处理甲状腺上极就容易多了。游离外侧时因血管多必须慎重剥离。这样制止出血可顺利地将甲状腺暴露出来。

2）从峡部上方游离甲状腺及锥体叶需紧贴甲状腺，结扎切断甲状腺上动脉前支外侧支，为了保留甲状旁腺血液循环，不能切断甲状腺上动脉的背支，甲状腺上极背侧不要剥离很深、避免损伤甲状旁腺。从外侧向背部平行剥离不会损伤喉上神经外支。

3）在游离甲状腺外侧与下及时，应用甲状腺钳子或组织钳子将甲状腺向内侧牵引，切断结扎甲状腺中静脉，继续游离一直到甲状腺后被膜处，此时应将覆盖于甲状腺表面的薄薄的纤维性被膜（外科被膜）用蚊式钳子剥离。将与甲状腺之间疏松结缔组织用剪刀锐性剥离将甲状腺向前方游离起来。当处理甲状腺动静脉时尽可能靠近甲状腺被膜处结扎切断。并不损伤甲状旁腺血液循环。当甲状腺残留量小时，甚至气管、食管以至甲状腺上动脉向甲状旁腺的侧支循环也减少，故不结扎甲状腺下动脉主干可保留甲状旁腺的血液循环。

（3）游离甲状旁腺：一般行甲状腺次全切除时，即使甲状旁腺位于前方也不会损伤甲状旁腺。当甲状腺切除很多时两叶总残留量为2g以下，为了保留甲状旁腺血循必须将甲状旁腺从甲状腺上游离下来移向背外侧，将黄色物体全部留下。

（4）显露喉返神经：进一步将Zuckerkandl结节剥离到背侧可显露出喉返神经，其内侧可见Berry韧带。此Berry韧带系将甲状腺固定于喉头与气管的结缔组织。Berry韧带周围残留甲状腺组织重量约有1g。

（5）切除甲状腺方法：游离甲状腺上极背侧到Berry韧带附近，游离甲状腺下极到气管前外侧的Berry韧带附近，将韧带周围的甲状腺组织保留下来，左右叶各1g。也可行一侧叶切除对侧叶保留2g。

切除甲状腺之前，将峡部由气管前游离下来，然后通过两根粗丝线分别结扎峡部，结扎线之间横断峡部，向左右侧叶分离。在切除甲状腺之前，在切断线以下细丝线缝合结扎一周后，这样切除甲状腺组织时可呈无血状态。

（6）测量甲状腺残留量：经常应用佐佐木纯教授研制发明的甲状腺残留量模型，在手术中加以比较判定甲状腺组织残留量多少。

（7）切口缝合：需要冲洗创腔确认无出血，胸骨柄下3cm皮肤戳孔，置剪有侧孔的胶管持续负压引流创腔。缝合颈前肌群，再仔细缝合切断的颈阔肌与皮肤。

（8）确认声带功能：手术结束时，患者麻醉清醒拔除气管内插管之际用喉镜检查确认声带功能。

4.术后处置

术后第二天早晨开始离床洗漱饮食活动。饮食从喝茶水、喝粥开始。最初不要饮用果汁那样有刺激性饮料。如果没有误咽、恶心呕吐可适应患者情况逐渐改成普食。甲状腺超次全切除术后可导致甲状腺功能减退症或潜在性甲状腺功能减退症。故术后继续进行甲状腺功能检查适当补充甲状腺激素。

年轻人（20岁左右年龄段），甲状腺很大（40g以上），甲状腺刺激抗体TRAb呈高值者单纯行甲状腺次全切除术后易复发，认为均是甲状腺超次全切除术适应证。因本手术的术后患者均无甲亢复发，且术中边确认喉返神经及甲状旁腺边进行手术，故并发症极少。术中仔细手术操作处理血管，出血量极少经常不输血也不必备血。

因术后一过性甲状腺功能减退，故术后所有病例均需服用左甲状腺素钠（商品名优甲乐）。术后3个月甲状腺功能降低到最低值。一年后恢复正常。一部分患者一年后TSH还很高，可能是潜在性功能减退症。如果医生正确地指导患者坚持服用甲状腺激素可达到预期治疗效果。

第三节　甲状腺腺瘤与甲状腺癌

一、甲状腺腺瘤

甲状腺腺瘤是起源于甲状腺滤泡细胞的良性肿瘤，是甲状腺最常见的良性肿瘤。好发于甲状腺功能的活动期。临床分滤泡状和乳头状实性腺瘤两种，前者多见。常为甲状腺囊内单个边界清楚的结节，有完整的包膜，大小为1～10cm。此病在全国散发性存在，于地方性甲状腺肿流行区稍多见。

（一）病理

临床上可触及的甲状腺腺瘤直径均在1cm以上，具有完整的包膜，通常为单发的圆形或椭圆形肿块，可部分囊性变，切面因组织不同可呈淡黄色或深黄色。瘤体可发生坏死、纤维化和钙化等。病理切片上，可分为滤泡状和乳头状囊性腺瘤两种。

1.滤泡状腺瘤

为最常见的甲状腺腺瘤，瘤组织由大小不等的滤泡组成，细胞里单层立方形或扁平形。腔内含有粉红色胶状体，间质常有出血或水肿。胶原纤维常伴透明变性、钙化等。滤

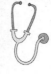

泡状腺瘤可分四个亚型，即：①胎儿型腺瘤（小滤泡状腺瘤）；②胚胎型腺瘤；③胶质型腺瘤；④嗜酸性细胞腺瘤。

2.乳头状囊性腺瘤

少见。常为囊性变，故称之。乳头由单层立方上皮或砥柱状细胞以及结缔组织束构成。乳头短，分支较少。乳头大小不等，可突出至囊腔内，腔内含有胶质。有的病理学家认为，乳头状腺瘤具有低度恶性倾向，特别是具有乳头状结构者。

（二）临床表现

好发于20～40岁女性，40岁以上的发病逐渐减少。一般不产生明显的自觉症状，绝大部分为偶然触及或他人发现。肿瘤多为单发，表面光滑，质地坚韧，边界清楚，随吞咽上下活动，与皮肤无粘连。腺瘤内出血可致瘤体迅速增大，局部伴疼痛，但几日后可自行好转。约20%的病例在一定阶段可出现甲状腺功能亢进症，称为高功能性甲状腺腺瘤。当肿瘤大于5cm时，可压迫气管，引起呼吸困难，也可出现严重嘶哑。颈部淋巴结一般无肿大，甲状腺功能正常（除伴发甲亢者外）。同位素扫描多为凉结节或冷结节。B超显示为充血性肿物，囊内出血或囊性变者可表现为囊性肿物。

甲状腺腺瘤应与小结节性甲状腺肿的单发结节相鉴别：①甲状腺腺瘤多见于单纯性甲状腺肿流行地区以外的其他地区；②甲状腺腺瘤可以长期保持单发，而结节性甲状腺肿经过一段时间后多数会形成多个结节；③针穿抽吸细胞学检查有助于鉴别。

（三）检查

1.血T_3、T_4

在正常范围。各项功能检查多正常。

2.B超检查

可进一步明确肿物为实性或囊性，边缘是否清楚，肿物多为单发，也可多发，为2～3枚小肿物，同侧腺叶也相应增大，实性为腺瘤，囊性为甲状腺囊肿。

3.同位素扫描

^{131}I扫描示甲状腺为温结节，囊腺瘤可为凉结节。甲状腺核素扫描多为温结节，也可以是热结节或冷结节。

4.颈部X线片

若瘤体较大，正侧位片可见气管受压或移位，部分瘤体可见钙化影像。

5.甲状腺淋巴造影

显示网状结构中有圆形充盈缺损，边缘规则，周围淋巴结显影完整。

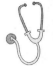

（四）诊断和鉴别诊断

1.结节性甲状腺肿

甲状腺腺瘤主要与结节性甲状腺肿相鉴别。后者虽有单发结节但甲状腺多呈普遍肿大，在此情况下易于鉴别。一般来说，腺瘤的单发结节长期间仍属单发，而结节性甲状腺肿经长期病程之后多成为多发结节。另外，甲状腺肿流行地区多诊断为结节性甲状腺肿，非流行地区多诊断为甲状腺腺瘤。在病理上，甲状腺腺瘤的单发结节有完整包膜，界限清楚。而结节性甲状腺肿的单发结节无完整包膜，界限也不清楚。

2.甲状腺癌

甲状腺腺瘤还应与甲状腺癌相鉴别，后者可表现为甲状腺质硬结节，表面凹凸不平，边界不清，颈淋巴结肿大，并可伴有声嘶、霍纳综合征等。

（五）治疗

由于甲状腺腺瘤有癌变危险（癌变率达10%），且可引起甲状腺功能亢进（发生率约为20%），因此应早期切除。手术方式应为患侧甲状腺次全切除术，国外同行也有报道采用患侧甲状腺全切除术。手术同时应切除甲状腺峡部。单纯摘除肿瘤的方法不可采用，否则日后复发或发生甲癌的可能性较大。术中仔细观察切除的肿瘤标本，如为恶性可能立即送冷冻切片检查，病理证实为恶性肿瘤后应按甲状腺癌处理。术中应同时探查对侧甲状腺叶，如发现有小结节应一并切除送冷冻切片检查。国内近年来的许多报道证实，在甲状腺瘤所在患侧叶或对侧腺叶常可能有微小癌的存在，直径多在0.2 ~ 0.5cm。许多临床外科医师常不注意探查对侧腺叶，或发现有小结节也以为无必要切除，从而放弃对侧小结节的处理，或者仅仅切除小结节即结束手术，常会给患者留下隐患或需再次手术切除对侧叶甲状腺（术后病理检查证实对侧叶小结节为微小癌时）。

（六）预后

甲状腺腺瘤是甲状腺常见的良性肿瘤，切除后即可治愈，无须特殊治疗及随访，预后良好，偶有复发者，可再行手术治疗。

二、甲状腺癌

（一）病因

1.放射线

颈部的放射线外照射可导致甲状腺癌已得到证实。如在儿童时期接受胸腺照射以作为

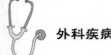

一种预防哮喘的措施，头颈部外照射以治疗颈淋巴结炎和腮腺炎，或用以治疗儿童霍奇金病等情况下，由于甲状腺部位受到照射，经过10～20年，甚至长达50年的随访，发现接受了5～10Gy外照射剂量者有7%～9%发生了甲状腺癌。

2.TSH的长期刺激

TSH水平长期增高可能导致甲状腺高度增生而诱发肿瘤。TSH可作用于甲状腺滤泡上皮细胞的TSH受体上，使滤泡细胞增生而致癌。长期缺碘所致的地方性甲状腺肿流行区，甲状腺癌的发生率就比其他地区高。此外，凡是能促使甲状腺滤泡细胞生长的因素，如甲状腺腺叶切除、抗甲状腺药物等都可能刺激甲状腺形成癌。

3.遗传因素

目前已明确家族性甲状腺髓样癌是常染色体显性遗传性疾病，约占甲状腺髓样癌的20%，其他类型的甲状腺恶性肿瘤绝大多数为散发型，但也有家族遗传性病例报道。

4.致癌基因的作用

从20世纪90年代开始，许多学者都在致力于甲状腺癌的致病基因研究。初步的研究结果发现，分化型甲状腺癌与ras合gap致癌基因有一定关系，而ret/MCT致癌基因与髓样癌的发生关系密切。现已证明，在各种类型甲癌中有几种不同的致癌基因和至少一种抑癌基因在起作用。研究结果表明，甲状腺癌极可能是由多种基因突变所致。当前提出的一种各种类型甲癌发生的分子生物学事件过程为：TSH受体和GSP-a基因的激活突变刺激甲状腺滤泡细胞生长和功能改变，产生自主功能性滤泡性腺瘤，发生恶性改变的可能性较小。而ras基因突变，如仅引起甲状腺变异细胞迅速生长，则促进非功能性滤泡性腺瘤形成；如影响ras受体或诱导端粒酶表达的基因突变则可能导致乳头状癌生长。另一方面，如引起myc和（或）fos基因过度表达和突变，则可将滤泡性腺瘤转变为滤泡性腺癌。在乳头状和滤泡状变异细胞系中，p53基因的突变失活可导致高度恶性的低分化性甲状腺癌的生成。

（二）病理

1.乳头状腺癌

乳头状腺癌是起源于甲状腺实质的恶性肿瘤，占50%～89%，20岁或30岁前后为第1个高峰，晚年可再次出现高峰，少数为多发或双侧结节，质地较硬，边界不规则，活动度差，多无明显的不适感，故就诊时，平均病程已达5年左右，甚至达10年以上，小的直径可小于1cm，坚硬，有时不能触及，常因转移至颈淋巴结而就诊，甚至在尸检时病理切片才得以证实为甲状腺癌，常因病程长易发生囊性变，造成吞咽困难，穿刺可抽出黄色液体，易误诊为囊肿，转移较晚，易侵犯淋巴管，故早期多见颈淋巴结转移，尤多见于儿童，主要位于双侧颈部淋巴结，肿大的淋巴结可多年未被发现，晚期亦可转移至上纵隔或腋下淋巴结，肿块穿刺及淋巴结活检有助于诊断的确立。

镜下肿瘤组织多呈乳头状结组成，乳头大小，分支3级以上，外被以单层或多层立方形癌细胞，分布均匀，似毛玻璃样，为本型特点。

2.滤泡性腺癌

滤泡性腺癌是指有滤泡分化而无乳头状结构特点的甲状腺癌，其恶性程度高于乳头状癌，占甲状腺癌的20%，仅次于乳头状癌而居第2位，特别是40岁以上的女性，大多为实性，可以发生退行性变，包括出血，常与良性滤泡性腺瘤相似而不易区分，甚至在病理冰冻切片时，诊断亦有一定困难，呈多样性改变，类似正常甲状腺的组织，也可以是无滤泡和胶样物的低分化改变，内有包膜及血管浸润，如以嗜酸性细胞为主的，可诊断为嗜酸性细胞腺癌，为透明细胞癌，较易向周围浸润，属中度恶性，主要转移途径是血行转移至肺和骨。

3.髓样癌

髓样癌起源于甲状腺C细胞，属中度恶性肿瘤，占甲状腺恶性肿瘤的3%～8%，但在同一个癌巢中癌细胞形态一致，无乳头及滤泡结构，其分类主要来源于欧洲癌症研究与治疗组织（EORTC），全美甲状腺癌治疗协作研究组（NTCTCS）和甲状腺癌监视，家族型约占20%，平均年龄约50岁，癌肿常为单发，多局限于一侧甲状腺，质地较硬，边缘清楚，病程长短（数月至十多年）不一，经淋巴结转移，常转移的部位是颈部淋巴结，可产生压迫症状及转移性肿块，复发转移时可重新出现，可通过CT测定来筛选家族成员，人们已用ret基因突变分析来诊断本病，并筛选家族成员中的高危对象。

（三）诊断和鉴别诊断

1.诊断

甲状腺肿块生长较速，有转移灶，且有明显压迫症状，甲状腺功能减退，甲状腺扫描多冷结节，或发现甲状腺CT扫描及MRI影像有异常及转移现象，最后诊断应根据病理活检，明确为甲状腺乳头状癌。

（1）诊断要点

临床上有甲状腺肿大时，应结合患者的年龄，有以下表现者应考虑甲状腺癌。

1）一般资料：应特别注意性别，故应特别注意了解患者的碘摄入情况，尤其要询问有无较长期缺碘病史。

2）病史：

现病史：儿童期甲状腺结节50%为恶性，青年男性的单发结节也应警惕恶性的可能，要特别注意肿块或结节发生的部位，是否短期内迅速增大，是否伴有吞咽困难，是否伴有面容潮红，发生气管压迫引起呼吸困难，则恶性的可能性大。

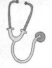

通过现病史调查，要对患者的甲状腺功能状态有个总体评估，应详细了解有无食量增加，还应注意询问有无肿瘤转移的系统症状（如头痛）。

既往史：是否因患其他疾病进行过头颈部手术。既往是否有甲状腺疾病（如慢性淋巴细胞性甲状腺炎）。

个人史：有无暴露于核辐射污染的环境史，从事的职业是否有重要放射源以及个人的防护情况等。

家族史：髓样癌有家族遗传倾向性，家族中有类似患者，可提供诊断线索。

3）体查：可发现甲状腺肿块或结节，颈部熟练的触诊可提供有用的诊断资料，质硬或吞咽时上下移动度差而固定，病变同侧有质硬，如淋巴结穿刺有草黄色清亮液体，多为甲状腺转移癌淋巴结转移。

甲状腺癌多为单个结节，结节可为圆形或椭圆形，有些结节形态不规则，质硬而无明显压痛，常与周围组织粘连而致活动受限或固定，常伴有颈中下部，甲状腺单个结节比多个结节，但多发性结节，并可有压痛。

4）辅助检查：在临床上，甲状腺的良性或恶性肿瘤均表现为可扪及的"甲状腺结节"除多数"热"结节外，其他类型的大小结节或经影像学检查发现的"意外结节（意外瘤）"均要想到甲状腺肿瘤的可能；有些甲状腺癌亦可自主分泌TH，故亦可表现为"热结节"，所以事实上凡发现甲状腺结节均要首先排除甲状腺肿瘤（有时，甲状腺癌仅在镜下才可诊断），周围无或有肿大的淋巴结；肺或骨有原发灶不明的转移灶；血清中降钙素升高，大于600mg/L。

（2）分类分期

有关甲状腺癌的分期，目前国际和国内最通用的是TNM分期，UICC）和美国癌症协会（American Joint Committee on Cancer, AJCC）第五次修订的TNM分期标准，影响甲状腺癌分期的有关因素首先是病理类型，肿瘤的大小和淋巴结受侵犯程度也与分期有关，年龄则对分化性甲状腺癌的分期有重要影响，以最大的肿瘤为标准进行分期。

2.鉴别诊断

（1）结节性甲状腺肿

一般有缺碘的基础，中年妇女多见，病史较长，病变常累及双侧甲状腺，呈多发结节，结节大小不一，平滑，质软，结节一般无压迫症状，部分结节发生囊性变，腺体可对称性缩小，甲状腺肿块迅速增大并使周围组织浸润，肿块坚实，活动性差，继而颈深淋巴结，锁骨上淋巴结转移。

（2）甲状腺炎

各种类型的甲状腺炎都可能误诊为甲状腺癌，如甲状腺不对称性增大，结节状，与周围组织粘连和固定，但光镜下的表现不同。

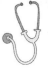

1）亚急性甲状腺炎：常继发于上呼吸道感染，甲状腺滤泡的破坏，释放出胶体，有体温升高，甲状腺肿大，一侧甲状腺变硬，伴有轻压痛，数周后可累及另一侧甲状腺；有的病例可在数月内反复缓解，血清 T_3，但甲状腺 ^{131}I 吸收率显著降低，这种分离现象有诊断价值，用肾上腺皮质激素及甲状腺素补充治疗效果较好，大多数病例可根据典型的临床表现诊断。

2）慢性淋巴性甲状腺炎：多发生在40岁以上妇女，双侧甲状腺慢性，橡皮样硬度，表面有结节，一般与周围组织不粘连或固定，颈淋巴结无肿大，而且部分与甲状腺癌并存，如黏液性水肿，甲状腺抗体明显升高。

3）硬化性甲状腺炎（Riedel病）：又称纤维性甲状腺炎，为全身慢性纤维增生性疾病局部表现，平均2～3年，基础代谢正常或稍高，质硬如木样，但保持甲状腺原来的外形，常与周围组织固定并出现压迫症状，表现为呼吸紧迫，难与甲状腺癌鉴别。

（3）多发性内分泌腺瘤

1）MEN2A型：为单侧或双侧肾上腺嗜铬细胞瘤，患者多有家族史，在C细胞增生阶段就可以认为髓样癌存在，然后才发生嗜铬细胞瘤，且分泌儿茶酚胺，儿茶酚胺异常增高时，可出现心悸，可出现于甲状腺髓样癌之前，做局部病变的病理检查，可见表皮与真皮间有淀粉样物沉积，产生原因未明，可能预示髓样癌。

2）MEN2B型：为甲状腺髓样癌，包括舌背或眼结膜下黏膜神经瘤，Marfanoid体型（体形瘦长，肌肉发育差，可出现肠梗阻或腹泻，较早出现转移，病变可能已扩展到颈部以外，但仅少数为恶性，如腹泻，往往为双侧性，且常因嗜铬细胞突然死亡，应先处理嗜铬细胞瘤，术后再择期切除甲状腺髓样癌，应先处理甲状腺髓样癌，皮质醇增多症多可缓解，预后差，MEN2A型较好，散发型居中）。

（四）手术治疗

甲状腺癌一经诊断或高度怀疑甲状腺患者，一般均需尽早手术治疗，可使手术操作更容易，同时也可抑制癌细胞扩散的作用，以进一步明确病变性质及决定手术方式，有学者主张对非多中心的、有利于降低术后复发率及复发的病死率，如颈部淋巴结受累，应行颈部淋巴结清除术，同时也可确定远处的转移灶。

1.手术原则

外科手术切除原发灶和转移灶是甲状腺癌手术的基本原则，一般标准术式是甲状腺近全切，仅遗留2～4g上叶组织，并清扫全部可疑淋巴结，术后不必行局部放疗，但对肿瘤大于1cm直径的"低危复发"患者和所有"高危复发"患者，在术后必须进行放疗，或给予治疗量的放射性碘，应行外放射治疗。

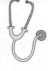

（1）乳头状腺癌

1）甲状腺切除范围：一种意见主张做甲状腺全切除术，不做甲状腺全切除术，往往遗留病灶，日后造成复发。残留的恶性程度低的乳头状腺癌能转化为恶性程度高的未分化癌。全甲状腺切除可预防此种转化。全甲状腺切除为远处转移癌作放射性碘治疗打下了基础。

有些人不主张作全甲状腺切除，其依据是：全甲状腺切除将造成永久性甲状腺功能低下或甲状旁腺功能低下，有些患者即便对侧存在一些癌细胞，未必会有临床表现，术后行内分泌治疗可以控制复发和转移。故此应根据具体的情况，区别对待。

癌肿局限于一侧腺体，肿瘤的局部切除术范围是不够的，此术式不能保证完全切除原发癌，行此术后再行患侧甲状腺腺叶的切除术，标本病理检查20%～60%仍可查见残余癌。

当单侧甲状腺乳头状腺癌，临床上尚未证实有多灶癌存在时，目前多数人主张行患侧腺叶合并峡部切除术，但临床观察，一侧腺叶切除后，在随诊期间对侧腺体出现癌者并不多见，但原发灶以外的多发灶大多处于隐性状态，可以允许观察，再次手术一般并不影响彻底切除，也不影响预后，在甲状腺癌中占有一定的比例，并无必要进行全甲状腺切除，其远期疗效并无统计学差异，并发甲状旁腺功能不足者约占1/3，即使经仔细解剖可将并发症降低到3%，也必将带来患者永久性的痛苦，仍须力求避免发生。

对局限在一侧腺叶，行腺叶合并峡部切除适合于临床应用，术后病理报道为乳头状腺癌，而手术已行患侧腺叶切除且患侧淋巴结无肿大，一般可不再次手术。

对侧腺体受累或有多发癌灶，此种多属施行全或近全甲状腺切除的适应证，采取保留一侧甲状腺的上或下极少许腺体。

当癌位于峡部时，应将峡部连同两腺叶的大部整块切除。

当癌肿累及腺叶外组织时，多数并非手术禁忌证，不可轻易放弃手术治疗，如能将局部肿瘤与受累组织一并彻底切除，一些患者仍有可能获得长期生存，多数可以从气管锐性分离，若已侵犯气管浅层，可切除部分气管软骨与肿瘤组织；如已侵犯气管全层，则需切除受累的全层气管壁，缺损难以修复时，可开放造口，则须做全喉切除术，可切除受累的肌层或全层，并修复食管，如难以全部切除时，可残留少量的癌组织于动脉壁，术后再行二期处理，由于以上情况切除大部瘤体后，局部残留有量不等的癌组织，经10年以上观察，其中65.3%生存，无明显不适，争取切除可能切除的癌组织，不要轻易放弃手术，可行全甲状腺切除术，为术后放射性碘治疗打下基础。

2）颈淋巴结转移癌的外科治疗：由于乳头状腺癌其组织学形态和生物学表现不一致，在是否行预防性颈淋巴结清扫术方面，各家学者也有意见分歧，而且颈淋巴转移阳性率高，即便临床上摸不到受累的淋巴结，但在切除的标本中，颈淋巴结的阳性率仍达

61.2%～68.7%，而且颈清扫术可以提高生存率，也主张行预防性颈清扫术，恶性程度低，生长缓慢，预后相对良好，主要为淋巴转移，过早地清除颈淋巴结反而破坏了防止肿瘤扩散的第一道防线，即切除原发肿瘤，仅在临床上出现淋巴结转移时，才行颈清扫术，本病发生颈淋巴结转移并不影响预后，日后颈淋巴结转移仅为7%～15%，对预后并无明显影响。

近年多数人主张根据原发癌侵犯情况来决定是否施行此手术，术中探查气管旁及颈内静脉中段肿大淋巴结，证实为转移癌者，行选择性颈清术。

根据原发癌的侵犯程度而选择适当的术式，是近年来本病的发展趋势，应剖检大体标本，检查包膜是否完整，如具完整包膜（包膜内型），无须预防性清扫术，无复发及转移，或镜下发现浸出肿瘤包膜，无论腺内型或腺外形，首选功能性颈清扫术。

（3）滤泡状腺癌

原发灶的治疗原则基本上同乳头状腺癌，而很少经淋巴转移，往往已有血行转移，一般不做颈清术，则应行全甲状腺切除加颈清扫术，可应用放射碘治疗，但应在甲状腺全切除后进行，才能吸收放射碘。

（4）髓样癌

单纯髓样癌手术原则基本上同分化型甲状腺癌，在甲状腺手术前，要先处理嗜铬细胞瘤，否则，在颈部手术时可激发致死性高血压。

（5）未分化癌

高度恶性，生长快，存活期短，且局限在腺体内可手术切除，手术已有困难，一般只做姑息性峡部切断，以解除压迫症状。

2.术前准备

（1）身体状况的准备。调整患者身体至最理想的状态，保持生命体征的正常，应控制血糖至正常水平才施以手术。

（2）对甲状腺癌可能侵及的部位进行认真检查，检查气管是否受压及受压程度，纵隔有无钙化淋巴结及肺转移，以明确是否存在继发性食管癌，了解声带活动情况，以判定喉返神经受侵情况等，应做基础代谢率检查，并于术前做相应处理。

（3）甲状腺的准备。对腺体较大而且较软的病例，可于术前给患者口服碘/碘化钾（复方碘溶液），目的是减少甲状腺的血流量，减少甲状腺的充血，使甲状腺变小变硬，减少术中出血，3次/天，持续1周。

（4）手术前30分，给予一次足够量的抗生素，预防感染。

3.麻醉、体位与切口

（1）麻醉方式

根据手术方式采取颈丛神经阻滞麻醉，或气管内麻醉，或静脉复合麻醉。

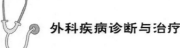

（2）手术体位

患者取仰卧位，手术台头侧稍微抬高（约15°），以降低头颈部血压，尤其是降低静脉压，以减少术中出血，使头部后仰，颈部呈过伸位，最好能使颏部与肩部处于同一水平面上，使患者颈部进一步过伸，以保证术中满意的显露。

4.手术方法

（1）全甲状腺切除术

为完整地切除全部甲状腺腺体，临床用于：①分化型甲状腺癌（包括乳头状癌、滤泡状癌及乳头状滤泡状混合癌）；②甲状腺双腺叶多发性甲癌；③髓样癌；④滤泡状癌发生远处转移，全切除有利于术后应用[131]I放射治疗；⑤早期可切除的肿瘤较小的未分化癌；⑥甲状腺恶性淋巴瘤，局限于腺体内。

（2）近全甲状腺切除术

主要用于分化型甲状腺癌（包括乳头状癌，滤泡状癌）。

切除甲状腺叶方法同全甲状腺切除术，保留喉角部位喉返神经入喉处的少许甲状腺组织，峡部和锥状叶应同时切除，应切除颈前肌群，术中常规探查双侧胸锁乳头肌内外群及后方淋巴结有无肿大，如有应切除送冰冻切片，证实为转移癌后，应行颈淋巴结清扫术。

（3）根治性颈淋巴结清扫术

完整地切除颈前后三角区，颌下区及颏下区内所有脂肪淋巴组织，以及胸锁乳头肌，是为根治性颈淋巴结清扫术（cervical lymph node clearance）。临床用于：①分化型甲状腺癌合并颈淋巴结转移；②髓样癌合并颈淋巴结转移。

（4）改良式颈淋巴结清扫术

既往认为，如无颈部广泛淋巴结转移，则可行保留胸锁乳突肌和颈内静脉的改良根治术，有人主张即使发现了广泛的颈部淋巴结转移，也可采取"改良的甲状腺癌颈部清扫术"，满足患者在生活质量方面的要求，因为术后一旦发生皮瓣坏死，则可造成难以处理的颈总动脉裸露；再者，如果术后做放射疗法，表浅的颈总动脉在放射线的作用下很容易发生破裂，导致难以救治的大出血。

改良的甲状腺癌颈淋巴结清扫术的做法，可按根治性颈淋巴结清除术用切口，并将其向上翻起，清扫颈外三角内的疏松结缔组织内的淋巴组织，方法可以用纱布条将其牵拉起来，清扫其下方的颈内深淋巴组织，再将切断的胸锁乳突肌缝合起来，不切断胸锁乳突肌，仅将其游离起来，在其下方进行适当范围的淋巴结清扫，行改良的甲状腺癌颈部淋巴结清扫术，清扫颈后三角时不可游离得过深，切勿损伤纵向走行于前斜角肌筋膜下的膈神经和颈总动脉伴行的迷走神经。

5.术后并发症的处理

（1）创口血肿

术后创口一旦形成血肿，可先采用穿刺抽吸或包扎，可开放引流，用换药方法使其愈合。

（2）皮瓣坏死

小范围的皮肤坏死，可不必处理，待其自然脱落，应将其切除，然后用换药或植皮等方法处理，有可能使颈总动脉受腐蚀破坏引起出血，若发现有感染趋向，应早期做坏死皮肤切除，预防感染腐蚀血管引起出血。

（3）乳糜漏

对较轻的乳糜漏，用压迫的方法一般可以治愈，用压迫方法无效者，可考虑采用手术结扎漏口。

术后患者的病情变化可能有3种主要类型：①局部复发或远处转移；②临床上有或无症状体征；用T_4治疗时，血Tg正常或稍高，停用T_4后Tg升高；③无复发的临床表现和影像学依据，用T_4治疗时或停用T_4后Tg均正常，后两类患者均应积极使用T_4抑制TSH分泌，一旦确诊为复发，应再次手术或采取放射性碘治疗。

（五）非手术治疗

甲状腺癌最有效，术后的多种非手术辅助治疗对长期生存率及复发率，特别是高危组患者有很大的影响，某些不能完整切除的甲状腺癌，如局部固定，或不能切除的恶性程度甚高的甲状腺癌，如已浸润腺体外组织，以及已有远处转移或局部复发无法切除的肿瘤，非手术的辅助治疗尚有缓解症状，延长寿命的效果。

1.分化型甲状腺癌的促甲状腺素抑制疗法

（1）TSH抑制疗法的机制

尽管现已发现许多刺激甲状腺生长的因子以及与甲状腺肿瘤有关的基因，如表皮生长因子（EGF）及其受体（EGFr），但仍以TSH最为重要，刺激甲状腺滤泡摄碘及促进碘的有机化，通过腺苷环化酶（adenylate cyclase）使细胞内的单磷酸环化酶（cyclic adenosine monophosphate，cAMP）增加，导致胞质蛋白磷酸化和增加细胞核的复制能力，从而加速肿瘤恶化，腺苷环化酶已增高，再抑制TSH时，反应性便降低，TSH抑制疗法对已形成的癌肿并无治疗作用，但可延缓其发展，而且，只有去除了原发灶，抑制疗法才可能有较好的疗效。

现已证实，在滤泡细胞源性DTC中均有TSH受体，体外实验也发现此受体对TSH刺激有反应，服用甲状腺素抑制TSH可预防甲状腺肿瘤产生，TSH尚可刺激磷脂酰肌酐磷酸激酶（phosphate-dylinositol phophokinase C，PKC）系统，特别在缺碘时，促使甲状腺结节形成。

（2）TSH抑制疗法的实施

1）治疗指征：由于高危组DTC的预后不及低危组，而甲状腺素对心脏耗氧的增加及导致骨质疏松，因此抑制疗法的最佳指征是年龄＜65岁，尤其是高危组及绝经期前妇女。

其次，DTC做全甲状腺切除术后也应使用抑制疗法，特别在容易复发的术后5年内，必须根据局部复发或全身转移的可能性评估，做出个体化处理，当存在某些预后不佳因素时，应给予抑制疗法，如不摄碘的甲状腺癌，侵犯包膜等。

2）制剂的选择：目前常用制剂为左甲状腺素钠（1evothyroxine, L-T_4），半衰期较长，约7天，而碘塞罗宁（T_3）的半衰期仅24小时，对于随时须做核素扫描的高危组患者有利，以缩短检查前停药时间，及时做扫描检查。

左甲状腺素钠（L-T_4）制剂纯净，甲状腺素的含量精确，无过敏反应之虞，但价格昂贵，生物制剂甲状腺片虽其制剂粗糙，但因其价廉，仍有应用价值，须将甲状腺片与左甲状腺素钠（L-T_4）互换时也很方便。两者互换的对等剂量约为甲状腺片40mg相当于左甲状腺素钠（L-T_4）100 mg。两者半衰期也相似。

3）剂量的掌握：应根据高敏度免疫测定法测得的血清中TSH（S-TSH）浓度及T_3，而T_3通常为＜0.3mU/mL，甚至＜0.01mU/mL，常在0.3 ~ 1.0mU/mL（S-TSH正常参考值为0.3 ~ 6.3 mU/mL）。

（3）抑制疗法的副作用

只要甲状腺素的剂量恰当，大多无甚副作用，必须预防。

1）甲状腺功能亢进（甲亢）或亚临床型甲亢：只要定期复查甲状腺功能，使T_3，便可避免此副作用。

2）骨质疏松：表现为骨痛，血清甲状旁腺激素降低，特别在摄钙不足。

3）心肌耗氧量增加，促发心绞痛，甚至心肌梗死，对伴有冠状动脉硬化性心脏病，以及伴心房纤维性颤动时必须慎用或弃用抑制疗法。

（4）抑制疗法的疗效

抑制疗法使甲状腺乳头状及滤泡状腺癌的复发率及与甲状腺癌相关的死亡率减少，甚至在老年进展期患者中已获证实，显示术后应用左甲状腺素钠（L-T_4）抑制疗法者累计复发率为17%，而对照组达34%，尽管抑制疗法组与对照组的10年生存率无明显差异，但30年生存率显示抑制疗法组明显优于对照组。

2.核素碘治疗

（1）分化型甲状腺癌的核素碘治疗

1）消融疗法：消融疗法系在DTC做甲状腺近全切除术后，应用核素碘销毁残留的正常甲状腺，达到甲状腺全切除的目的，而无甲状腺全切除术的众多并发症，如甲状旁腺功能减退，无须另外再服用核素碘及其他准备，通常可发现以2mCi小剂量^{131}I所做的诊断性扫描不能探及的病灶，可发现24% ~ 39%术中及胸部X线片不能发现的转移灶，故兼有进一步诊断转移灶的作用。

基于消融疗法所用的核素碘剂量较大，故术后是否均须用此疗法尚有争议，此疗法并不能改善长期生存率及肿瘤复发率，发现消融组与对照组相比，他们认为若求30年生存率，应考虑术后消融疗法，只要初期手术范围恰当，对低危组患者，特别是乳头状癌患者，术后消融疗法的意义不大，发现术后永久性甲状旁腺功能减退的发生率为2%，永久性喉返神经损害发生率为1%，30年复发率也仅为19.1%，而术后消融组也有16.6%（P=0.89），无明显差别（P=0.43），滤泡状特别是Hurthle细胞甲状腺癌，应做术后消融治疗，以达到早期发现转移灶及延长寿命的作用，完全消融后血清TG一旦升高，特别是在TSH增高时便可考虑有转移的可能，应及早处理，近年在适当剂量的控制下术后消融疗法已被广泛接受。

采用消融疗法的意义在于：①甲状腺本身系多病灶性，根据甲状腺全切除标本的连续病理切片证实，对侧腺体的隐性癌肿发生率高达10%～25%，甚至80%，因此可选择以核素碘消融甲状腺近全切除术后残留的腺体，既可达到全切除的目的，消除所有腺内隐性病灶，又无众多的甲状腺全切除的并发症，还可达到早期诊断难以发现的转移病灶，并及早行进一步治疗，若术后采用消融治疗，可减少此种转化的可能；②指征：而初次手术仍残留部分甲状腺时，作为进一步核素碘治疗的准备；③消融时机：通常以术后2～3周最为恰当，TSH才增高达30mU/mL，此时，局限性转移灶或残留的病灶摄碘能力最强，＞50mU/mL时，反而抑制核素碘的吸收；④消融剂量消融成功的指标为：48小时摄碘量＜1%；消融后甲状腺扫描不显影。

在一定范围内，核素碘的剂量与消融的有效率成正相关，100～150mCi为85%～95%，过大的剂量并不增加疗效，由于初次剂量越大，消融有效率越高，重复治疗次数减少，Balc等建议初次应用核素碘的合适剂量应≥30 mCi，当服用1～5mCi的核素碘，进行诊断性扫描不能显示隐性转移灶时，特别是术前摄碘率＜4%时，须应用100～149mCi大剂量核素碘治疗，初次治疗宁可应用较安全的剂量，必要时在初次核素碘治疗6～12个月后，再追加75～100mCi或分次消融治疗，以求安全有效。

2）不能切除的原发灶，或发生颈部淋巴结转移时，应首选再次手术治疗，或伴肝，以及不能手术的原发病灶，只要局部能摄碘均可采用核素碘治疗，然后再用较大剂量的核素治疗，剂量依临床表现而定，最大剂量为800～1000mCi，但副作用极大。

核素碘治疗对复发，尤其是有约70%的甲状腺滤泡状癌有效，对儿童，具摄碘功能的甲状腺乳头状癌肺转移时，应用核素碘治疗后，10年生存率可达74%，而无摄碘功能者仅6%，在DTC伴骨，5～10年生存率在核素碘治疗的具摄碘功能者为79%，而不摄碘者仅为55%。

甲状腺癌的摄碘率明显影响核素碘的疗效，年轻者甲状腺癌的摄碘率高于年老者，伴有轻度甲状腺功能减退者的转移灶常伴甲状腺功能而易吸碘，其中30～50mU/mL为最佳，＞50 mU/mL时反而与摄碘率成反比，可抑制甲状腺释放碘而不改变碘的摄取功能，故可增加核素碘的疗效。

此外，核素碘的疗效还与以下因素有关：非浸润性而有淋巴结转移者的核素碘的疗效较好，而具周围组织浸润能力的DTC的核素碘的疗效较差，但被核素扫描发现的小灶性肺转移疗效较好，可减少50%的死亡率，而其他影像学发现的肺转移灶，死亡率是核素扫描发现小灶性肺转移的6倍，疗效较差，疗效更差，治愈率仅7%，而改善率仅36%，疗效也差，对水肿造成的神经损害，可应用肾上腺皮质激素或重组人类促甲状腺素（rhTSH）预防，防止严重的后果产生。

（2）髓样癌的核素碘治疗

家族性甲状腺髓样癌ⅡA型（MENⅡA）的预后较散发性好，散发性为55%，10年生存率仅50%，又做甲状腺全切除者，10年生存率达95%以上。若初次手术时已有腺外侵犯。

通常认为髓样癌不摄取碘，核素碘对其无治疗作用，当残留腺体内癌肿复发，尽管导致髓样癌的C细胞不摄碘，但正常甲状腺滤泡具摄碘功能，可照射附近C细胞，所谓旁观（bystander）效应达到一定的疗效。但也有人对此效应持反对意见。

若初次手术发现肿瘤局限在腺体内，未做甲状腺全切除而术后血清降钙素增高，说明残留腺体内可能有隐性病灶，核素碘仍可作为有价值的辅助治疗，并大多能延长生存期，对残留的局灶性病灶用150mCi的核素碘治疗，但疗效并不可靠，如骨，核素碘治疗并不适用，因转移灶内只有不摄碘的癌变C细胞，而没有具摄碘功能的正常甲状腺滤泡。

3.放射治疗

放射治疗（即外照射治疗）对控制甲状腺癌的残留病灶及某些转移灶有一定疗效，特别是对一些不摄取核素碘的病灶，如梭形细胞及巨细胞癌更是理想治疗方法，可与核素碘治疗联合应用，可采用放射线治疗，亦可用外放射治疗。

（1）指征

放射治疗的最佳指征是经过手术但残留了不摄碘的病灶，但对完全不能手术切除的病灶疗效较差。

以下情况是放射治疗的常用指征：①不摄取核素碘的颈中部，不论病灶是否摄碘，均以放射治疗的疗效较好；②脑转移及其他疗法无效的肝转移病灶；③为减轻软组织压迫所致致命症状者，如上腔静脉受压综合征；④对某些巨大甲状腺癌为增加切除率及提高疗效的某些术前治疗；⑤作为贯序或联合化学疗法的一部分，如甲状腺淋巴瘤，特别是甲状腺未分化癌。

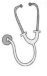

（2）治疗剂量及疗程

对甲状腺淋巴瘤的放射剂量为4～5周内45Gy，对其他甲状腺癌的治疗剂量均较大，多在7.5周内应用70Gy以上。

（3）疗效

放射治疗的疗效与病理类型有关。

1）分化型甲状腺癌：DTC的预后较好，Mayo医院报道在确诊时无远处转移，25年生存率达94.5%；而197例滤泡状癌为75.2%，这类患者术后无须放射治疗。

因DTC通常能摄碘，故放射治疗的指征仅为不能摄碘的复发转移，放射治疗不应在核素治疗前进行，因为这样将有损核素碘的疗效。

2）髓样癌：局部放射治疗对髓样癌的疗效尚有争议，10年局部无复发的无瘤生存率达86.5%，仅对有骨，放射治疗较好，能延长75%患者的生存期，5例肿块缩小＞50%，一例获完全缓解，生存期达6年，另一例生存4年，5例3年后死亡。放射治疗对骨转移所致的疼痛及区域转移所致的症状有一定的缓解作用。

3）未分化癌：甲状腺未分化癌的预后极差，1年生存率仅0～20%，单独放射治疗的疗效也不满意，中位生存期为3～7个月，部分病例甚至在6周内应用60Gy仍无效，1年生存率仅6%，以维持治疗期间的气道通畅，有生存期延长数年的报道，但治疗的并发症甚多，而且能手术切除，特别是未侵及甲状腺包膜者，能明显延长生存期，对局限于腺体内的未分化癌仍以手术为主，放射作为辅助治疗，不延长生存期。

4）原发性甲状腺淋巴瘤：原发性甲状腺淋巴瘤较少见，仅占甲状腺肿瘤的4%～8%，占淋巴瘤的1.3%，几乎均为B细胞淋巴瘤，常伴慢性淋巴性甲状腺炎，早期患者术后宜辅以放射治疗，在4～5周内总剂量40～50Gy，可控制局部病灶，疗效良好，应联合化学治疗，以增强局部疗效及预防远处转移。

第三章　神经外科与心胸外科疾病

第一节　神经外科疾病

一、高血压性脑出血

（一）概述

高血压性脑出血（HICH）曾称脑溢血，是由高血压病引发脑部出血的一种自发性脑出血，它有别于外伤引起者，与其他脑血管病、血液病、脑肿瘤卒中、代谢性疾病等自发性脑出血也不同。

HICH的主要病理基础，是高血压和动脉硬化。多数学者认为，由于动脉硬化，动脉的内膜增厚、形成粥样斑块，使管腔相对狭窄，初期尚有代偿空间。在细动脉如终末支、穿通支等，中层弹力层的纤维化、玻璃样变及断裂，使管壁脆性增加。而脑动脉系统的外膜先天不发达，缺外弹力层，中层肌细胞少，管壁较薄。再如基底节区的豆纹动脉等直接发自中动脉系统，且呈直角，一直处于高压力冲击状态。当血压剧烈波动时，一部分有病损缺陷的血管就无法实现良好的自动调节，被高压的血流冲破即出血，或在最薄弱处形成微小动脉瘤，长期多次的作用最终仍导致出血。

一般较为公认的是，颅内血肿常在发病后30 min内形成，6 h后由于血肿的占位效应及血液的分解产物对周围脑组织的压迫、损害，使血肿周围的正常脑组织由近及远地发生变性、坏死，血管周围出血和水肿等一系列病理生理变化，使血肿继续扩大，颅内压进一步增高。如果首次出血量较大，患者的烦躁、呕吐等动作会增加颅内出血量。

HICH的发生有几个相关危险因素，如高血压、糖尿病、高血脂、心脏病等，其中尤以高血压的相关性最密切，危险性最大，是独立相关危险因素。据研究，有高血压的相对危险性较正常血压者高12 ~ 24倍，不论是收缩压升高还是舒张压升高，都与疾病的发生危险性呈正相关。据上海宝山区农村居民血压9年随访发现，收缩压在20.00 kPa（150 mmHg）以上者发生率是20.00 kPa以下者的28.8倍；舒张压在12.00 kPa（90 mmHg）以上者是12.00 kPa以下者的1.9倍；临界高血压者的危险性是正常血压者的8.7倍；确诊为

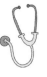

高血压者的危险性是正常者的31.9倍，可以看出对高血压者采用干预手段的必要性和重要性。干预手段包括药物干预在内，控制高血压和软化血管，对延迟和降低HICH的发生和再次发作是有益的。

（二）诊断和鉴别诊断

典型的HICH诊断并不困难。如以下情形：年龄在50岁以上，既往有高血压病史，平时不系统服药，或虽服药血压仍控制不满意；多发生在冷天、活动时（从早6点到晚9点居多）；尤其有明显的精神刺激、情绪激动或体力疲劳；突然起病，有一过性的意识障碍；一侧肢体有活动障碍及感觉障碍，HICH当首先考虑。

1.临床表现

HICH按其发生部位，出血速度不同可有不同临床表现。

（1）基底节出血

基底节是最常见的出血部位，包括内囊和外囊两个部位。单纯外囊（壳核）出血的临床症状较轻，一般出血量不大，稳定后恢复也较快。如：累及内囊就出现对侧的面神经中枢性瘫痪；伸舌偏向患侧；病灶对侧上、下肢肌张力降低或消失、随意运动减弱或消失和各种感觉的迟钝或消失；腱反射降低，腹壁反射及提睾反射的减弱或消失；凝视中枢受刺激，可表现双眼球向对侧凝视，一旦破坏则向同侧凝视。当血肿累及内囊后肢的视辐射时，则出现同向性偏盲，形成典型的"三偏"症状，如出血位于优势半球则有失语。因绝大多数患者处于昏迷或不合作状态，这些表现难于一一检出。出血量大时除昏迷外，常有一侧或双侧瞳孔散大，对侧或双侧病理征（＋），甚至去脑强直、叹息样呼吸等脑疝形成表现。眼底动脉硬化，呈僵直的铜丝样与静脉交叉压迹明显，有时见到视网膜出血。

（2）皮质下出血

皮质下出血可发生在大脑半球的任何一叶。少量出血时，患者表现为头痛、呕吐或烦躁不安，常疑"脑瘤"而来诊。在不同的脑叶可有相应脑叶的神经缺失表现，癫痫的发生率相对较高。

（3）丘脑出血

丘脑的少量出血即易昏迷，常累及丘脑底部及影响中脑结构而出现眼部症状，累及内囊而引起偏瘫、偏感觉障碍。本处出血易穿破脑室，严重时可造成脑室系统铸型，引起急性梗阻性脑积水。

（4）脑干出血

脑干以桥脑出血多见。少量出血即昏迷、高热、眼球固定、针尖样瞳孔，少数局限者可出现交叉性瘫痪（病侧颅神经损害和对侧上、下肢软瘫），双眼球向病侧凝视等脑桥损害表现。

（5）小脑出血

小脑出血可发生在一侧半球或蚓部。少数患者起病急，突然头痛、眩晕后四肢呈迟缓性瘫痪，常因出血破入第Ⅳ脑室而使病情急转直下。多数患者起病时有枕项部剧痛，眩晕，频繁呕吐，眼震和病肢的共济失调，而后意识障碍。另一部分呈亚急性起病者，临床表现为颅后凹占位表现。

（6）脑室出血

单纯的脑室出血少见，大多由基底节、丘脑出血破入相近脑室，以致充满同侧或双侧侧脑室，甚至整个脑室系统和蛛网膜下隙，呈脑室铸型。当小脑或桥脑出血时，可破入第Ⅳ脑室，经中脑导水管反流至第Ⅲ脑室及侧脑室。患者常有较剧烈的头痛、呕吐等颅内高压症状，可缺少神经系统定位体征。危重者甚至昏迷，四肢呈软瘫，一切反射消失或出现去脑强直。

2. 辅助检查

（1）电子计算机断层摄影扫描（computed tomography, CT）

CT是诊断HICH最安全可靠、准确和快速简单的手段，尤其是目前的多排螺旋CT，可谓"金标准"：可确定血肿的部位、类型、血肿量、形态，中线结构与脑室关系等情况，使诊断趋简单化，又为治疗选择方法，同时为治疗效果和转归提供有意义的参考价值。在CT图像上可见到不规则的高密度病灶，CT值为28～45 Hu，边缘清晰即为血肿，其周围可绕一层相对色淡的水肿区。如破入侧脑室，多沉淀在后角，形成色上淡下浓的影像。随着时间的推移，高密度会逐渐变淡呈等密度或低密度影。

（2）核磁共振成像（magnetic resonance imaging, MRI）

虽可与CT一样做到准确诊断，但由于成像时间长，费用高，MRI室缺少抢救条件，对急性期的危重患者不太适宜。进入恢复期后可从脑水肿及脑功能方面提供宝贵的信息。

（3）电子计算机数字减影脑血管成像（digital subtraction angiography, DSA）

目前已舍弃脑血管造影（CAG）来确定血肿，只为排除脑动脉瘤、脑血管畸形、脑瘤卒中等病时，仍有DSA检查的必要。

（4）腰椎穿刺

虽然腰穿方法简单易行，见均匀血性脑脊液表示蛛网膜下隙出血即确立，但在高颅内压情况下易诱发脑疝而加重病情，术前一般不主张施行。

3. 鉴别诊断

（1）颅内动脉瘤

一般年龄稍轻，平时无高血压，发病突然，往往有剧烈的头痛，意识渐昏迷，这是动脉瘤破裂出血引起的，也可以伴有动脉瘤压迫或刺激周围组织引起的其他症状。出血部位常与动脉瘤部位有关。动脉瘤好发于willis（颅底）动脉环，出血常明显积聚在相应脑池。

CT上动脉瘤被血肿掩盖不易显影。DSA可以明确动脉瘤的诊断。

（2）脑血管畸形

脑血管畸形发病年龄更轻，30岁以前居多。颅内任何部位均可发生，但大脑半球常见。出血、癫痫和头痛为动静脉畸形（AVM）的主要症状，尤其伴有脑内血肿时尚需鉴别。因为畸形血管愈小（即隐匿型）愈容易发生出血，往往在血肿腔内可检得"异常纤维"组织或畸形血管。

对发生在小脑的血肿除年龄外常在术前难与HICH鉴别。

有时CT图像的血肿内，夹杂蚯蚓状的低密度影。DSA对诊断AVM是有帮助的，但无AVM的显影不能完全排除。

（3）缺血性脑血管病

脑血栓形成的前驱症状较多，且时间较长，常在休息安静时发病。昏迷较为少见且浅，血压明显增高者少。无脑膜刺激征。CT可在24 h后发现低密度灶，而与HICH相鉴别。

脑血管被血中的固体、液体和气体作为栓子阻塞引起脑栓塞，起病急，年龄轻，昏迷少，可发现栓子来源如房颤、风心、心梗等。长骨骨折者有明显外伤有时尿中查得脂肪颗粒。CT是鉴别本病的方法。

（4）蛛网膜下隙出血

蛛网膜下隙出血是一组脑血管病发生的出血，排除上面提到的动脉瘤、AVM常见原因外，还有动脉硬化症、烟雾病等。也包括颅内静脉系统炎症、栓塞、肿瘤、血液病引起的出血。有时需借助CT、DSA、MRI等检查来明确病因。

（三）非手术治疗

HICH不需要或不具备外科手术时，非手术治疗就是挽救患者生命和降低病残程度的唯一方法例如，全部Ⅰ级和大部分Ⅱ级患者，可以通过非手术治疗而康复。

1.治疗原则

（1）全面的生命体征检测和维持生命功能。

（2）严密监测颅内压、血压、脑电、脑灌注压和神经影像学改变。

（3）及时合理使用药物，控制高颅内压、高血压及脑水肿和脑缺血的发生。

（4）完善的护理措施和预防并发症。

（5）积极有效的康复治疗和二级预防措施。

2.非手术治疗的基本要点

（1）急诊处理时，通过初步的病史采集和简要的体检，对患者的GCS和HICH的分级做出评价。

（2）第一时间保持呼吸道通畅并供氧，保持头高偏位，吸除口鼻腔内的分泌物和呕吐物，必要时气管内插管或气管切开。

（3）气管内插管或气管切开指征，除决定于呼吸频率和深度外，$PaO_2 < 8.0$ kPa（60 mmHg）或 $PaCO_2 > 7.3$ kPa（55 mmHg）可作为参考指标。为避免在实施过程中发生反射性心律失常，先予小剂量阿托品实有必要；同时置鼻胃管以防误吸；如为持续性昏迷或肺部已有并发症时，以气管切开为佳。

（4）全面的生命体征监测，包括意识、瞳孔、体温、心率、呼吸、血压、氧饱和度等各项生理指标。其稳定程度反映了HICH的动态变化及对脑功能的影响，及时了解生命体征的变化，有助于了解病情的发展和演变，为采取相应措施争取时间，也是治疗措施有效程度的重要指标。

以血压为例，血压的过高、过低对病情均不利，而最佳水平依据既往血压水平、年龄、出血时间和颅内压力等而定。一般来说24 h之内采用：①间隔5 min测2次血压，如收缩压（SBP）均 > 30.67 kPa（230 mmHg）、舒张压（DBP）均 > 18.67 kPa（140 mmHg）可考虑用硝普钠（0.5 ~ 1.0）μg/（kg·min）治疗；②间隔20 min测血压，如SBP在24.00 ~ 30.67 kPa（180 ~ 230mmHg）或DBP在14.00 ~ 18.67 kPa（105 ~ 140 mmHg）或平均动脉压（MAP）> 17.33 kPa（130mmHg）可静输拉贝洛尔、艾司洛尔或依那普利等药物；③SBP < 24.00 kPa，DBP < 14.67 kPa暂不予药物降压。一般认为2周后才开始降压，至1 ~ 2个月后血压降至正常为好。如有颅内压监测，以维持脑灌注压 > 9.33 kPa（70 mmHg）为宜。

3.降低颅内压

HICH后由于血肿的占位效应和继发性脑水肿均可使颅内压增高，而颅内压增高是导致脑疝、死亡的主要原因。因此有效控制颅内压（ICP）是抢救患者生命和减少后遗症的需要。

一般认为，ICP应不大于2.7 kPa（20 mmHg），脑灌注压大于9.3 kPa。当然在ICP监测时，间隔5 min测2次颅内压即可。对绝大多数未做ICP监测者，只能从神志、生命体征及CT影像上间接估计，当有意识水平下降、脉搏变慢，CT上见到脑室扩大或有脑积水时均提示颅内压增高。

甘露醇仍是降低颅内压的最主要渗透性利尿药物，临床效果可靠。但由于其分子量小，易透过受损的血脑屏障（BBB）等，反复长期使用脱水效果变弱，有时还会加重局部水肿及影响到肾脏功能，因此有使用小剂量者（由1.0 ~ 1.5 g/kg改为0.25 ~ 0.5 g/kg），或改用甘油果糖，同时加用利尿性脱水剂如呋塞米，以协同维持渗透梯度。

人体血浆白蛋白是另一种有效的胶体渗透性药物，推荐剂量为每日100mL，使用3 ~ 5d。

有些颅内高压者，在应用巴比妥类药物后得到改善，其安全剂量为10 mg/（kg·d），

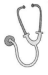

可分次给予。

4.完善护理措施，维持水电解质平衡，防治并发症

完善的护理措施，既是保证治疗效果的重要组成部分，也是预防并发症的重要手段。一份合理的护理计划不仅包括基本生活护理，口腔、气管切开护理，还包括水盐、维生素等的摄入和有充足的营养，保证大小便通畅；防止压疮、坠积性肺炎、痰液堵塞气道、泌尿系及深静脉穿刺的感染；监测血气、电解质、血糖和血黏度的改变等。

每日的补液量通常按尿量+500 mL来粗算，当高热、多汗、呕吐、腹泻时需要适当增加补液量，注意预防低钠、低钾、低蛋白血症的发生。

通常无意识障碍及感染征象者不使用抗生素，但对老年有意识障碍、有尿潴留或留置导尿管、发生应激性溃疡出血、癫痫发作及中枢性高热者，当根据痰或尿、血标本，选用敏感抗生素。

（四）外科治疗

1.开颅血肿清除术

开颅血肿清除术是临床常用的手术方法，按不同部位血肿做相应部位的开颅。以基底节型血肿为例，简述如下。

（1）患者气管内插管全麻成功后侧卧位或平卧抬起病侧肩部，头偏向健侧。

（2）画好颞部或额颞部皮肤切口标记。

（3）做颞部或额颞部皮肌骨瓣开颅，马蹄形或十字形剪开硬膜。

（4）以手触摸皮质张力，在可疑的颞部（常为颞上或颞中回）皮质电凝后脑针穿刺，进一步证实血肿部位和入路方向。

（5）选好颞部皮质切口，双极电凝后切开皮质白质，达血肿腔，以细吸引头吸除血肿。

（6）紧粘在小血管上的血凝块不作强行吸除，少数见到活动性出血时用双极电凝止血，反复冲洗。

（7）压迫两侧颈静脉以增加颅内压，或请麻醉师协助做增压试验，证实无活动性出血。

（8）局部创面覆以海绵、止血纱布等加强止血效果。

（9）放引流管，另孔通出固定，硬脑膜减张缝合或去骨瓣减压，逐层缝合头皮。

（10）如颅内压不高，可连续缝合硬脑膜，骨瓣复位固定。

（11）无菌敷料包扎，引流管接引流袋。

此法的优点是适合血肿量大者，可见面广，止血满意。见到蛛网膜下隙尚有脑脊液流出者，一般术后效果良好。如经侧裂入路，显露岛叶，可采用手术显微镜作显微操作。同

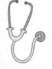

时关颅前观察颅内压高低决定是否去骨瓣减压，以进一步缓解颅内压。

2.小骨瓣或颞肌下减压窗显微手术血肿清除术

（1）锥孔颅内血肿碎吸术

锥孔颅内血肿碎吸术主要步骤如下。

1）先根据CT片计算出血肿量，一般采用多田氏公式计算：血肿量（mL）＝长径（cm）×短径（cm）×血肿层数×π/6，测出穿刺点颅外板到靶点的距离。

2）简易立体定向尺在头皮上画出穿刺点。一般穿刺点选在最大血肿层面的水平，尽量避开较大血管和脑重要功能区。

3）消毒、局麻后用特制的手持半圆形锥颅器锥颅。

4）插入碎吸器到靶点（最大血肿层面的中心）。

5）拔出内芯，放进绞丝。

6）控制好负压吸引压力（< 0.04 kPa），开始脚踏开关进行间断碎吸。

7）估算吸引出的血肿量，有血肿量的70% ~ 80%即停止操作。

8）拔出碎吸器，置入相匹配的硅胶引流管并固定、包扎。

9）复查CT，了解残余血肿量及观察引流管位置。按时注入抗纤溶液（尿激酶），定时开放引流管。此法的优点是快速及时，对手术设备要求不高，在病床即可进行，最大限度地抢救患者；只要有CT设备和一定经验的临床医师即可进行，为进一步治疗、抢救提供了时间；血凝块经粉碎即可吸出。它的缺点是不能在直视下进行，一旦遇到出血无能为力，只能改为其他方法如开颅清除血肿并止血。

（2）钻孔颅内血肿碎吸术

钻孔颅内血肿碎吸术是由夏氏率先应用和推广。碎吸装置主要由碎吸器、内镜、冷光源、负压吸引器和双极电凝组成三个系统。光纤系统是棒状透镜光学系统制成窥镜，有60°的视场角，冷光源为照明光源。手术系统口径3.4 mm，供放入绞丝，绞丝比管口短1 ~ 2 mm。必要时可放入特制的棒状双极电凝镊止血。冲洗系统主要是注水冲洗镜面，保持清晰度，同时使粉碎血凝块易于吸除。三位一体安装在外径6.3 mm的钢质管内，产品设计类同进口脑窥镜的结构。它具有锥颅碎吸的优点，解决了可视性和可止血性问题。

（3）钻孔置管尿激酶溶解术

亦有同道在上述手术基础上，不用碎吸器，直接钻孔电凝硬脑膜后，用脑针抽吸血肿置入硅胶管，定时注入抗纤溶液，使血凝块被溶解定时排出。有时也能起到清除血肿的目的，但要掌握好手术适应证和操作要领，一般在发病3天以上或CT片上见到大部液体者较为稳妥。

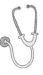

（4）快速钻颅血肿抽吸术

由贾氏率先应用和推广，北京万特福科技有限责任公司生产的YL-1型一次性颅内血肿穿刺针整套产品。

1）主要步骤：①定位，准备同前；②使用YL-1型一次性颅内血肿穿刺整套产品；③测量最大血肿层面中心（靶点）到颅骨外板的距离；④选用适当长度的穿刺针，尾部固定在电钻夹具后钻透颅骨、硬脑膜后拔出针钻；⑤插入圆钝塑料针芯，使针体达靶点；⑥在针体侧管上连接塑料管，拔出针芯，拧紧针体后端盖帽；⑦进行抽吸，完毕接管引流包扎；⑧有必要时可双针或多针穿刺。

2）操作注意点：①穿刺方向要准确，即穿刺点与基线的平行线和与之相交的穿刺点指向靶点的方向线；②达血肿后边抽吸边旋转穿刺针，尽量先吸出液态血液；③维持一定的负压，抽吸力不可过大、过快、过猛；④冲洗液出量要多于入量，每次用3～5 mL交替（冲洗液的配制为20 U/mL尿激酶+25 U/mL肝素+3 U/mL透明质酸酶）；⑤定时开放，消毒要严格，及时换药，保持清洁；⑥严密观察有否再出血。

（5）术后处理

1）保持血压的稳定，防止血压过高、过低或时高时低。血压过高易造成已凝固止血的血管和新鲜创面再次出血，过低使脑血流量灌注不足，易引起脑梗死。时高时低往往是在使用如硝普钠、硝酸甘油等药物微泵控制降压过程中发生。手术后血压保持稳定对抢救HICH度过危险是十分有利的。

2）控制颅内压。血肿清除后，继发性的脑水肿仍是一个重要环节，防治高颅内压减轻继发性脑损害，对日后病情恢复颇有裨益。

3）积极防治并发症。HICH最常见的并发症是消化道出血。严重而急骤的应激性溃疡出血在目前有H_2受体拮抗剂及质子泵抑制剂的情况下，处理仍感棘手。因此，预防性用药就显得十分必要。肺部感染也不可掉以轻心，在有各类抗生素的今天，预防双重感染，气管切开，加强护理，保持水电解质内环境的平衡，补充足够的营养和胶体液防治氮的负平衡均十分必要。

（五）康复治疗

医学康复治疗的程序一般如下。

（1）先预评价。对疾病的病期、病因及前期治疗情况，现存残疾和并发症等，同时对精神、心理、智力给予综合评价。

（2）设立预期目标，包括目标设立的目的、目标的阶段性和具体方法。

（3）治疗程序表的制定，包括预防对策在内的各种治疗手段。

（4）治疗实施方案。按照总的治疗方针，分别按处方的治疗种类实施执行。

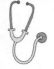

（5）再评价。治疗后患者的恢复程度，再次进行客观的判定，据此再次修正和补充程序表。

生活护理尽量按照患者病前的生活习惯和作息规律进行。患者除进食易消化富营养的食物外，按时排便训练极为重要。防治压疮从一早就开始，定时翻身更换体位，按摩局部皮肤，及时防治腹泻，保持皮肤清洁。

语言的训练采用"育儿法"，即从单音、单词开始，有意引导对话及收听广播练习，逐步增加发音词汇量，其中可配合针灸治疗。

运动疗法包括静气功、医疗体操、按摩、推拿、肌力训练、平衡训练和步行训练等课目。

偏瘫肢体首先要预防肩坠、足下垂，每天进行各关节和肢体的被动活动，开始时会有疼痛感，随着被动活动到主动活动，逐渐增加肢体肌肉的力度和活动幅度，疼痛会逐渐缓解。当肌力达Ⅲ级后要尽量加强主动活动。

训练行走时要遵循卧位→坐位→站位→开步走的顺序进行，要纠正行走的姿势，运用行走的技巧，从双拐（或双人）→单拐→脱拐，增加活动的速度和距离，也可到户外、广场活动，学打太极拳，这一过程会使患者精神振奋，信心更足。每次活动要达到疲劳的程度，以增加肌力、耐力和肌肉体积的目的，但要注意，这阶段是最容易自伤的时候。关节活动和肢体的功能锻炼很好地防治了肌肉的挛缩。

物理治疗是康复治疗中一种重要手段，包括热疗、电疗、水疗、光疗、氧疗、体外反搏和肌肉反馈等方法。

高压氧治疗是机体处于高压环境中，所呼吸的与环境等压的纯氧或高浓度氧，可以提高血氧含量，提高血氧分压、血氧张力而提高血氧弥散张力。氧可从毛细血管内向附近组织弥散，有利于改善组织的缺氧状态，使储氧量增加。如果病后血压 < 21.3/13.3 kPa（160/100mmHg）是可以考虑的。

针灸治疗包括头针（如百会、神聪、运动区、感觉区等）、耳针（如皮质下、枕、心、神门、肾或耳舟、对耳轮与瘫痪肢体相对应的穴位）和体针（主要取阳明经、太阳经、少阳经和任、督脉穴位）。中药治疗当然可随症加减，但目前以中成药为主，已较少用汤剂治疗。辅用增加脑功能代谢药物。

总之，神经康复是神经疾病治疗学的一大发展，也是医学的一个新领域，尚有较多理论和基础问题有待解决，但不失为神经疾患所致功能残障的一种治疗方法。

二、头皮损伤

（一）概述

头皮损伤是急诊外科中最常见的一种创伤，颅脑创伤时也多合并有头皮损伤。单纯

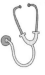

的头皮损伤不会造成严重后果，但其损伤部位、类型和程度对判断颅脑创伤的伤情可提供一定的依据。根据头皮损伤的程度，临床上将其分为头皮擦伤、挫裂伤、撕脱伤和头皮血肿。需要早期和急诊处理的是头皮挫裂伤和撕脱伤。治疗上应遵循库欣所提出的"清洁、探查、清创和闭合"的原则。对有头皮损伤的患者，均应考虑是否伴有颅脑创伤和其他部位伴发伤的可能性。婴幼儿头皮血肿常会带来严重的全身反应。

（二）诊断

1.病史要点

有头部外伤史。注意致伤物形状、打击方向等致伤因素。

2.查体要点

（1）疼痛。伤处局部疼痛明显。

（2）头皮肿胀。中心常稍软，周边较硬。

（3）头皮裂口。皮肤表面擦伤，头皮缺损，头皮内有异物。

（4）出血及贫血貌。头皮伤易出血，严重时可致贫血貌甚至休克。

3.辅助检查

（1）CT扫描。可见头皮软组织高密度肿胀影，并可提示颅骨连续性完整与否及颅内损伤情况。

（2）颅骨X线片。加摄切线位片可明确有无凹陷性骨折。

4.头皮损伤诊断标准

（1）头皮损伤分类。

1）头皮血肿：根据血肿发生的部位不同，可分为皮下血肿、帽状腱膜下血肿和骨膜下血肿。

皮下血肿位于皮下组织层，局限、无波动，由于血肿周围的组织受伤后肿胀而增厚，故触之有凹陷感，易误诊为凹陷性骨折，可摄血肿区切线位X线片鉴别。

帽状腱膜下血肿位于帽状脑膜与骨膜之间，由于该层系疏松结缔组织，血肿极易扩散，可蔓延及全头，不受颅缝限制，触之有明显波动感。若血肿继发感染，则局部肿胀、触痛更加明显，并伴有全身感染症状。骨膜下血肿位于骨膜和颅骨之间，张力大，波动感不如帽状腱膜下血肿明显，血肿边界不超越颅缝。

2）头皮挫裂伤：头皮挫伤和裂伤是两种不同的损伤，临床上常合并存在。头皮挫伤时，伤处及周围组织肿胀、淤血、压痛明显，常有皮下血肿合并存在。头皮裂伤则属开放性损伤，伤口大小、形状和深度不一，出血较多，其凶猛者，短时间内即可休克。同时，伤口内常混有异物，也可能有头皮组织缺损。

3）头皮撕脱伤：系指头皮大块自帽状腱膜下或连同骨膜一并撕脱所造成的损伤，分部分撕脱和全部撕脱两种，是头皮损伤中最为严重者。其特点是失血多，易感染，常因大量失血及疼痛而发生创伤性休克。

（2）鉴别诊断。头皮血肿常需与凹陷性骨折相鉴别，后者在CT骨窗相或颅骨切线位X线片有明显骨折线。

（三）治疗

对创口和创面的清创术，要求尽早、彻底。

1.头皮血肿

头皮血肿通常不需特殊处理，可待其自行吸收。头皮血肿早期予以冷敷，以减少出血，24～48 h后改热敷，促进血液自行吸收。若疼痛剧烈，可适当给予止痛药如散利痛1片，每日3次口服。预防感染给予口服抗生素，如头孢呋辛0.25 g，每日1～2次。围术期用抗生素头孢曲松2.0g静脉滴注，每日1次。有皮肤破损者术后肌内注射破伤风抗毒素1500 U。一般较小的血肿吸收需1～2周，巨大的血肿吸收时间较长可达4～6周。适当的加压包扎可阻止血肿扩大。对广泛性巨大血肿亦可对血肿进行穿刺抽吸并加压包扎，包扎应切实可靠，时间不短于3 d，酌情予以抗生素防治感染。对小儿及年老体弱的患者，注意防治贫血和休克，必要时予以输血。

2.头皮挫裂伤

头皮挫裂伤应尽早清创缝合，细致探查伤口，彻底清除头发、泥土、玻璃等异物，剪除破碎失活的头皮组织。探查时如发现脑脊液或脑组织溢出，即应严格按开放性颅脑创伤处理。由于头皮组织血运丰富，清创缝合时间可放宽至24 h内。对伴有头皮损伤而缝合困难的患者，应根据缺损的大小、形状分别处理。一般通过潜行分离伤口两侧帽状腱膜下层使之松解后，即可闭合伤口；对有较大缺损的伤口，利用"S""Z""Y"等形状切口，亦可使伤口闭合；若缺损过大，可采用转移皮瓣进行闭合。涉及额面部的伤口，应使用小缝针，4～6个"零"的缝线；运用美容、外科缝合技术，以期达到美观的目的。常规应用TAT，给予抗生素防止感染。酌情予以止痛、镇静等对症处理。

3.头皮撕脱伤

随着现代社会的发展，头皮撕脱伤已很少见，但一旦发生，则早期的急救措施，包括止血、抗休克、镇静止痛等处理，尤为重要。患者情况稳定后，尽早对伤口清创，并闭合创面是治疗的关键。对撕脱的皮瓣，应尽力采用显微外科技术吻合小血管，至少包括1支小动脉和1支小静脉，使皮瓣成活，达到最佳治疗效果。若无吻合条件，可将撕脱之皮瓣制成中厚皮片植于骨膜上，加压包扎。如皮瓣挫伤破损严重或明显污染而不能利用时，则伤口早期处理后，择期行游离植皮闭合创面。在上述措施无效或伤口暴露时间过长的情况下，可在颅骨上多处钻孔，待肉芽长出后植皮。治疗中应注意观察皮瓣或皮片的状况并及

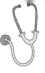

时处理。加强抗感染治疗和护理，注意改善患者的一般情况。

（四）预后评价

头皮损伤预后与多种因素有关，如年龄、一般情况、损伤类型等。单纯头皮血肿，挫裂伤未感染及无异物残留者能达到一期愈合。若延误清创时间，且头皮挫裂伤严重甚至有缺损感染者则愈合较差。

（五）最新进展

头皮因有特殊结构和丰富血供，具有自身保护功能，因而损伤后很少感染，较易愈合。须注意有无合并颅骨骨折和颅内损伤，CT扫描及X线切线位摄片尤显重要。在处理上，重要的是对创口和创面的清创，要求尽早、彻底。对头皮缺损，近来各具特色的带蒂皮瓣移植广泛应用及新材料被采用，大大改善了患者治疗结果。

三、颅骨骨折

（一）概述

颅骨骨折是因暴力作用于头颅使颅骨变形超过其弹性限度而产生的颅骨连续性中断。在闭合性颅脑损伤中约占15%，在重型颅脑损伤中约占70%。若暴力强度大、作用面积小，常致颅骨局部变形，产生凹陷骨折，所伴脑损伤也较局限；若暴力强度小而作用面积大，多数发生线形骨折或粉碎性骨折，伴发的脑损伤亦较广泛。

颅底复杂的骨结构使得其骨折具有特殊的表现。颅骨骨折治疗的重要性主要在于颅内结构的损伤。

（二）诊断

1.病史要点

患者有头部外伤史。尽可能弄清暴力作用方向、速度和受力范围。

2.查体要点

颅骨骨折的临床表现主要是受伤部位头皮软组织的外伤表现，以及由骨折造成的血管、脑组织、神经等损伤的表现。骨折部位、性质的不同，临床表现也各有特点。

（1）颅盖骨折。骨折部位可出现肿胀、淤血、压痛和头皮血肿等软组织损伤表现。骨折线通过脑膜中动脉沟、矢状窦和横窦时，容易损伤这些血管造成硬膜外血肿，出现急性颅内压增高和神志改变等脑组织受损征象。凹陷性和粉碎性骨折者，则可能产生局部脑受压或脑挫裂伤，出现偏瘫、失语、癫痫发作等脑功能障碍的表现。亦可造成颅内血肿，

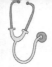

出现颅内高压、意识障碍和各种神经体征。

（2）颅底骨折。

1）前颅凹骨折：可有额部软组织损伤的表现。出血进入眶内，可见眼睑和结膜下淤血，即所谓"熊猫眼征"或"眼镜征"。骨折线通过额窦或筛窦时，造成鼻出血或脑脊液鼻漏。当气体由破损的鼻旁窦进入颅腔内，则产生外伤性颅内积气。嗅、视神经损伤则有嗅觉丧失，视力下降等表现。

2）中颅凹骨折：常伴有面神经和听神经的损伤，出现周围性面瘫、听力减退、眩晕等。骨折累及蝶骨时，会造成脑脊液鼻漏。岩骨骨折时，脑脊液经中耳和破裂的鼓膜流出，形成脑脊液耳漏。血液或脑脊液亦可经咽鼓管流向口、鼻腔。骨折经过蝶骨损伤颈内动脉，形成颈内动脉-海绵窦瘘时，临床表现为头部或眶部的连续杂音、搏动性突眼、眼球活动受限和视力减退。

少数患者因颈内动脉损伤造成致命性出血，大量鲜血自口鼻流出而危及生命。动眼神经、滑车神经、外展神经和三叉神经第一支损伤时，则有瞳孔散大、眼球运动受限、前额部感觉障碍，即"眶上裂综合征"的表现。动眼神经损伤时，应注意和颅内血肿等引起的瞳孔改变相鉴别。

3）后颅凹骨折：可在枕下或乳突部发现皮下淤血（Battle征），但常出现在数小时或数天后。下咽困难、声音嘶哑则提示后组脑神经损伤。后颅凹骨折常伴脑干损伤而致病情严重。

3.辅助检查

（1）常规检查。

1）CT扫描：不仅可了解骨折情况，还可了解脑损伤及出血状况。

2）头颅X线片：判断骨折线走向及骨折范围。

3）MRI扫描：可明确脑干及脊髓处的损伤。

（2）实验室检查。收集耳、鼻流液的常规检查，细胞计数及糖、蛋白、氯化物定量判断是否符合脑脊液，是否伴有颅内感染。

4.诊断标准

颅骨骨折分类诊断。

（1）颅盖骨折。以顶骨、额骨居多，枕骨、颞骨次之。

1）线形骨折：注意有无合并脑损伤及颅内出血表现。

2）凹陷骨折：常见于额顶部，幼儿多见，重点要了解凹陷范围及深度。

3）粉碎骨折：注意骨折片的分布，脑损伤的程度。

（2）颅底骨折。诊断主要依靠临床表现，X线片难以显示颅底骨折，CT扫描利用颅底重建，对诊断有重要价值。

1）前颅窝底骨折：骨折线经过眶板、筛板、蝶骨平台等处。以"熊猫眼征"及脑脊液鼻漏多见，可伴嗅觉及视觉障碍。

2）中颅窝底骨折：骨折线常经过颞骨岩部、蝶骨翼等。多见有脑脊液耳漏，耳后皮肤淤斑及动眼、滑车、三叉、外展、面、耳蜗前庭神经损伤。

3）后颅窝底骨折：骨折线常经过颞骨岩部、乳突部、枕骨等处。多见乳突部淤斑及后组脑神经损伤表现。

另外，按骨折处头皮或硬脑膜是否破损分为闭合性与开放性骨折。

（三）治疗

主要对因骨折造成的脑膜、脑、脑神经、血管损伤进行治疗。

1. 一般治疗

单纯线形骨折只需对症治疗，无须特殊处理，密切观察病情变化，及时复查CT排除颅内血肿。颅底骨折本身无须特殊手术处理，应平卧头高位，避免擤鼻，促其自愈，切忌填塞鼻腔、外耳，保持清洁。

2. 药物治疗

重点对开放性骨折应用抗生素，选择广谱及抗厌氧菌抗生素，足量、足够长时间。另外选择抗癫痫药物治疗，如苯妥英钠0.1 g，每日3次，口服。

3. 手术治疗

（1）手术指征。①凹陷骨折深度超过1 cm；凹陷处有脑功能区，出现偏瘫、癫痫；凹陷面积大，致颅内压增高；②开放性粉碎凹陷骨折；③颅底骨折患者视力进行性下降；经非手术治疗1个月以上仍有脑脊液漏或反复发生颅内感染的患者。

（2）术前准备。头颅摄片了解骨折程度，配血做好输血准备。

（3）手术方式。在全身麻醉下行凹陷骨折撬起复位。若骨折呈粉碎凹陷，刺入脑膜，则尽可能摘除碎骨片，探查硬脑膜下及脑组织，清除血肿及异物，严格止血，修补硬脑膜。对刺入矢状窦及脑深部的碎骨片，若无充分准备，不可勉强摘除。

颅底骨折行经额视神经管减压术，行经额、鼻蝶、枕部硬脑膜外或硬脑膜下施行脑脊液漏修补等手术。

（四）预后评价

颅骨骨折的预后主要与骨折部位是否为开放伤有关。单纯线形骨折及简单凹陷骨折无须手术，或单纯颅底骨折预后较好。若有骨缺损较大或伴有骨感染患者预后较差。对骨缺损较大者可行二期颅骨成形术。

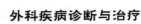

（五）最新进展

颅骨骨折较为常见。颅骨骨折的重要性不在于骨折本身，而在于骨折造成颅内重要结构的损伤。除少数开放性、凹陷、粉碎性骨折需手术治疗外，大部分骨折患者无须特殊治疗。颅底骨折患者伴脑脊液漏和气颅时，预防感染十分重要。

第二节　心外科疾病

一、房间隔缺损

（一）概述

房间隔缺损（atrial septal defect, ASD）是指原始房间隔在发生、吸收和融合过程中出现异常，导致房间隔上出现异常孔状缺损，其位置、形状、大小不定，但都会造成左、右心房腔直接相通。这里主要叙述继发孔型房间隔缺损，此类房间隔缺损较为常见，占先天性心脏病的10% ～ 20%。约有10%的继发孔型房间隔缺损可以合并部分型肺静脉异位连接（partial anomalous pulmonary venous connection, PAPVC），指两侧肺静脉中任何1支或2 ～ 3支未与左心房连接，而与体静脉或右心房连接。

（二）病理生理

房间隔缺损的血流动力学改变的基础是心房水平存在左向右分流。分流量大小主要取决于房间隔缺损的大小和左、右心房之间的压力阶差，以及体循环和肺循环血管阻力。由于肺循环可容纳大量血流，因此，即使肺循环血量达到体循环的2倍，也仍能维持正常的肺动脉压力。患儿可无明显症状，活动亦不受限。单纯继发孔型房间隔缺损患者并发严重肺血管病变较少，如果患儿较早出现严重肺动脉高压，应该考虑合并原发性肺动脉高压的可能性。

随着患者年龄增长，分流时间延长，肺小动脉逐渐产生内膜增厚和中层肥厚，肺动脉压力逐渐升高，右心室负荷加重。一般患者会在青年期以后出现症状，病情进展也往往加速。有些病例病变进一步发展，肺小动脉发生闭塞性病理改变，肺动脉压越来越高，右心负担不断加重，最终导致心房水平经房间隔缺损的右向左分流。进入此阶段后，患者症状明显加重，可出现咯血、发绀、心房纤颤、慢性右侧心力衰竭等艾森门格综合征表现。

合并部分型肺静脉异位连接病变，肺血管病变比单纯房间隔缺损发展得快，且较严重。合并单支肺静脉异位连接时，对血流动力学影响不大，但合并多支肺静脉异位连接存在时，有较大量的左向右分流则会产生明显血流动力学改变，肺动脉高压发生早，且严重，甚至在较小年龄发生艾森门格综合征。

（三）临床表现

（1）单纯继发孔型房间隔缺损的患者，在婴幼儿期多数可以无任何症状，部分患儿易患呼吸道感染。但也有部分患儿在婴儿期即出现哭闹或喂奶后气促，在幼儿期出现活动耐力低，剧烈活动后心悸气促等表现。巨大房间隔缺损，特别是合并有部分肺静脉异位引流时，由于左向右分流大，患者在婴儿期就可能出现心力衰竭表现。

（2）多数患者在青少年期以后开始出现症状，表现为劳力性心悸气促，伴有严重肺动脉高压患者，可出现阵发性心动过速、心房纤颤等表现，进一步加重可以出现发绀、右侧心力衰竭，表现为下肢水肿、肝大、心源性恶病质等。

（3）个别的患者会因为早期出现发绀就诊，这类患者多数是下腔型房间隔缺损，由于血液层流原因，当胸腔内压增高时，大部分的下腔静脉回流血液会直接进入左心房，导致没有明显肺高压的情况下，发生发绀表现。

（4）体格检查，房间隔缺损的患儿多数较为瘦小，胸骨左缘心前区隆起伴收缩期抬高，第2、第3肋间可闻及轻度吹风样收缩中期杂音，肺动脉瓣区第2心音亢进伴呼吸周期固定分裂。左向右分流量大的患者，可在三尖瓣区闻及轻度舒张中期杂音。

（四）辅助检查

1.心电图

多数患者心电轴右偏，伴有不完全性右束支传导阻滞，右心室肥厚伴劳损。

2.X线检查

肺野充血，右心房、右心室增大，肺动脉段突出，主动脉结小。透视下可见肺门舞蹈症。有心力衰竭患者可表现肺间质水肿。右肺静脉与下腔静脉异位连接，则可见弯刀样阴影。

（五）诊断及鉴别诊断

1.诊断

上述临床表现均能提示房间隔缺损诊断，临床确诊主要依靠彩色多普勒超声心动图检查，可明确右心房、右心室增大，房间隔连续中断，并可见左向右血流分流频谱。彩色多普勒超声心动图检查还可以明确心脏合并畸形的存在和评估肺动脉高压的严重程度。经食管超声心动图检查，对于明确部分分流不明显房间隔缺损诊断，以及了解缺损周围结构和

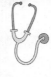

发现合并畸形，明显优于经胸心脏超声检查。

单纯继发型房间隔缺损患者，通过彩色多普勒超声心动图检查多数可以获得确诊，并不一定需要心导管检查和选择性心脏造影。但是对于合并重度肺动脉高压的患者，心导管检查仍是判断手术可否进行的重要依据。心导管检查和选择性心脏造影对于明确肺静脉异位连接的部位及分流的程度，以及有无其他合并畸形具有重要的意义。40岁以上的成年患者，术前应该进行冠状动脉造影。

2.鉴别诊断

（1）轻型肺动脉瓣狭窄

本病需与继发孔型房间隔缺损鉴别。肺动脉瓣狭窄胸骨左缘第2肋间杂音较响，肺动脉瓣第二音减弱，X线示肺血管稀少。彩色多普勒超声心动图显示肺动脉瓣口狭窄而无房间隔缺损。右心导管检查右心室与肺动脉间有收缩压差而无心房水平的分流。

（2）原发性肺动脉扩张

肺动脉扩张在肺动脉瓣区有收缩期喷射音，心电图异常，X线显示肺动脉干扩张，但无肺充血，心导管检查无心房水平分流，超声心动图可助确诊。

（3）原发性肺动脉高压

体征及心电图类似房间隔缺损，特别需要与房间隔缺损并发肺动脉高压鉴别。X线均可见右心房、右心室增大，肺动脉及肺动脉干扩张，远端肺动脉变细变小，心电图示右心室肥厚，心导管检查有肺动脉压升高。彩色多普勒超声心动图可直接显示房间隔缺损有无回声中断而确诊。

（4）注意并发心脏畸形的存在

常见的并发畸形包括动脉导管未闭、主动脉缩窄、部分肺静脉异位连接、二尖瓣关闭不全、三尖瓣关闭不全。另外，继发孔型房间隔缺损约1%的患儿可并发二尖瓣狭窄（又称Luternbacher综合征）。应警惕这些并发畸形存在，超声心动图仔细检查均可发现。

（六）自然病程和预后

房间隔缺损患者的自然预后相对是比较好的，只有1%左右患儿在1岁以内出现心力衰竭的表现，仅约0.1%患儿可能因心脏情况恶化在1岁以内死亡。在10岁以内发生明显肺动脉高压（肺血管阻力＞4U/m²）的患者约为5%。但在20岁以后，发生肺血管病变比例明显增高，患者开始出现劳力性心悸气促症状，甚至发展成为艾森门格综合征，而失去手术矫治机会。

合并部分肺静脉异位引流的患儿出现症状早，发生肺动脉高压也早，且较严重。有报道称居住在高原地区的房间隔缺损患儿，肺血管病变出现较早，且严重，约15%的患儿在10岁前即发生严重肺动脉高压。

分流量较小的卵圆孔型房间隔缺损可能在1岁以内自行闭合，有报道称此类缺损1岁以内自行闭合的比例可达20%左右。在1岁以后很少有自行闭合。

（七）治疗

1.手术适应证和禁忌证

（1）适应证

1）房间隔缺损患者有明显右心室容量负荷加重的情况，就应该手术治疗。以往手术治疗的最佳年龄是5岁以内，近年来主张在1～2岁手术治疗，可以避免长期右心室负荷过重导致的不良影响。

2）一些患儿房间隔缺损大，左向右分流量大，伴明显肺动脉高压，出生后反复患感冒、肺炎或心力衰竭，应积极进行药物治疗，控制肺部感染和心力衰竭后，尽早进行手术治疗。但房间隔缺损的患儿很少需要在新生儿期进行手术治疗，建议等到出生2～3个月以后，肺血管阻力从胎儿高阻力状态有所下降以后，进行手术治疗。

3）在成年人发现房间隔缺损，中等量以上左向右分流，即使无明显症状，也应该及时手术治疗。

4）对于卵圆孔未闭的治疗是非常有争议的。一般认为，卵圆孔开放，但卵圆窝处左右两侧房间隔膜组织对合良好，形成功能性闭合者，或缺损较小（<4 mm），分流量小，无症状，可以不进行手术治疗。对于卵圆孔未闭，分流明显，有右心负荷加重情形，或者患者有高凝状态，易发血栓栓塞者，可以考虑行经皮心导管介入封堵。

（2）禁忌证

房间隔缺损患者的手术禁忌证是不可逆的严重肺动脉高压。右心导管检查肺血管阻力明显升高达8～12 U/m²，且不随运动降低，肺循环血量/体循环血量<1.3，为手术禁忌。

（2）术前准备

1）大多数房间隔缺损患者临床症状不明显，诊断明确后，只需按一般心脏直视手术准备。

2）呼吸道感染是婴幼儿期常见的表现之一，术前应给予较好的控制，以利术后顺利康复。

并发肺动脉高压而又未形成手术禁忌者，术前应视病情给予治疗。可口服或静脉滴注血管扩张药物。

3.手术切口

经胸前正中切口纵劈胸骨是常规的和最常用的入路，近年有多种切口被探索和选用，如胸前正中低位部分纵劈胸骨切口、右前外侧经肋间开胸切口、右侧腋下直切口等，这些切口的优点是美容和可能减少患者创伤，但共同的不足是增加建立体外循环的难度和风

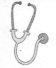

险，或者需要经股动静脉插管建立体外循环，对于一些合并畸形的处理较为困难，有一定的学习曲线和风险。创新技术和方法的探索，应该始终以患者的安全为中心，在熟练掌握常规手术和积累一定经验基础上，谨慎开展。

4.体外循环建立和心肌保护

采用正中切口，剪开心包悬吊后，应先行心外探查。观察心脏大小、形态，各房室大小及比例，主、肺动脉直径及比例，有无异常冠状动脉、肺静脉异位连接和永存左上腔静脉及回流部位。

肺动脉干若能触及粗糙收缩期细震颤，可能提示并发肺动脉瓣狭窄；短暂用手指阻断肺动脉血流，肺动脉干远端仍可触及细震颤时，提示有动脉导管未闭。

肝素化后，先插主动脉灌注管，在婴幼儿房间隔缺损患儿，由于心房水平左向右分流导致主动脉相对较细小，要细心选择合适大小的灌注管。

插管时也要格外注意，以免插管位置不当，或者反复插管时，出血过多，导致低血压，甚至心脏停搏，同时也要防止损伤主动脉后壁。主张上下腔静脉均采用直角管直接分别插管，以利于合并畸形的处置。应该常规放置左心房引流管，既可作为探查肺静脉回流的标志，也防止术中心脏膨胀和肺淤血，利于心肌保护和防止肺部并发症，对于完善心脏排气和防止栓塞并发症也有意义。

开始体外循环后，在升主动脉根部置放心脏麻痹液灌注管，适度降温后，钳闭主动脉，灌注心脏麻痹液心脏停跳保护心肌。房间隔缺损修补可以在不使用心脏麻痹液灌注不阻断主动脉，心脏跳动下进行，可以避免或减轻心肌缺血和再灌注损伤，但要注意防止气栓并发症。

心脏停搏后，做右心房斜切口，牵开切口行心内探查。明确房间隔缺损类型、大小；是否并发肺静脉异位连接；冠状静脉窦位置、大小；三尖瓣关闭不全情况；经三尖瓣口探查有无并发右心室流出道狭窄、室间隔缺损和肺动脉瓣狭窄；经房间隔缺损还可探查是否并发二尖瓣关闭不全、狭窄和三房心等畸形。

5.并发症及防治

继发孔型房间隔缺损和（或）部分肺静脉异位连接术后恢复多较平稳，可按心脏直视手术常规处理，一般很少出现严重并发症。主要并发症有以下几种。

（1）心律失常

以室上性心律失常多见，如房性期前收缩、结性期前收缩、窦性心动过缓或心房纤颤等，多为短暂发作，及时治疗后多能恢复。

（2）急性左心功能不全

继发孔房间隔缺损，尤其是缺损大，左向右分流量大的患者，左心发育相对较差，围术期容量负荷过重，如输血输液过多过快等，均有引发肺水肿可能。术中、术后应适当限

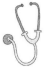

制输血、输液量。对术前有心功能不全，特别是年龄较大的患者，术后应给予强心（地高辛）和正性肌力药物支持，包括多巴胺、多巴酚丁胺微泵输注。

（3）右心功能不全和肺静脉高压

该并发症多见于成年人和手术前即并发有肺动脉高压的患者，术中特别是停止体外循环后和关胸前常规测量肺动脉压并及时处理，对这类患者，即使术后肺动脉压有明显下降，仍应给予适量扩血管药物治疗，重症肺动脉高压的高危患者术后应注意安静，充分给氧，预防肺动脉高压危象的发生。

6.疗效评价

单纯继发孔型房间隔缺损手术疗效良好，且随着外科麻醉、转流技术的进步，手术病死率已降至1%以下。手术死亡原因与年龄、心功能及肺动脉高压程度有关，年龄小于1岁或大于45岁、肺血管阻塞性病变伴肺动脉高压及心力衰竭者是增加手术危险性的主要因素。

二、三尖瓣下移畸形

（一）概述

三尖瓣下移畸形指三尖瓣瓣叶下移至右室腔、发育异常、瓣环扩大、关闭不全和房化右心室形成，也可合并其他心内畸形。是少见的先天性畸形，发病率占先天性心脏病的0.5%～1%。

三尖瓣下移畸形病理解剖变化范围大，严重程度不一，轻者仅有隔瓣轻度下移（以＞0.8 cm/m² 为标准），瓣叶发育好；重者瓣叶下移至右心室流出道，瓣叶黏附着心内膜，或仅有纤维性残迹。轻者基本不影响生活质量和寿命，重者出生后死于新生儿早期。轻者不需要治疗，大部分患者需要根据病变程度采用不同手术方法治疗。

（二）病理生理

1.新生儿早期

新生儿早期由于肺循环阻力高，重症三尖瓣下移畸形患儿，三尖瓣关闭不全，右心室不能将血液射入肺动脉，形成功能性肺动脉闭锁，依赖PDA开放，一旦PDA闭合，则致缺氧、酸中毒、死亡；增大的右心房和房化右心室挤压肺，造成低氧及高肺循环阻力；增大的右心房和房化右心室挤压左心室，影响左心室形态和功能。

以上原因造成低血氧、心力衰竭、酸中毒、死亡。重症三尖瓣下移畸形患儿，如能度过出生后早期阶段，随出生后肺循环阻力的下降，病情可以缓解。

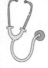

2.婴儿、儿童、成年人

三尖瓣下移畸形导致的主要功能障碍为三尖瓣关闭不全和房化右心室。三尖瓣关闭不全可使右心室容量负荷加重，右心室扩大，瓣环扩大，也会进一步加重三尖瓣关闭不全。房化心室的矛盾运动可使右心室负荷进一步增加，当心房收缩时，房化心室舒张或膨出，使其被动储血，降低了心房的排出血量；当心室收缩时，房化心室也收缩，影响静脉血回流到处于舒张期的右心房内。房化心室的矛盾运动可使右心室负荷进一步增加，最终导致右心室功能不全。再加上右心室发育小，房间隔缺损或卵圆孔未闭，可因心房压力的变化而产生右向左分流导致发绀。

（三）临床表现

1.症状

因畸形程度不等，表现不一，可无症状，或表现为心悸、气短。成年患者易疲劳，可有心律失常或有预激综合征导致心动过速。由于心房水平右向左分流出现发绀，多数为中度发绀。右心功能不全时，出现静脉压升高，肝脏肿大，下肢水肿。

2.体征

可见左前胸隆起，可触及收缩期震颤，听诊可闻及三尖瓣前叶开瓣音，第一心音分裂，第四心音、肺动脉第二心音减弱。

（四）辅助检查

有上述临床表现而疑为本病的患者，须进行下列检查。

1.ECG

可为室上性心动过速、一度房室传导阻滞、完全性右束支传导阻滞、右心室肥厚及预激综合征。

2.X线胸片

肺血少，肺动脉段凹陷，卵圆形心或形如烧瓶，右心房巨大，右心室亦增大，也可变化不大或中度扩大。

3.超声心动图

可以明确诊断。可见三尖瓣隔瓣与后瓣下移和前瓣关闭延迟、EF斜率下降，右心房室扩大，房化右心室矛盾运动。彩色多普勒可证实心房水平分流和三尖瓣关闭不全。

4.右心导管和造影检查

一般不需要。右心房造影可见隔瓣和后瓣下移，右心房巨大，右心房、右心室造影剂排空延迟，肺血管影稀疏和三尖瓣反流，有房缺或卵圆孔未闭，可见心房水平右向左分流征象。

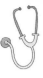

（五）诊断及鉴别诊断

确诊须经超声心动图检查。超声心动图检查不仅可以判断病情的轻重程度，还可以明确合并的心内畸形。

本病须与以下疾病进行鉴别。

（1）先天性三尖瓣反流：超声心动图检查三尖瓣没有移位。

（2）房间隔缺损合并三尖瓣反流三尖瓣没有移位，瓣膜发育正常是鉴别要点。

（六）治疗

1.新生儿早期重症三尖瓣下移畸形抢救性治疗

首先吸入NO，前列腺素持续静脉注射，气管插管，纠正酸中毒，有心力衰竭者用正性肌力药物。若患儿症状改善，随肺循环阻力下降，患儿病情会趋于稳定，则不须急诊手术；若病情不能缓解，不手术难以存活，则急诊手术。手术适应证为：新生儿经上述治疗无效，不能脱离前列腺素，不能脱离呼吸机。

术式有以下两种。

（1）体肺动脉分流术

适用于无右心力衰竭的低血氧患儿。

（2）Starnes手术

适用于低血氧，或低血氧加右心力衰竭患儿。手术包括房间隔切除，三尖瓣带孔心包片闭合，建立体肺动脉分流。

2.婴儿、儿童、成年人的择期手术治疗

（1）手术适应证

患者在婴儿期如果能够存活下来，一般可以维持较长时间，手术可以推迟，直到临床出现右侧心力衰竭，或发绀加重。近年由于手术技术的提高，特别是三尖瓣可成形者多主张及早手术。具体如下。

1）诊断明确，中、重度三尖瓣反流，心功能Ⅱ～Ⅲ级应该考虑手术。

2）症状轻、心脏变化不大者可随诊观察。

3）合并其他心脏畸形同期手术。

（2）手术目的

针对不同病理改变，通过不同手术方法，尽量恢复三尖瓣既无反流又无狭窄的单向阀门功能，同时保持右心室形态、容量和功能，消除房化右心室，将体静脉回流血液泵入肺动脉。

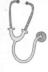

（3）手术方法

1）矫治术：三尖瓣成形效果明显优于瓣膜置换，矫治中应尽量选用三尖瓣成形术。Ebstein畸形三尖瓣成形技术有多种，目前常用以下方法。

水平房化心室折叠三尖瓣成形术：由Danielson首先报道。手术的要点是必须有一个足够大的前瓣叶。

术中将房化心室的游离壁部分折叠，通过三尖瓣环成形以缩小三尖瓣口径及右心房，利用前瓣做三尖瓣的单瓣重建。

如有房间隔缺损，同期缝闭。这种成形手术方法简单，可适用于下移较轻的Ⅰ、Ⅱ型的患者。而对于下移较重Ⅲ、Ⅳ型患者此方法可减小右心室容积，使心室形态改变，甚至影响右冠状动脉血流。三尖瓣成形效果不佳。

垂直房化心室折叠三尖瓣成形术：由Carpentier首先报道，后又经过不断改良。自附着处切下并充分游离下移瓣叶后自附着处至正常瓣环处垂直折叠房化右心室，同时环缩三尖瓣环。后将切下的瓣叶顺时针旋转缝合固定于正常瓣环处，最后用Carpentier环成形三尖瓣环。该方法的优点是保留了右心室的形态和容积，操作相对简单，但该法没有发挥隔瓣的作用，折叠的右心室可导致心律失常，适用于Ⅱ、Ⅲ型的患者。

该方法利用患者自体的三个瓣叶，并恢复解剖瓣环位置，保持右心室的容积和形状，一般不影响冠状动脉脉血流，可能减少术后心律失常的发生，但该方法操作较复杂可用于Ⅱ、Ⅲ、Ⅳ型的患者。

一个半心室矫治术：如果患儿合并固有右心室发育不良，当50%＜RV（右心室容积）＜80%，可行一个半心室矫治术即三尖瓣成形术＋双向Glenn手术。可减轻右心室负荷，减少三尖瓣反流，还保留了右心室一定的功能参与血液循环。该方法适用于Ⅲ、Ⅳ型的患者。

2）三尖瓣置换术：若畸形严重，如隔瓣、后瓣和室间隔融合，腱索和乳头肌附着异常以及前瓣细小，或有多发性穿孔、交界融合、形成狭窄，瓣膜成形后，右心血流受限，或成形失败，则须施行瓣膜置换术。

（七）并发症及防治

1.手术并发症

（1）低心排综合征：与病理解剖尤其固有右心室发育程度、术前心功能状态和术中成形效果、心肌保护不良有关。

（2）心律失常：可发生房室传导阻滞，室上性心动过速。

（3）冠状动脉损伤。

（4）三尖瓣替换引起的并发症。

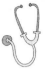

2.术后处理

患者术后应注意减轻右心室负荷。在动脉血压平稳、组织灌注好的情况下，中心静脉压应维持在低水平。尽量在辅助呼吸时不用PEEP，必要时加用强心、利尿药物和控制入量。严密观察心律变化。可酌情静脉使用正性肌力药。

三、动脉导管未闭

（一）概述

动脉导管未闭（patent ductus arteriosus，PDA）是一种常见的先天性心血管畸形，在先天性心脏病中其相对构成比为5%～20%。

动脉导管是连接肺动脉和降主动脉的血管管道，胎儿期肺尚无呼吸作用，故大部分血液不进入肺内，由肺动脉经动脉导管转入主动脉。

其主要功能是将含有氧气和养料的右心室血转运至主动脉，以满足胎儿代谢的需要。出生后随肺部呼吸功能的发展和肺血管的扩张，动脉导管失去其作用而逐渐闭塞。出生后若导管依然开放，即为动脉导管未闭。

动脉导管未闭女性发病多于男性，两者之比为2：1，且多见于儿童和青年。妊娠初期感染病毒的母亲，其子女易患肺动脉口狭窄和动脉导管未闭；柯萨奇B病毒感染的孕妇易产下动脉导管未闭或心室间隔缺损的婴儿。早产尤其体重低于2500 g的婴儿患动脉导管未闭和心室间隔缺损的较多，与没有足够的发育时间有关。高原地区氧分压低，患动脉导管未闭和心房间隔缺损的婴儿较多。近来由于分子生物学的发展，发现越来越多的先天性心脏病有共同基因的缺失。动脉导管未闭呈多基因规律，子女再显风险率为3.4%～4.3%，同胞为2.6%～3.5%。一致性病损占50%。

（二）病理生理

1.左向右分流

在无并发症的动脉导管未闭，由于主动脉压力不论在收缩期或舒张期总比肺动脉高，产生连续的动脉水平的自左向右分流，临床上产生连续性杂音，肺充血。分流量的多少取决于主动脉与肺动脉之间的压力阶差大小、动脉导管的粗细以及肺血管阻力的高低。

2.左心室肥大

由于未闭动脉导管的自左向右分流使肺血流量增加，因而左心房的回血就相应增加，左心室的容量负荷增加，加之左向右分流使体循环血流减少，左心室代偿性地增加作功，从而导致左心室扩大、肥厚，甚至出现衰竭。

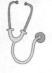

3.右心室肥大

未闭的动脉导管较粗时，分流至肺动脉血量大者可引起肺动脉压增高，最后导致右心室肥厚、扩张，甚至衰竭。

4.双向分流或右向左分流

随着病程的发展，肺动脉压力不断增加，当接近或超过主动脉压力时，即产生双向分流或右向左分流，转变为艾森门格综合征，临床上出现差异性发绀。

5.周围动脉舒张压下降，脉压增宽

这是由于在心脏舒张期，主动脉的血液仍分流入肺动脉，体循环血流量减少所致

（三）临床表现

1.症状

动脉导管未闭导管细、分流量少者，可无症状，常在体检时发现心脏杂音；中等粗的动脉导管未闭，分流量随着出生后数月肺血管阻力下降显著增加，易有感冒或呼吸道感染，发育不良；动脉导管未闭导管粗、分流量大的婴儿可在生后数周发生左侧心力衰竭伴呼吸急促、心动过速和喂养困难。

2.体格检查

在胸骨左缘第2肋间听到响亮粗糙的连续性机器样杂音，向左锁骨下窝或颈部传导，局部可扪及震颤；肺动脉明显高压者则仅可听到收缩期杂音。肺动脉瓣区第二心音亢进。分流量较大者，心尖部还可听到柔和的舒张期杂音。周围血管体征有脉压增宽、洪大，颈部血管搏动增强，四肢动脉可扪及水冲脉和听到枪击音等体征，但随肺动脉压升高，分流量下降而不显著，以致消失。

（四）辅助检查

1.心电图

导管细小分流量小的患者心电图正常或电轴左偏。分流量较大者示左心室高电压或左心室肥大。分流量大者有左心室肥大或左、右心室肥大的改变，部分有左心房肥大。心力衰竭者，多伴心肌劳损改变。

2.胸部X线检查

心影正常或左心房、左心室增大，肺动脉段突出，肺野充血，肺门血管影增粗，搏动增强，可有肺门"舞蹈征"。近50%患者可见主动脉在动脉导管附着处呈局部漏斗状凸起，称为漏斗征。有肺动脉高压时，右心室亦增大，主动脉弓增大，这一特征与室间隔缺损和房间隔缺损不同，有鉴别意义。

3.超声心动图

左心房和左心室内径增宽、近段升主动脉内径增宽，左心房内径／主动脉根部内径＞1.2。多普勒彩色血流显像可见分流的部位、方向、估测分流量大小及缺损的位置。扇形切面显示导管的位置及粗细。

4.右心导管检查

一般不需心导管检查。右心导管可发现肺动脉血氧含量高于右心室。右心室及肺动脉压力正常或不同程度地升高。部分患者血液从未闭的动脉导管由肺动脉进入降主动脉。

5.选择性心血管造影

选择性主动脉造影可见主动脉弓显影的同时肺动脉也显影，有时还可显出未闭的动脉导管和动脉导管附着处的主动脉局部漏斗状膨出，有时也可见近段的升主动脉和主动脉弓扩张而远端的主动脉管径较细。

（五）诊断及鉴别诊断

1.诊断

根据典型的杂音、X线检查、心电图和超声心动图检查，可以相当准确地诊断本病。

2.鉴别诊断

（1）主-肺动脉间隔缺损

连续性机器样杂音更响，位置较低（低-肋间）且向右。超声心动图可见肺总动脉主动脉增宽，其间有缺损。

右心导管检查时心导管由肺动脉进入主动脉的升部，逆行升主动脉造影见升主动脉与肺总动脉同时显影。如发生肺动脉显著高压出现右至左分流而有发绀时，其上、下肢动脉的血氧含量相等，这点与动脉导管未闭也不相同。

（2）主动脉窦瘤破入心腔

杂音同动脉导管未闭相似，但患者多有突然发病的病史，如突然心悸、胸痛、胸闷或胸部不适、感觉左胸出现震颤等，随后有右侧心力衰竭的表现。

（3）室间隔缺损

室间隔缺损伴有主动脉瓣反流，本病杂音多缺乏典型的连续性，心电图和X线检查显示明显的左心室肥大，超声心动图和右心导管检查可助鉴别。

（4）其他

如冠状动静脉瘘、左上叶肺动静脉瘘、左前胸壁的动静脉瘘、左颈根部的颈静脉营营音等左前胸部类似连续性机器样杂音，超声等有助于鉴别。

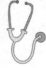

（六）治疗

1.外科治疗

宜在学龄前选择手术结扎或切断导管即可治愈。如分流量大症状重者可于任何年龄手术。成年以后动脉逐渐硬化脆弱，动脉导管未闭手术危险性增大。即使肺动脉压力升高，只要仍由左向右分流，也应施行手术，以防发展成为逆向分流，失去手术机会。并发细菌性心内膜炎者，最好在抗生素控制感染2个月后施行动脉导管未闭手术。

气管插管麻醉，置患者右侧卧位，行后外侧开胸切口，经第4肋间进胸。在肺动脉干扪及震颤即可证实诊断。于迷走神经后方或与膈神经之间切开纵隔胸膜，充分显露降主动脉上段和导管的前壁，再将导管上下缘和背侧的疏松组织分离。如导管粗短，最好先游离与导管相连的降主动脉。注意保护喉返神经。

2.介入性治疗

介入性治疗是用非手术法，经导管送入微型弹簧伞或蘑菇伞堵住动脉导管。近年来有人经皮穿刺股动脉和股静脉，分别插入导管至降主动脉上端和肺动脉，而引入细条钢丝。然后将一塑料塞子塞入股动脉（Porstmann法）或股静脉（Rashkind法），由心导管顶端沿钢丝顶入动脉导管将其堵塞。这种不剖胸堵塞法对细小导管的闭合，有很高的成功率。

（七）预后

预后具体视分流量大小而定，分流量小者预后好，许多患者并无症状且有些寿命如常人。但分流量大者可发生心力衰竭，有发生右至左分流者预后均差。接受手术者一般均较好，手术病死率低于0.5%，几乎无并发症。个别患者肺动脉或动脉导管破裂出血可迅速死亡。

第三节　胸外科疾病

一、肋骨骨折

肋骨骨折无论战时或平时都比较常见。在战时有40%～60%的胸部伤患者伴有肋骨骨折。在胸部闭合性创伤中约占85%。在平时肋骨骨折常发生于中年人和老年人，很少见于儿童，这与骨质疏松、脆性随年龄增长而增加有关；已有恶性肿瘤转移灶的肋骨，也容易发生病理性骨折。另外，随着车祸的增多，导致肋骨骨折的发病率较高。

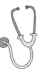

（一）病因

直接或间接暴力是肋骨骨折的主要致伤原因，如钝物打击、摔倒、坠落和撞击，车祸挤压胸部，以及子弹、弹片打击均可引起肋骨骨折。直接暴力作用于胸壁时，肋骨的骨折端向内移动，易刺破胸壁及脏层胸膜，使空气进入胸膜腔或皮下，产生气胸，如刺破血管则可产生血胸或血气胸；间接暴力如挤压或坠落伤，使胸廓前后方向受挤压，压力则传递到胸骨中部使其发生骨折，骨折端常向外移位。肋骨骨折以第4～7肋骨最容易发生，因其前后固定，长而薄，又暴露最广。第1～3肋骨粗短，且有上肢带骨、锁骨和肩胛骨保护，不易发生骨折；一旦骨折说明致伤暴力巨大，常合并锁骨、肩胛骨骨折和颈部、腋部血管神经损伤。第8～10肋骨前端肋软骨形成肋弓与胸骨相连，第11～12肋骨前端游离，弹性都较大，故不常发生骨折；若发生骨折，应警惕腹内脏器和膈肌同时受损伤。

根据肋骨骨折的数目、程度及病理生理的改变，临床上分为单纯性肋骨骨折和多根多处肋骨骨折（包括连枷胸）。

1.单纯肋骨骨折

一般指单根单处或多根单处肋骨骨折。它对呼吸功能的影响与骨折累及范围及胸内合并损伤的严重程度有关。如第1～2肋骨骨折，常合并锁骨骨折，应注意有无颈部血管神经伤，下胸部肋骨骨折，应注意有无腹内脏器损伤。

2.多根多处肋骨骨折

1根肋骨同时有2处或2处以上的骨折，称为多处骨折。如3根以上相邻的肋骨有多处骨折，或者多根肋骨骨折的同时又有肋骨与肋软骨交界分离时；或多根肋骨骨折合并胸骨骨折时，将使局部胸壁失去支撑而软化，出现反常呼吸运动，即吸气时软化区胸壁内陷，呼气时外突，又称为"连枷胸"。一般表现有以下两种类型。

（1）前壁型

前壁型表现为胸骨旁肋软骨部的多发骨折，可同时伴有胸骨骨折。

（2）侧壁型

浮动胸壁区发生在胸壁的前外侧或后外侧部位，是临床上最常见的类型。

（二）病理生理

单纯肋骨骨折主要为肋骨骨折断端可刺激肋间神经产生局部疼痛，在深呼吸、咳嗽或转动体位时加剧。胸痛使呼吸变浅、咳嗽无力，呼吸道分泌物增多、潴留，易导致肺不张和肺部感染。

多根多处肋骨骨折造成的连枷胸则可引起反常呼吸运动，表现为吸气时，胸廓扩张肋骨抬举，胸腔内负压增加，软化的浮动胸壁向内凹陷。呼气时，肋骨下降，胸廓缩小，胸

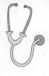

内负压减小，用力呼气时甚至可形成正压，软化的胸壁回复原位或向外凸出，与正常呼吸运动呈相反的运动。反常呼吸运动的严重程度是由吸气和呼气的深度决定的，在伤后早期24 h内往往由于胸壁疼痛、肌肉痉挛、肺顺应性相对正常而不明显，当胸壁肌肉松弛、呼吸运动加大时而越来越明显。反常呼吸运动使有效肺通气减少，气体交换率减低，同时使两侧胸膜腔内压力失去平衡，纵隔随呼吸运动来回摆动，使下腔静脉不同程度扭曲而影响静脉血向心回流，加重呼吸、循环功能紊乱。连枷胸造成的这些病理生理变化和连枷胸面积的大小及连枷胸形成后呼吸道分泌物潴留，小气道阻塞造成的呼吸道阻力升高有密切关系，呼吸作功越大，反常呼吸越严重。

连枷胸常合并肺挫伤是另一个重要的病理生理改变，据报道几乎所有连枷胸患者均有肺挫伤，表现为浮动胸壁下的肺组织伴有不同程度的血浆和细胞成分进入肺间质，肺泡毛细血管损伤，间质及肺组织内有血液浸润和间质水肿。近年来研究表明，肺挫伤后磷脂酶A2被激活、升高，它可直接分解破坏肺毛细血管内皮基底膜、Ⅰ型肺泡上皮细胞及肺表面活性物质，增加血管通透性，造成肺水肿。重者肺实变，使肺顺应性降低，呼吸道阻力增加，弥散功能减退，肺内动静脉分流明显增加，引起全身低氧血症和二氧化碳潴留。

胸部创伤后，呼吸道分泌物增加，肺泡内出血。肋骨骨折引起的胸痛使患者不敢深呼吸和咳嗽，呼吸浅快，在大面积的胸壁软化时，反常呼吸运动更使呼吸受限，咳嗽无力，肺活量和功能残气量（FRC）减少，肺顺应性和潮气量降低，如不及时治疗易发生急性呼吸窘迫综合征（ARDS）或不同程度的肺不张、肺部感染。

（三）临床表现

肋骨骨折的主要表现为胸壁疼痛，尤其是在深呼吸、咳嗽时加重，骨折刺破胸膜和肺组织可发生气胸、血胸、皮下气肿，患者有时咯血，体检时受伤部位有明显的局部压痛，称直接压痛；挤压前后胸时，骨折处出现剧痛称间接压痛。浮动胸壁区可见胸廓反常呼吸运动，患者呼吸困难。若累及胸廓范围较大，则可严重影响呼吸循环功能。

（四）诊断

根据受伤史及上述临床表现肋骨骨折不难诊断，但重要的是合并伤的诊断。胸部X线和X线肋骨数字双能减影检查对肋骨骨折可做出明确诊断，同时发现合并的血气胸，尤其是深曝光片对骨折的显示有利。CT扫描对肺挫伤的存在和挫伤的严重程度及范围大小有特殊诊断价值，常发现肺内血肿和肺撕裂伤。如果仍怀疑骨折，但是X线片未能确定，或者不能明确肋骨骨折的具体骨折形式，需要有三维构象，可行肋骨3D-CT检查，明确诊断和骨折后改变。

动脉血气分析对了解病情的严重程度有帮助，对患者的呼吸循环功能的监测及决定治疗方针均有重要的参考价值。

（五）治疗

1.镇痛

充分镇痛有利于连枷胸患者咳嗽、排痰，保持呼吸道通畅，预防肺功能不全。镇痛方法包括药物镇痛、肋间神经封闭、骨折痛点封闭及骨折固定等。其中以用1%普鲁卡因或0.5%布比卡因做骨折痛点或肋间神经封闭效果最佳。也可采用持续硬膜外麻醉治疗严重多根多处肋骨骨折，但必须有监测呼吸状态的条件及做气管内插管或器官切开人工呼吸的准备。现在还可以使用静脉或硬膜外途径的患者自控镇痛装置，既安全，镇痛效果也好。

保持呼吸道通畅极为重要，必要时行鼻导管插管，气管内吸痰或气管切开术。对严重胸部挤压伤者，气管切开可减少呼气时的阻力，改善反常呼吸，减少呼吸道无效腔，利于呼吸道管理。

2.固定浮动胸壁纠正反常呼吸

（1）胸带固定法

采用半环状胶布固定是以往常用的方法，但镇痛效果不理想，常易发生皮肤水泡，且限制呼吸运动，基本废弃使用，现主张仅用于暂时性急救后送。闭合性多根单处肋骨骨折或多根多处肋骨骨折胸壁反常呼吸运动范围局限者，可采用多带条胸带或弹性绷带，在呼气末由下至上包扎固定胸廓。对小面积的连枷胸患者亦可采用尼龙搭钩弹性胸带包扎，使用方便，患者感觉舒适。

（2）巾钳牵引固定法

用毛巾钳夹住浮动胸壁中心部的肋骨，加重力牵引，牵引重量为2 ~ 3 kg，牵引2周左右。其缺点为患者必须卧床，不能活动。

（3）胸壁牵引固定板架外固定法

用不锈钢丝穿越受伤肋骨，并将钢丝固定在一块与胸壁相称的多孔有机玻璃板或塑料板或特制的牵引支架上，呼气时，固定板挡住浮动胸壁，吸气时，被固定在固定板上，不会下陷，从而纠正反常呼吸。但对面积较大的连枷胸患者这种外固定治疗均不能达到完全纠正的目的。目前有采用电视胸腔镜下（VATS）行浮动胸壁牵引外固定术的报道，此法固定确实，外形及功能恢复较好。

（4）Judet固定架肋骨固定术

该手术操作简单，效果甚佳，特别是对斜形肋骨骨折的固定牢固，是一种比较理想的固定方法。Judet固定架是由不锈钢或者钛合金材料制成，手术时用专用钳固定。最好在受伤后3d内施行，固定作用牢靠，一般不需要再次手术取出。

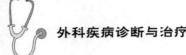

（5）手术固定法

近年来此种固定法受到较多学者推荐，采用开放手术固定肋骨。除剖胸探查的患者在剖胸手术的同时固定骨折之肋骨外，对大面积的连枷胸患者也是一种有效的治疗手段，可使患者早期下床活动，减轻痛苦，提高潮气量，恢复胸廓容量，并降低肺部感染的发生率，缩短住院时间。手术方法：如用金属条插入胸骨后，固定多发性胸骨旁软骨骨折所致的前壁型连枷胸伤员，效果满意。对局限性的胸外侧部肋骨骨折可以选用钢板螺丝钉及抱合器固定，现不太主张用克氏针或钢丝固定法。

（6）控制性机械通气（呼吸机内固定）法

在气管内插管或气管切开后，插入带气囊导管，连接人工呼吸器行控制性辅助通气，从胸内纠正反常呼吸，称"内固定法"，适用于双侧反常呼吸伴严重肺挫伤，呼吸明显窘迫，低氧血症。连枷胸患者出现明显的呼吸困难，呼吸频率＞35次/分钟或＜8次/分钟，$SpO_2 < 90\%$ 或 $PaO_2 < 60$ mmHg，$PaCO_2 > 55$ mmHg，应气管内插管机械通气支持呼吸。合并血气胸者应先做闭式引流，应注意张力性气胸、气管损伤等并发症发生，一旦血气分析基本恢复正常，逐渐使用人工呼吸器。

"内固定"法治疗连枷胸在20世纪60年代中期曾得到广泛应用，但由于人工机械通气带来的并发症如院内严重感染等发生率高，病死率增加，费用多，目前主张严格掌握其适应证。对低氧血症、呼吸窘迫；伴有休克及颅脑外伤；呼吸道阻塞者是机械通气的适应证。而单纯为纠正反常呼吸运动则不是机械通气适应证。

（7）开放性肋骨骨折

开放性肋骨骨折的胸壁伤口需要彻底清创，固定肋骨断端。如胸膜已破，需要放置胸腔闭式引流管。手术后应用抗生素预防感染。

二、创伤性气胸

胸膜腔内积气称为气胸。气胸的形成多由于肺组织、气管、支气管、食管破裂，空气逸入胸膜腔，或因胸壁伤口穿破胸膜腔，胸膜腔与外界相通，外界空气进入所致。根据引起气胸的原因分类，可分为创伤性、医源性、继发性以及自发性气胸；根据胸膜腔压力情况，可分为闭合性、开放性和张力性气胸；根据胸膜腔内情况不同，游离胸膜腔内积气一般位于不同体位时的胸腔上部，当胸膜腔因炎症、手术等原因发生粘连，胸膜腔积气则会局限于某些区域，出现局限性气胸。

（一）闭合性气胸

1.病因

闭合性气胸多见于胸部闭合伤，空气经肺裂伤的破口或胸壁小的窗口进入胸膜腔，由于破口迅速闭合，气体不再增多，胸膜腔的压力仍然低于大气压。

2.病理生理

小量气胸多无呼吸困难，大量气胸可引起肺萎陷，除因呼吸面积减少外，急发期由于萎陷肺组织的无效灌流，引起等效于右到左的分流，也是造成患者缺氧的重要原因；但由于萎陷肺内血管阻力增加，血流也明显减少，如健侧肺功能基本正常，所造成的缺氧仍可代偿。

3.临床表现及诊断

患者的临床表现主要取决于肺受压萎陷的程度及患者伤前肺功能的情况。小量气胸指肺萎陷在30%以下，患者可无明显的呼吸和循环功能障碍。左侧少量气胸，有时可在左心缘处听到特殊的破裂音，破裂音与心搏频率一致，左侧卧位呼气时听得更明显，明显时患者自己也能觉察到，称Hamman征。中量气胸指肺萎陷在30%～50%，超过50%则为大量气胸。中量或大量气胸最常出现的症状是胸痛及气急，检查时气管微向健侧偏移，伤侧胸部叩诊呈鼓音，呼吸音明显减弱或消失。少数患者可出现皮下气肿。X线胸部检查是诊断闭合性气胸的重要手段。中量或大量气胸诊断多无困难，但小量气胸容易漏诊，若伤情允许，行胸部X线检查，更能显示气胸的程度，若病情较为复杂，建议行胸部CT检查。注意气胸的量，亦有学者认为少量为肺萎陷＜20%，大量气胸为肺萎陷超过60%，具体处置要根据患者具体情况决定。

4.治疗

小量闭合性气胸一般无须特殊治疗，胸膜腔内气体可逐渐吸收，萎陷肺随之复张。对中量及大量闭合性气胸应特别注意，随时警惕张力性气胸的发生，对这种患者采取胸膜腔穿刺治疗或放置闭式引流。胸腔闭式引流的适应证如下：①中、大量气胸，开放性气胸，张力性气胸；②胸腔穿刺术治疗下肺无法复张者；③需使用机械通气或人工通气的气胸或血气胸者；④拔除胸腔引流管后气胸或血胸复发者；⑤剖胸手术。

肺复张后可能发生患侧的急性肺水肿。其发生机制可能由于肺长时间受压萎陷、缺氧等使得萎陷肺泡壁的渗透性改变，肺泡表面活性物质减少，引流时迅速形成的胸腔负压可使患侧肺毛细血管压力增高，血流增加，从而促使发生肺水肿，这种情况多见于自发性气胸，而创伤性气胸罕见，但仍应注意，如遇到这种情况，可按急性肺水肿处理，必要时可行呼气末正压通气（PEEP）治疗。

（二）开放性气胸

1.病因

开放性气胸由枪弹、爆炸物或锐器造成的胸壁缺损，使胸膜腔与外界大气相通，空气可随呼吸自由进入胸膜腔，遂引起一系列严重的病理生理变化，使患者的呼吸与循环功能

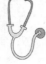

迅速发生严重紊乱。

2.病理生理

（1）胸膜腔负压消失、肺受压萎陷，使呼吸面积减少，于吸气时空气从胸壁伤口进入胸腔，更加重肺受压萎缩。由于两侧胸膜腔压力不平衡，使纵隔推向健侧，健侧肺也受到一定压缩，严重影响通气功能。呼、吸气时，两侧胸膜腔压力不均衡并出现周期变化，使纵隔在吸气时移向健侧，呼气时移向伤侧，称为纵隔摆动。纵隔摆动和移动会影响腔静脉回心血流，引起循环障碍。

（2）纵隔摆动刺激隔和肺门神经丛，可加重或引起休克。

（3）残气的对流（亦称气摆动），加重了缺氧。吸气时将伤侧肺内的残气亦吸入健侧肺内，呼气时健肺从气管排出部分残气的同时，也有不少残气被送入伤侧肺内，造成残气在两肺间来回流动。这部分残气二氧化碳含量高，影响气体交换，加重了缺氧。

（4）由于胸膜腔失去正常负压，以及因纵隔摆动引起心脏大血管时而移位，影响静脉血回流，可导致循环功能紊乱。

（5）通过胸壁创口，使大量体液及体温散失，还可通过创口带入大量细菌，加之受伤时可能有异物残留，都有增加感染的机会，容易并发感染。

3.临床表现及诊断

患者表现有烦躁不安、严重呼吸困难、脉搏细弱而频数，血压下降等。检查时可见胸壁创口通向胸腔，可听到空气随呼吸进出创口引起的"嘶—嘶"声，伤侧胸壁可见伴有气体进出胸腔发出吸吮样声音的伤口，称为胸部吸吮伤口，伤侧呼吸音消失或减低，并可听到纵隔摆动声。

4.治疗

开发性气胸一经发现，必须实施如下紧急处理。

（1）立即封闭创口，使开放性气胸变成闭合性气胸。在患者转运途中，应密切注意包扎是否严密，敷料有无松动及脱滑，并时刻警惕张力性气胸发生。

（2）氧气吸入。

（3）纠正休克。立即给予补液及输血，在呼吸循环功能紊乱尚未得到纠正或稳定之前揭开敷料检查创口是危险的。

（4）清创缝合。若无其他需要紧急手术适应证，清创手术应待患者全身情况得到改善后在气管内插管麻醉下施行。若疑有胸腔内脏器严重损伤或进行性出血，则需开胸探查。清创术后应放置闭式引流，鼓励患者咳嗽排痰及早期活动，促使肺及早复张。

（5）应用抗生素防治感染。

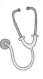

（三）张力性气胸

1.病因

张力性气胸，闭合性或穿透性胸部损伤均可引起张力性气胸。由于肺损伤、支气管或食管破裂，创口呈单向活瓣，与胸膜腔相交通，胸膜腔压力逐渐增高，压迫肺和纵隔，迅速引起呼吸和循环功能紊乱，若未及时诊断和处理，可很快导致患者死亡。

2.病理生理

张力性气胸系因损伤肺组织形成一单向活瓣，当吸气时空气推开活瓣进入胸腔。呼气时活瓣闭合，因而随呼吸使空气源源不断进入胸腔，胸腔内压力不断增高，高度压缩肺组织，并将纵隔推向健侧，使健侧肺亦受挤压，呼吸通气面积减少，但血流仍灌注不张的肺泡所产生的分流，可引起严重呼吸功能障碍，低氧血症。另外，纵隔移位使心脏大血管扭曲及胸内高压，使回心静脉血流受阻，心排出量减少，将迅速导致呼吸与循环功能衰竭。

高于大气压的胸内压，驱使气体经支气管、气管周围疏松结缔组织或壁层胸膜裂伤处，进入纵隔或胸壁软组织，形成纵隔气肿或面、颈、胸部的皮下气肿。

3.临床表现及诊断

患者躁动不安、大汗淋漓、高度呼吸困难、发绀，所有胸颈呼吸肌均参与剧烈动作，脉快而细弱，血压下降，并常伴有纵隔及皮下气肿。若胸壁有创口，吸气时可听到吸吮声。

检查时可见伤侧胸壁饱满，肋间隙变平，胸廓活动幅度明显减低，气管显著向健侧偏移。叩伤侧胸部呈鼓音，呼吸音消失。胸腔穿刺测压，腔内压力正压，有高压气体排出，应当注意对张力性气胸千万不可因要求X线检查耽误抢救时间而致不良后果

4.治疗

张力性气胸的病情发展迅速，如救治不及时，可迅速因呼吸、循环衰竭而死亡。如及时正确处理，可使患者迅速转危为安。

（1）急救

在紧急情况下可在第2肋间或第3肋间用粗针穿入排气减压。然后将穿刺针用消毒乳胶管连接于水封瓶。如系胸部创口引起的张力性气胸，创口应立即封闭包扎及固定，再行穿刺排气等处理。

（2）闭式引流

患者经急救处理，一般情况有所改善。若张力性气胸仍不能控制，应于局部麻醉下在锁骨中线第2肋间隙或第3肋间隙行胸腔闭式引流，漏气停止及肺充分膨胀后24～48 h即可拔管。

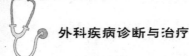

若胸腔闭式引流有重度漏气，呼吸困难改善不显著，肺未能复张，疑有严重的肺裂伤或支气管断裂时，应行开胸探查，修复漏气的破裂口。

三、创伤性血胸

（一）病因

1.心脏或大血管出血

心脏或大血管出血包括主动脉及其分支，上、下腔静脉和肺动脉、静脉出血。量多而猛，大多数患者死于现场，仅少数得以后送救治。

2.胸壁血管出血

胸壁血管出血多来自肋间动脉、静脉和胸廓内动脉、静脉，因其来源于体循环，压力较高，出血常为持续性，不易自然停止，往往需开胸手术止血。

3.肺组织破裂出血

肺组织破裂出血，因肺动脉压明显低于体循环压，而且受压萎陷的肺血管通过的循环血量比正常时明显减少，因而，肺实质破裂出血可在短期内自然停止。需行开胸者不多。

（二）病理生理及临床表现

血胸按胸膜腔积血的多少、速度和个人体质的不同，而引起不同的病理生理变化及临床表现。

1.少量血胸

少量血胸指胸腔积血量在500 mL以下，X线胸片可见肋膈角变钝，液面不超过膈顶，临床多无内出血的症状和体征。

2.中量血胸

中量血胸指胸腔积血在500～1000 mL，X线胸片见积液达肺门平面，由于失血引起的血容量减少，心排出量减低，患者可有内出血的症状，面色苍白，呼吸困难，脉细而弱，血压下降，检查发现伤侧呼吸运动减弱，下胸部叩诊呈浊音，呼吸音明显减弱。

3.大量血胸

大量血胸指胸腔积血量在1000 mL以上，X线胸片可见胸腔积液超过肺门平面，除因大量失血引起血容量迅速减少，产生失血性休克外，尚因大量积血压迫肺使肺萎陷而引起呼吸、循环功能障碍，患者有较严重的呼吸与循环功能紊乱表现，检查可见伤侧呼吸运动减弱，肋间隙变平，气管往健侧移位，呼吸音明显减弱或消失。

血液积聚于胸腔，易于细菌生长繁殖，特别是穿透伤或有异物存留者，如不及时排除积血，则可导致脓胸发生。此外，一般血液流入胸膜腔内，由于膈肌、心脏、肺组织的运

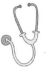

动而起着去纤维蛋白作用，经3～5h，胸内积血的纤维蛋白可被脱出而失去凝固性，但如果出血较快而且较多，去纤维蛋白作用不完全，则血液可发生凝固称为凝固性血胸。持续大量出血所致胸膜腔积血称为进行性血胸；少数伤员因肋骨断端活动刺破肋间血管或血管破裂处血凝块脱落，发生延迟出现的胸腔内积血，称为迟发性血胸。

（三）临床表现及诊断

开放性或闭合性胸部创伤患者，如果出现呼吸循环功能障碍和内出血表现，应考虑血胸的可能。在开放性胸伤，尚可见到有血液随呼吸自创口涌出。X线胸部检查可见伤侧有积液阴影，纵隔向对侧移位。

血气胸时可见液平面，肺萎陷更为清楚。超声波检查可显示胸膜腔积液或液平段征象，对判断积血量的多少，穿刺部位的选择均有帮助。若胸腔经穿刺抽出积血即可确诊血胸，但对凝固性血胸则不易抽出，或抽出的量很少。

1.继续出血征象

对于早期出血的患者，除明确血胸的诊断外，还必须判明胸腔内出血是否停止或仍在继续，有下列情况应考虑到出血仍在继续。其中前3条提示存在进行性血胸。

（1）脉搏加速、血压下降，经输血、补液等抗休克措施不见好转，或情况暂时好转不久又恶化。

（2）血红蛋白和红细胞进行性持续下降，或虽经补充血容量血压仍不稳定。

（3）放置胸腔闭式引流，每小时引流量超过200 mL，持续3 h以上。

（4）胸膜腔穿刺抽出的血液很快凝固，提示仍有继续活动性出血。若抽出血液不凝固，至少可认为在8 h内已无活动性出血。

（5）胸腔穿刺抽出胸内积血后，很快又见积血增多。

（6）流出血液色鲜红、温度较高、其血红蛋白测定及红细胞计数与周围血相似；或24 h引流量超过1000 mL。

2.血胸感染征象

胸腔内积血可引中等体温增高及白细胞增多，需与血胸是否感染鉴别。血胸若发生感染表现如下。

（1）畏寒、高热、白细胞明显增多，并伴有其他全身中毒症状。

（2）将胸膜腔抽出液1 mL，放于试管内，加蒸馏水5 mL（自来水亦可），混合后放置3 min，如果溶液为淡红色而透明，表示抽出液无感染，如果呈混浊或出现絮状物，则多已感染。

（3）将抽出之血涂片检查红细胞、白细胞之比例，正常情况红细胞、白细胞之比为500：1，有感染时白细胞数量增多，红细胞、白细胞之比达100：1，即可定为已有

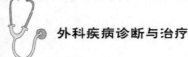

感染。

（4）将抽出的积血进行涂片及细菌培养，并做抗菌药物敏感试验，为选择抗生素做参考。

3.迟发性血胸

无论是闭合性或开放性胸部创伤，都应警惕迟发性血胸的发生，这类患者于伤后并无血胸表现，但数月后证实有血胸，甚至大量血胸存在。其原因可能因肋骨骨折断端活动时刺破肋间血管，或已封闭的血管破口处凝血块脱落引起，亦可能与肺挫裂伤、胸壁小血管损伤等因素有关。因此，在胸部创伤后3周内应重复多次行胸部X线检查。

（四）治疗

血胸的治疗主要是防治休克；对活动性出血进行止血；及早清除胸膜腔内积血，防治感染，以及处理血胸引起的并发症。

1.出血已停止的血胸

出血已停止的血胸主要采取胸膜穿刺，抽出胸腔内的积血，使肺及时复张。穿刺后可在胸内注入抗生素以防治感染。对中等量以上的血胸，现多主张采用闭式引流。其优点是使血及气体尽快排出，肺及时复张，并有监测是否有漏气及继续出血的作用。而且积血所致的胸腔感染也明显减少。

2.活动性出血

已明确的活动性出血，应在输血、输液及抗休克治疗下，及时进行开胸探查，清除胸腔内积血和进行止血。

3.凝固性血胸

应待患者情况稳定后，争取早期手术，一般为2周左右，此时手术比较简单，做较小的开胸切口，清除凝血块及附着于肺表面之纤维蛋白膜；若为纤维胸亦应争取早期剥除纤维膜。术后放置闭式引流，必要时还以负压吸引，嘱患者吹气球，促使肺及早膨胀。

4.感染性血胸

若血胸已继发感染，会发展为脓血胸甚至脓胸，应及时放置闭式引流排除积脓。

如果发现脓胸粘连形成多房性，或凝固性血胸，纤维胸发生感染，应早期行开胸手术，清除脓性纤维素膜及肺皮层剥离。采用经肋床切口或粗管闭式引流或用冲洗引流管冲洗引流，使肺及早膨胀。

第四章　肝脏疾病

第一节　肝硬化和肝纤维化

肝纤维化是指肝脏内弥散性纤维结缔组织沉积，是对炎症坏死等组织损伤的修复反应。从现代生物化学角度来看，肝纤维化是肝脏细胞外基质（ECM）（主要包括各种胶原，非胶原糖蛋白、蛋白多糖）合成增加和（或）降解减少所导致的ECM过度沉积；从细胞生物学角度来看，肝纤维化是产生胶原的肝脏间质细胞（主要是肝脏星形细胞）被激活从而发生增生并合成、分泌大量ECM的结果；从分子生物学角度来看，肝纤维化是各种细胞因子所导致的基因表达调节异常，即ECM基因表达增强、降解ECM的酶类基因表达下降。

肝硬化的形态学定义为弥散性肝脏纤维化伴有异常结节形成。仅有弥散性肝纤维化而无结节形成（如先天性肝纤维化），或仅有结节形成而无纤维化（如结节性再生性增生）均不能称为肝硬化。肝硬化的基本发病机制是各种病因引起的持续性或反复性肝实质弥散性炎症坏死，再生及纤维结缔组织增生。从临床角度来看，肝硬化是指上述肝脏组织病理学改变所导致的肝衰竭（血清蛋白降低，胆碱酯酶活力降低，胆红素升高，凝血酶原时间延长等）和门脉高压症（食管胃底静脉曲张及破裂出血，腹腔积液、自发性细菌性腹膜炎及肝肾综合征，肝性脑病等）等表现。在病理学上，慢性炎症坏死首先导致肝脏纤维结缔组织增生和沉积（纤维化），继而导致肝小叶结构的破坏和假小叶形成，最终发展为肝硬化。实际由肝纤维化向肝硬化的发展是一个连续的动态过程，在临床上无法将两者截然分开。

一、肝纤维化和肝硬化的病因

肝纤维化和硬化的病因种类繁多，其相对重要性在世界各地有所不同。美国，欧洲以酒精性肝硬化为多见，亚洲、非洲则以肝炎肝硬化为多见。我国肝硬化的病因仍主要为慢性乙型肝炎（HBsAg阳性率40% ~ 80%），近年慢性丙型肝炎引起的肝硬化也较常见（在HBsAg阴性的肝硬化患者中抗HCV阳性率为10% ~ 20%）。但随着对血源的严格管理，输血后丙型肝炎已明显减少，因此预计慢性丙型肝炎所引起的肝硬化也将会逐渐减少。20

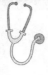 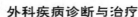

世纪中期我国长江流域曾有血吸虫病流行，有报道南方地区血吸虫病引起的肝硬化占肝硬化总数的14%～36.3%，但现在已经明显减少。随着我国民众生活水平的提高和行为方式的改变，酒精所引起的肝硬化可能会有明显增加。另外，由于认识水平的提高和诊断技术的进步，临床所发现的自身免疫性肝炎、原发性胆汁性肝硬化及遗传代谢性疾病（如肝豆状核变性）所引起的肝硬化也会逐渐增多。值得提出的是，有研究发现一些过去称之为"隐源性肝硬化"的病例很可能是由非酒精性脂肪性肝炎发展而来的。

二、肝硬化的病理形态学分类

（一）肝纤维化

肝纤维化是指肝脏内弥散性的纤维结缔组织沉积，它是肝脏ECM（主要包括各种胶原，非胶原糖蛋白，蛋白多糖）合成增加和（或）降解减少的综合结果。近年的研究结果表明肝脏星形细胞是产生肝脏ECM的主要细胞，而肝星形细胞的激活是肝纤维化发生机制的中心环节。肝星形细胞的激活过程非常复杂，有多种细胞及因子参与，Friedman将其分为起始和扩展两个阶段。

1.起始阶段

当肝实质受损伤时，肝细胞，内皮细胞、库普弗细胞及血小板均可通过旁分泌作用激活星形细胞。这些细胞所释放血小板衍生生长因子、血管内皮生长因子、碱性成纤维细胞生长因子，β转化生长因子、胰岛素样生长因子和内皮素等通过相应的细胞内信号传导通路，活化一系列核转录因子如c-myc，STAT-1等。而间质的损伤则破坏了血窦内皮下的功能性基膜（Ⅳ型胶原，层连蛋白及硫酸乙酰肝素），同时大量纤维性胶原（Ⅰ、Ⅲ、Ⅴ型）沉积在Disse腔隙形成致密的基膜，导致肝窦毛细血管化，这不仅可促进星形细胞的激活；也进一步加重肝细胞与血液之间的物质交换障碍。

2.扩展阶段

经过激活的起始阶段，在正常状态下"静止"的肝星形细胞获得了一系列新的表型：增生性、收缩性，趋化性、纤维增生、纤维降解，视黄酸类丢失，释放细胞因子等。这种已被激活的星形细胞即称为肌成纤维细胞样细胞，它们不仅继续受旁分泌途径的调控，而且能够通过自分泌效应维持和扩展其激活状态。其结果是肝脏星形细胞大量增生，活化，并产生大量ECM，而对ECM的降解相对或绝对不足，最终导致纤维化。

（二）肝实质细胞凋亡／坏死

慢性（持续或反复的）肝实质细胞的凋亡/炎症坏死是引起肝硬化的基本条件。急性重型肝炎（在我国称为急性重型肝炎）或服用过量对乙酰氨基酚（扑热息痛）可导致肝细

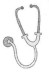

胞大面积坏死而发生所谓暴发性肝衰竭，其病死率极高，但幸存者的肝脏可以完全恢复正常而并不发生肝硬化。各种病因引起的肝细胞坏死的机制亦不尽相同。

大量酗酒时，酒精及其代谢产物乙醛引起的氧化还原状态改变、自由基损伤及脂质过氧化作用可导致肝细胞的结构受损及代谢和功能的改变。一些遗传代谢性疾病如遗传性血色病、肝豆状核变性（Wilson病）引起肝细胞损伤的机制与铁或铜离子促进自由基的产生有关。不论通过何种途径或机制，细胞死亡的发展过程中有两种细胞内机制起重要作用，即氧化应激作用和钙离子稳定性的改变。氧自由基可攻击核酸、蛋白质、脂类和糖类等细胞膜成分，导致质膜发生脂质过氧化从而引起其通透性改变，进而导致钙内流使细胞内钙浓度上升，通过一系列细胞内事件最终导致细胞死亡。

以上各种病因和途径所致慢性炎症坏死的过程中常释放各种细胞因子，从而进一步引起肝细胞的再生及纤维增生，形成硬化结节。而结节性再生和纤维增生又可因压迫或牵张血管造成周围肝细胞进一步缺血坏死，如此形成恶性循环。可见，肝细胞炎症坏死既是肝硬化发生发展的启动因素，又是向前进展的推动因素。

（三）肝细胞再生

肝细胞再生是对肝实质减少的一种代偿性增生，各种病因所致的大量肝细胞坏死/凋亡或部分肝切除均可引起再生。急性肝损伤时，肝实质细胞及间质细胞（内皮细胞、星形细胞、库普弗细胞）经历多轮DNA合成和细胞分裂增生，一旦缺失的肝实质容量得到恢复即停止，而且ECM能维持正常成分及比例。但是，各种慢性炎症坏死导致的再生是一种修复反应（伴有过量纤维结缔组织增生和沉积）。此种情况下再生的肝细胞形态常偏离正常，因DNA倍体不同而细胞核大小不一，双核细胞数目增加。在组织学上，再生的肝细胞不按正常的单层细胞索呈放射状排列，而是形成结构紊乱的两层或两层细胞以上的厚肝板，是为再生结节。由于各个部位的生长速度不同，有些部位的肝板会受到生长快的其他部分的压迫。如果肝细胞坏死的速度超过再生的速度，则临床上可见肝功能迅速恶化；如果再生的肝细胞超过了肝细胞死亡的数目，则结节的增大会压迫周围的纤维组织。但并非所有的结节均为再生结节，有的结节是残存的肝细胞被周围的显微组织包绕而形成的。

（四）血管改变

血管改变不仅是肝硬化时非常重要的结构改变，而且对肝脏功能影响很大。当纤维化发时，血窦内皮细胞产生并分泌纤维连接蛋白，它转而激发肝星形细胞的活化使之分泌Ⅰ，Ⅲ型胶原并在血窦内皮下形成连续的基膜，此即"血窦毛细血管化"。此时肝窦周围的微环境发生了变化，使肝细胞的微绒毛消失，内皮细胞的"窗"孔减少，阻碍了肝细胞与血窦之间的物质交换。其结果是肝细胞合成及代谢功能发生障碍，同时，血窦阻力增

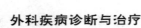

加，引起门脉高压症。当肝实质小结节形成后，其周围的肝细胞丧失，被纤维组织包绕，并可在汇管区和中央静脉之间形成桥接，从而使小叶间肝动脉及门静脉的血流绕开肝血窦系统，流入到中央静脉附近的肝血窦甚至直接汇入到中央静脉。这就导致肝脏血供中动脉血所占的比例大大提高，造成门脉血流中的营养物质不能提供给肝脏，而其中的颗粒物质，细菌或其他有害物质也未经肝脏过滤或解毒而直接进入体循环，进一步加重了肝功能障碍，也促进了肝性脑病及自发性细菌性腹膜炎的发生。

三、临床表现

（一）内分泌系统

1.性激素变化

在男性主要是血清睾酮降低，雌二醇升高。其原因为：①睾丸功能减低而合成睾酮减少；②外周组织睾酮向雌二醇转化增加；③性激素结合球蛋白增高，使游离睾酮减少；④下丘脑—垂体功能受抑。患者因而有性欲减退，睾丸萎缩、乳房发育和女式阴毛分布等。男性乳房发育多用乳腺组织对雌二醇敏感性增加来解释；也有人认为是由螺内酯所致的血浆睾酮水平降低和肝雄激素受体活性下降引起。在女性患者表现为性欲减退、月经量少，停经和乳房萎缩等。

原因可能为雌激素增多和雄激素（睾酮）减少。此时血浆雌激素（雌二醇、雌酮）水平可正常或轻度升高，但外周组织（皮肤、脂肪组织，肌肉、骨骼）雌激素水平显著升高。

2.糖尿病

因肝及周缘靶细胞发生胰岛素抵抗，从而发生糖耐量减低及糖尿病。其原因系因肝细胞数量减少及门体分流使肝细胞胰岛素受体减少，且其生理效应降低，进而肝脏对葡萄糖的摄取减少，加之有关糖酵解的酶类活性降低，终致葡萄糖利用明显减低。临床上表现为糖耐量减低、高血糖、轻度糖尿、高胰岛素血症，以及高胰升糖素血症。

肝源性糖尿病与原发性糖尿病不易区别。前者的糖耐量曲线常呈空腹时正常，120min及180min时血糖仍较明显增高，胰岛素释放也增高，发生酮症及酸中毒亦相对为少。

低血糖：晚期肝硬化患者合并严重肝衰竭、细菌感染或肝癌时，可出现低血糖表现。

（二）血液系统

1.贫血

肝硬化患者贫血相当多见。其发病机制较复杂。肝脏贮存造血原料，如叶酸、维生素B_{12}、铁等，肝硬化时因营养不良、吸收障碍以至叶酸缺乏，加之叶酸转化为贮备型四氢叶酸的功能减退，失代偿期对维生素B_{12}储备减少，均可致大细胞性贫血。如有失血性铁缺乏，则呈小细胞性低色素性贫血。少数患者因造血功能受抑而有铁幼粒红细胞增多。肝硬化伴有脾大脾功能亢进，则有红细胞、白细胞（多形核）及血小板减少。肝硬化有时有溶血，特别是晚期患者，主要是由于红细胞膜的改变和红细胞脆性增加。

2.凝血机制障碍

部分患者出现凝血机制障碍，表现为鼻、牙龈，皮肤和黏膜等出血。原因为：①肝脏合成的凝血因子减少。②纤溶酶增加。③弥散性血管内凝血。④脾功能亢进所致的血小板减少。

（三）呼吸系统

1.肝肺综合征

除合并胸腔积液和腹腔积液外，肝硬化患者很少出现呼吸困难。约半数的失代偿期患者出现氧分压降低，PaO_2范围在 8 ~ 9.3kPa（60 ~ 70mmHg），同时肺泡—动脉氧差增大。造成氧分压降低的原因包括：①肺动静脉短路，通气/灌注比例失调。②肺内动脉末梢血管扩张，氧交换的弥散距离增加。③红细胞氧亲和力下降。患者逐渐出现呼吸困难、发绀，杵状指，尤其是直立性缺氧具有特征性。

2.肺动脉高压

肝硬化患者在门脉高压基础上发生肺动脉高压，发生率约为1%，女性多于男性。表现为：呼吸困难、昏厥、心前区疼痛，少数患者有咯血。肺动脉瓣区第二心音亢进，胸骨左缘可闻及杂音。超声心动图示心脏增大，常提示右心室肥厚。确诊需做心导管检查。发生原因尚不很清楚，可能与栓子及缩血管物质直接由门脉进入体循环，进而进入肺循环有关。病理组织学可见肺小动脉内膜增厚以及中层肥厚，因而血流受阻，肺动脉压力增高。

（四）心血管系统

30% ~ 60%的肝硬化患者可具有高动力循环状态。特征为：心输出量增加，外周阻力降低。临床表现为：因脉压差增大而表现为洪脉、手热，毛细血管波动。另常有心动过速和舒张压轻度下降。外周血管阻力下降的原因可能一方面由于体内扩血管因子增多，如一氧化氮（NO），P物质，心钠素等，另一方面对缩血管物质如内皮素、儿茶酚胺敏感性下降有关。尽管心排出血量增加，但由于体循环阻力下降；患者往往有轻度血压下降。

（五）肾脏改变

肝硬化失代偿晚期，尤其是有大量腹腔积液时，可出现功能性肾衰竭，称之肝肾综合征。表现为少尿、无尿、氮质血症，稀释性低钠血症和低尿钠。此综合征应与HBsAg相

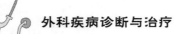

关性肾炎所致的器质性肾脏病变相鉴别。肝肾综合征将在肝硬化的并发症中进一步叙述。

（六）消化系病变

1.消化性溃疡

消化性溃疡发病率为20%～30%，远较一般人群为高。胃黏膜充血，水肿乃至黏膜糜烂以及十二指肠炎也较多见。肝硬化尤其并发门脉高压症者并发胃肠黏膜损害及溃疡的发病机制与胃黏膜血流减少，营养障碍、H+回渗、血清胃泌素增多及胆汁反流增加等因素有关。

2.胆石症

肝硬化患者胆石症的发生率增高，主要为胆色素结石，而非胆固醇结石。色素性结石增加的原因可能与溶血及胆色素排泄增加有关。肝硬化患者色素性结石与非肝硬化患者的胆固醇结石相比，较少导致并发症的出现，如胆管阻塞。此现象尚缺乏满意的解释。

四、肝硬化的诊断

（一）肝纤维化和肝硬化的诊断方法

1.组织病理学检查

肝组织病理学检查是明确诊断、衡量炎症与纤维化程度以及判定药物疗效的最重要依据。肝活组织检查的基本要求包括：力求用粗针穿刺（最好用16G），标本长度1cm以上，至少在镜下包括6个以上汇管区。肝活组织检查标本应作连续切片，常规做苏木素一伊红、Masson三色染色和（或）网状纤维染色。根据纤维增生程度与部位，将肝纤维化程度分别分为1～4期。

2.肝纤维化的血清学诊断

国内应用较多的有血清Ⅲ型前胶原氨基端肽（PⅢNP），Ⅳ胶原（CⅣ），层连蛋白P1（Lam），透明质酸。总的来说，在动物实验中这些指标和肝脏中相应的ECM成分有良好的相关性；在临床研究中这些指标和肝组织病理学纤维化程度也有较好的相关性，由慢性肝炎、肝纤维化到肝硬化逐步升高，如能除外肝外疾病及肝脏炎症活动的影响，对诊断肝纤维化有一定帮助。但是各组之间有较多的重叠，仅凭一次结果难以做出肯定的诊断，而且目前国内此类试剂盒急需标准化并提高其稳定性。联合应用多项指标综合判断，并进行动态测定可能更有助于判断肝脏纤维增生变化趋势和治疗效果。

3.影像学诊断

各种常用的影像学手段如B超、CT、磁共振成像（MRI）等可以发现肝包膜增厚，肝表面轮廓不规则，肝实质的回声不均匀增强或CT值增高或呈结节状，各叶比例改变、脾

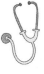

脏厚度增加及门静脉和脾静脉直径增宽等肝硬化和门脉高压的征象。彩色多普勒超声检查或放射性核素扫描可以测定肝动脉和门静脉的血流量及功能性门体分流情况。尽管不少研究发现肝脏超声半定量打分与肝组织纤维化分级有良好的相关性，但是目前来说对早期肝硬化不够敏感，对于纤维化的诊断难以定量化。

（二）肝硬化的临床分类

1.代偿期肝硬化

代偿期肝硬化指早期肝硬化，一般属 Child-Pugh A 级。有轻度乏力，食欲减少或腹胀等症状，但无明显肝衰竭表现。血清蛋白可有降低，但仍大于等于 35g/L，胆红素小于 35μmol/L，凝血酶原活动度多大于 60%。血清丙酮酸氨基转移酶（ALT）及天冬氨酸氨基转移酶（AST）轻度升高，AST 可高于 ALT，γ—谷氨酰转肽酶（GGT）可轻度升高；可有门静脉高压症，如轻度食管静脉曲张，但无腹腔积液、肝性脑病或上消化道出血。

2.失代偿期肝硬化

失代偿期肝硬化指中晚期肝硬化，一般属 Child-Pugh B、C 级。有明显肝功能异常及失代偿征象，如血清清蛋白小于 35g/L，A/G < 1.0，明显黄疸，胆红素大于 35μmol/L，ALT 和 AST 升高，凝血酶原活动度小于 60%。患者可出现腹腔积液，肝性脑病及门静脉高压症引起的食管、胃底静脉明显曲张或破裂出血。

根据肝脏炎症活动情况，可将肝硬化区分为两种。①活动性肝硬化：慢性肝炎的临床表现依然存在，特别是 ALT 升高；黄疸，清蛋白水平下降，肝质地变硬，脾进行性增大，并伴有门静脉高压症。②静止性肝硬化：ALT 正常，无明显黄疸，肝质地硬，脾大，伴有门静脉高压症，血清清蛋白水平低。

（三）肝硬化的诊断思路

1.患者有无肝硬化

对于失代偿性肝硬化，即已发生腹腔积液，肝性脑病、消化道出血等严重并发症者，临床很容易做正确诊断。这些患者常有肝衰竭及门脉高压的典型症状，体征及有关实验室检查异常，如：腹胀、乏力，黄疸，肝掌，蜘蛛痣，腹壁静脉曲张、腹腔积液症或腹部移动性浊音，外周血白细胞及血小板计数明显减少，凝血酶原活动度降低，血清清蛋白低于 35g/L，A/G < 1.0，胆红素大于 35μmol/L，AST > ALT，B 超或 CT 可见肝脏缩小，表面呈锯齿状，肝实质呈结节样，门静脉增宽（内径大于 1.4cm），脾大（脾门厚度大于 4cm）等表现。

对于代偿性肝硬化，即尚未发生腹腔积液，肝性脑病、消化道出血等严重并发症者，诊断较为困难。这些患者多无上述典型的临床症状，体征及有关实验室检查异常。其血清

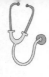

清蛋白和胆红素可仍在正常范围内，但血清AST＞ALT，血小板可有不同程度的下降；B超或CT检查可发现肝脏表面不光滑、门静脉内径增宽、脾脏增厚；胃镜和食管钡餐造影检查可见食管胃底静脉曲张。通过对这些资料进行综合分析一般可做出诊断。

有的患者在临床及实验室检查方面均无任何肝硬化征象，而肝活检病理学显示已有典型的肝硬化结节形成。也有个别患者已出现门脉高压的表现如食管胃底静脉曲张，但肝活检未见到典型的肝硬化结节，这可能是病变不均一和（或）肝活检取材过小有关。在这种情况下还应考虑患者是否为非肝硬化性门脉高压（如先天性肝纤维化，巴德—基亚里综合征等），尤其是对病因不太明确的病例更应注意鉴别。

2.病因

根据详细的病史，血清病毒学标志物、生化指标（血清转氨酶、碱性磷酸酶和γ转肽酶、γ球蛋白水平），免疫学指标（免疫球蛋白水平，特别是各种自身抗体检查）、血清铜蓝蛋白，角膜K-F环及24h尿铜、血清转铁蛋白饱和度、血清a_1抗胰蛋白酶水平及组织病理学资料，尽可能做出病因诊断，一边给予相应的有效病因治疗。

3.肝硬化为活动性或静止性

主要根据肝脏炎症活动情况进行区分。在活动性肝硬化，慢性肝炎的临床表现依然存在，其血清ALT升高，血清病毒水平往往也较高；在病理学上可见肝硬化结节形成，但仍有较明显的炎症坏死。在静止性肝硬化，血清ALT正常，血清病毒水平可能不高；在病理学上肝硬化结节已完全形成，无明显炎症坏死。

4.有哪些并发症

肝硬化的诊断一旦确立，还应作系统检查以全面了解患者有无食管胃底静脉曲张、有无腹腔积液，如有腹腔积液还应注意有无自发性细菌性腹膜炎及肝肾综合征，还应注意患者有无轻微的肝性脑病，是否合并原发性肝癌等。

五、抗肝纤维化及肝硬化的治疗

（一）首先在查明病因的基础上尽可能给予有效的病因治疗

对于慢性乙型肝炎和丙型肝炎所致的代偿性肝硬化，如果其病毒复制仍然活跃，可给予相应的抗病毒治疗；但应注意，对于失代偿性肝硬化患者应慎用或禁用干扰素等有可能加重肝功能损害的药物。对于仍有活动性血吸虫感染者，给予有效的抗血吸虫治疗；对于酒精性肝硬化患者应嘱其立即严格戒酒；对于自身免疫性肝炎所致的肝硬化如果仍有疾病活动（AST＞10倍正常上限，或AST＞5倍正常上限同时伴有Y球蛋白大于2倍正常上限）应给予激素或激素加硫唑嘌呤治疗；对于原发性胆汁性肝硬化应及早给予大剂量的熊去氧胆酸治疗；对于肝豆状核变性所致的肝硬化患者应给予D青霉胺治疗等。只有去除或

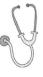

有效控制病因，才能最有效地延缓、阻断甚至逆转肝纤维化和肝硬化。国内外文献中已有不少经有效病因治疗肝硬化在组织学上发生逆转的报道。

（二）针对肝纤维化本身的治疗

如抑制HSC的激活、抑制胶原的合成、促进胶原的降解等。近年来，随着对肝纤维化发生机制的认识不断深入，特别是对ECM的合成与降解的调控有了更多的了解，人们提出了在各环节上进行治疗的方法，但目前多数仍处于实验研究阶段，经过临床研究者较少，证明临床有效者更少。

1.干扰素

IFN-α能对抗实验性肝纤维化，临床随访研究表明，在产生持续病毒学应答的丙肝患者中其肝组织纤维化可以减轻。虽然有报道认为它对于乙型肝炎患者也有类似的疗效，但是最近中国香港学者发现IFN-α治疗对血清HBeAg转换及肝硬化的并发症发生率方面均无明显效果。但这些临床报道多为回顾性分析，因此应开展前瞻性、随机、对照临床研究以进一步验证干扰素的抗纤维化疗效。在动物模型中IFN-γ能抑制星形细胞的激活、增生及ECM的表达，有临床研究报道小剂量应用不良反应轻微，治疗肝纤维化有一定效果。

2.拉米夫定

拉米夫定能有效抑制HBV DNA的复制并在部分患者获得HbeAg/抗—HBe的血清转换。治疗1年后肝组织纤维化有不同程度的减轻或延缓其进程，若治疗更长时间甚至可使已形成的肝硬化也逆转。但是，YMDD变异及其所致的耐药性限制了它的长期应用，而停药后其对纤维化的疗效能持续多久尚需进一步研究。

3.水飞蓟素

水飞蓟素是从长期被用来入药的植物水飞蓟中提取出来的混合物，其主要活性成分为黄酮类化合物水飞蓟宾，水飞蓟宁，水飞蓟丁等，其中水飞蓟宾占60%左右。文献报道水飞蓟宾能活化肝细胞RNA聚合酶Ⅱ，恢复ATP酶活性及谷胱甘肽含量，并能预防氧化应激所致的细胞膜损伤。已发现本药可预防或减轻CCl_4、乙酰氨基酚，D—氨基半乳糖、缺血/再灌注或放射引起的急性肝损伤，并能预防CCl_4所致的肝纤维化。我们用胆管堵塞性大鼠肝纤维化模型研究发现水飞蓟宾可使肝脏胶原总量降低35%，同时明显抑制肝脏Ⅰ型胶原，组织基质金属蛋白酶抑制（TIMP）1及TGFβ的mRNA水平。有关其临床疗效报道不一。

4.多聚乙酰卵磷脂

Lieber等报道PUL能减轻狒狒的酒精性肝硬化和人血清蛋白所诱导的大鼠肝纤维化，体外细胞培养研究发现它对Ⅰ型前胶原mRNA的表达无影响，但能使星形细胞的胶原酶活性升高一倍。其多中心临床试验的初步结果显示本药在部分病例可延缓酒精性肝纤维化的进展。

5.己酮可可碱

本药可以增加红细胞变形性、降低血液黏稠度和血小板的聚集性，因而具有改善微循环的作用。体外研究显示它可抑制肝脏星形细胞的激活、并通过阻断PDGF的细胞内信号转导途径而抑制肝脏星形细胞的增生。动物实验表明本药可减轻无机磷中毒所致猪的肝纤维化，但对胆管结扎所致的大鼠肝纤维化疗效不佳。我们发现己酮可可碱可使胆管堵塞大鼠肝组织 I 型胶原mRNA减少8倍之多，但同时使TIMP1mRNA水平增加了2倍，这一发现可以解释为何本药抗肝纤维化疗效不够理想。目前尚无本药治疗肝纤维化的临床报道。

6.内皮素受体A（ETA）拮抗药

近年研究表明，星形细胞表达大量ET_1及ET和ETa受体，通过自分泌和旁分泌作用可使星形细胞收缩，并促进其激活。动物实验表明胆管堵塞大鼠肝脏ET系统处于激活状态，表现为肝组织ET-1浓度及ETA和ET受体的密度升高，而肝硬化患者血清中的ET_1也升高。非选择性ET受体拮抗药波生坦或选择性ET受体拮抗药LU135252可使实验性大鼠肝纤维化减轻， I 型胶原纤维连接蛋白（FN）及TIMP1 mRNA水平降低。目前也无本药治疗肝纤维化的临床报道。

（三）对肝硬化患者的一般支持疗法

1.休息

代偿期的肝硬化可适当工作或劳动，但应注意劳逸结合，以不感疲劳为度。肝硬化失代偿期应停止工作，休息乃至基本卧床休息。但长期卧床有可能导致全身肌肉失用性萎缩，影响生活质量。

2.饮食

肝硬化患者的饮食原则上应是高热量、足够的蛋白质，限制钠摄入，充足的维生素。每日应供给热量105 ~ 147J/kg，蛋白饮食以每日1 ~ 1.5克/kg为宜，其余的热量由糖类和脂肪供给（比例60：40）。可食用瘦肉、鱼肉、鸡肉、豆制品及乳类，食物应少含动物脂肪。宜吃富含维生素的蔬菜、水果，必要时口服复合维生素制剂。对有肝性脑病先驱症状者，应暂时限制蛋白摄入。但长期极低蛋白质饮食及长期卧床可导致肌肉总量减少，因而降低肝外组织（主要是肌肉）清除血氨的能力，反而更易发生肝性脑病。有食管静脉曲张者应避免坚硬粗糙的食物以免损伤食管黏膜引起出血。因肝硬化患者多有水潴留，故应少盐饮食，尤其有腹腔积液者更应限制钠的摄入。

（四）肝硬化并发症的监测和治疗

对于所有诊断为肝硬化的患者均应注意做相应的检查以发现其并发症。对于初次胃镜

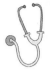

或X线造影无食管胃底静脉曲张者，应每两年复查1次；对于已发现轻中度静脉曲张者则应每年复查1次；对于有重度食管胃底静脉曲张且伴有出血高危征象者，应采取应用药物或内镜干预措施以预防首次出血。对于已发生食管胃底静脉曲张破裂出血者，更应采取适当的措施预防再出血。对于所有肝硬化患者均应进行原发性肝癌的监测和随访。根据国内外经验，一般应至少每4～6个月进行一次肝脏B超检查及血清甲胎蛋白测定。

（五）肝移植

原位肝移植是指将功能严重衰竭的肝脏切除下来，再植入他人的整个或部分肝脏。目前原位肝移植已成为治疗终末期肝病的最有效方法，术后患者的1年、5年和10年存活率分别为80%～90%、70%～80%和60%～70%。近年对于乙肝肝硬化者肝移植后HBV再感染的预防也取得了很大的进步，长期小剂量乙肝免疫球蛋白注射加拉米夫定口服使HBV再感染的发生率降低到了5%以下，这将有助于进一步提高患者的长期生存率。

对于慢性终末期肝病患者来说，如果估计其1年的存活率低于90%，则应考虑进行肝移植：①肝硬化患者Child—Turcotte-Pugh（CTP）积分大于等于7分者。②出现门脉高压所致消化道出血者。③发生自发性腹膜炎者。对于慢性肝病严重到何种程度就不适于肝移植尚无一致的意见。一般认为如果CTP积分超过10分且伴有多器官系统晚期疾病者、需要机械通气支持者，则生存的机会极小。这些患者进行肝移植的手术风险很高，而且术后的效果也较差。肝肾综合征不是肝移植的禁忌证，但增加手术过程的风险，而且影响术后近期存活率对于合并原发性肝癌者，如果符合下列条件也可进行肝移植：①单个肿瘤，直径小于5cm。②多于1个肿瘤，则每个直径应小于3cm。③B超、CT、MRI显示无血管浸润的征象。④无肝外转移。⑤无门脉癌栓者。因胆管癌术后复发率高，故目前一般不进行肝移植。

第二节　肝囊肿与肝脓肿

一、肝囊肿

（一）病因与病理

肝囊肿临床上较为常见，分先天性与后天性两大类，后天性多为创伤、炎症或肿瘤性因素所致，以寄生虫性如肝包虫感染所致最多见。先天性肝囊肿又称真性囊肿，最为多见，其发生原因不明，可由先天性因素所致，可能与肝内迷走胆管与淋巴管在胚胎期的发育障碍，或局部淋巴管因炎性上皮增生阻塞，导致管腔内分泌物滞留所致。可单发，亦可

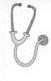

多发，女性多于男性从统计学资料来看，多发性肝囊肿多有家族遗传因素。

孤立性肝囊肿多发生于肝右叶，囊肿直径一般从数毫米至30cm，囊内容物多为清晰，水样黄色液体，呈中性或碱性反应，含液量一般在500mL以上，囊液含有清蛋白，黏蛋白，胆固醇、白细胞，酪氨酸等，少数与胆管相通者可含有胆汁，若囊内出血可呈咖啡样。囊壁表面平滑反光，呈乳白色或灰蓝色，可见血管走行。囊肿包膜通常较完整，囊壁组织学可分三层：①纤维结缔组织内层：往往衬以柱状或立方上皮细胞。②致密结缔组织中层：以致密结缔组织成分为主，细胞少。③外层为中等致密的结缔组织，内有大量的血管、胆管通过，并有肝细胞，偶可见肌肉组织成分。

多发性肝囊肿分两种情况，一种为散在的肝实质内很小的囊肿，另一种为多囊肝，累及整个肝脏，肝脏被无数大小不等的囊肿占据。显微镜下囊肿上皮可变性扁平或阙如；外层为胶原组织，囊壁之间可见为数较多的小胆管和肝细胞。多数情况下合并多囊肾、多囊脾，有的还可能同时合并其他脏器的先天性畸形。

（二）临床表现

由于肝囊肿生长缓慢，多数囊肿较小且囊内压低，临床上可无任何症状。但随着病变的持续发展，囊肿逐渐增大，可出现邻近脏器压迫症状，如上腹饱胀不适，甚至隐痛、恶心、呕吐等，少数患者因囊肿破裂或囊内出血而出现急性腹痛。晚期可引起肝功能损害而出现腹腔积液，黄疸、肝大及食管静脉曲张等表现，囊肿伴有继发感染时可出现畏寒，发热等症状。体检可发现上腹部包块，肝大，可随呼吸上下移动，表面光滑的囊性肿物以及脾大，腹腔积液及黄疸等相应体征。

肝囊肿巨大时X线平片可有膈肌抬高，胃肠受压移位等征象。

B超检查见肝内一个或多个圆形、椭圆形无回声暗区，大小不等，囊壁菲薄，边缘光滑整齐，后方有增强效应。囊肿内如合并出血，感染，则液性暗区内可见细小点状回声漂浮，部分多房性囊肿可见分隔状光带。

CT表现为外形光滑、境界清楚，密度均匀一致。平扫CT值在0～20Hu，增强扫描注射造影剂后囊肿的CT值不变，周围正常肝组织强化后使对比更清楚。

（三）诊断

肝囊肿诊断多不困难，结合患者体征及B超，CT等影像学检查资料多可做出明确诊断，但如要对囊肿的病因做出明确判断，需密切结合病史，应注意与下列疾病相鉴别。①肝包虫囊肿：有疫区居住史，嗜伊红细胞增多，Casoni试验阳性，超声检查可在囊内显示少数漂浮移动点或多房性，较小囊状集合体图像。②肝脓肿：有炎症史，肝区有明显压痛、叩击痛，B超检查在未液化的声像图上，多呈密集的点状，线状回声，脓肿液化时无

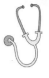

回声区与肝囊肿相似，但肝脓肿呈不规则的透声区，无回声区内见杂乱强回声，长期慢性的肝脓肿，内层常有肉芽增生，回声极不规则，壁厚，有时可见伴声影的钙化强回声。③巨大肝癌中心液化：有肝硬化史以及进行性恶病质，B超、CT均可见肿瘤轮廓，病灶内为不规则液性占位。

（四）孤立性肝囊肿的治疗

1.B超引导下囊肿穿刺抽液术

适用于浅表的肝囊肿，或患者体质差，不能耐受手术，囊肿巨大有压迫症状者。抽液可缓解症状，但穿刺抽液后往往复发，需反复抽液，有继发出血和细菌感染的可能。近年有报道经穿刺抽液后向囊内注入无水酒精或其他硬化剂的治疗方法，但远期效果尚不肯定，有待进一步观察。

2.囊肿开窗术或次全切除术

适用于巨大的肝表面孤立性囊肿，在囊壁最菲薄，浅表的地方切除1/3左右的囊壁，充分引流囊液。

3.囊肿或肝叶切除术

囊肿在肝脏的周边部位或大部分突出肝外或带蒂悬垂者，可行囊肿切除。若术中发现肝囊肿较大或多个囊肿集中某叶或囊肿合并感染及出血，可行肝叶切除。此外，对疑有恶变的囊性病变；如肿瘤囊液为血性或黏液性或囊壁厚薄不一，有乳头状赘生物时，可即时送病理活检，一旦明确，则行完整肝叶切除。

4.囊肿内引流

术中探查如发现有胆汁成分则提示囊肿与肝内胆管相通，可行囊肿空肠Roux-en-Y吻合术。

二、肝脓肿

（一）细菌性肝脓肿

1.流行病学

细菌性肝脓肿通常指由化脓性细菌引起的感染，故亦称化脓性肝脓肿。本病病原菌可来自胆管疾病（占16%～40%），门静脉血行感染（占8%～24%），经肝动脉血行感染报道不一，最多者为45%，直接感染者少见，隐匿感染占10%～15%。致病菌以革兰阴性菌最多见，其中2/3为大肠埃希菌，粪链球菌和变形杆菌次之；革兰阳性球菌以金黄色葡萄球菌最常见。临床常见多种细菌的混合感染。细菌性肝脓肿70%～83%发生于肝右叶，这与门静脉分支走行有关。左叶者占10%～16%；左右叶均感染者为6%～14%。脓

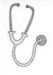

肿多为单发且大，多发者较少且小。少数细菌性肝脓肿患者的肺、肾、脑及脾等亦可有小脓肿。尽管目前对本病的认识、诊断和治疗方法都有所改进，但病死率仍为30%～65%，其中多发性肝脓肿的病死率为50%～88%，而孤立性肝脓肿的病死率为12.5%～31%。本病多见于男性，男女比例约为2∶1。但目前的许多报道指出，本病的性别差异已不明显，这可能与女性胆管疾患发生率较高，而胆源性肝脓肿在化脓性肝脓肿发生中占主导地位有关。本病可发生于任何年龄，但中年以上者约占70%。

2.病因

（1）胆管系统

这是目前最主要的侵入途径，也是细菌性肝脓肿最常见的原因。当各种原因导致急性梗阻性化脓性胆管炎，细菌可沿胆管逆行上行至肝，形成脓肿。胆管疾病引起的肝脓肿占肝脓肿发病率的21.6%～51，5%，其中肝胆管结石并发肝脓肿更多见。胆管疾病引起的肝脓肿常为多发性，以肝左叶多见。

（2）门静脉系统

腹腔内的感染性疾病，如坏疽性阑尾炎，内痔感染、胰腺脓肿，溃疡性结肠炎及化脓性盆腔炎等均可引起门脉属支的化脓性门静脉炎，脱落的脓毒性栓子进入肝形成肝脓肿。近年来由于抗生素的应用，这种途径的感染已大为减少。

（3）肝动脉

体内任何部位的化脓性疾患，如急性上呼吸道感染，亚急性细菌性心内膜炎、骨髓炎和痈等，病原菌由体循环经肝动脉侵入肝。当机体抵抗力低下时，细菌可在肝内繁殖形成多发性肝脓肿，多见于小儿败血症。

（4）淋巴系统

与肝相邻部位的感染如化脓性胆囊炎、膈下脓肿、肾周围脓肿、胃及十二指肠穿孔等，病原菌可经淋巴系统进入肝，亦可直接侵及肝。

（5）肝外伤后继发感染

开放性肝外伤时，细菌从创口进入肝或随异物直接从外界带入肝引发脓肿。闭合性肝外伤时，特别是中心型肝损伤患者，可在肝内形成血肿，易导致内源性细菌感染。尤其是合并肝内小胆管损伤，则感染的机会更高。

（6）医源性感染

近年来，由于临床上开展了许多肝脏手术及侵入性诊疗技术，如肝穿刺活检术，经皮肝穿刺胆管造影术（PTC），内镜逆行胰胆管造影术（ERCP）等，操作过程中有可能将病原菌带入肝形成肝的化脓性感染。肝脏手术时由于局部止血不彻底或术后引流不畅，形成肝内积血积液时均可引起肝脓肿。

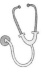

3.临床表现

（1）寒战和高热

寒战和高热多为最早也是最常见的症状。患者在发病初期骤感寒战，继而高热，热型呈弛张型，体温在38～40℃，最高可达41℃，伴有大量出汗，脉率增快，一日数次，反复发作。

（2）肝区疼痛

由于肝增大和肝被膜急性膨胀，肝区出现持续性钝痛；出现的时间可在其他症状之前或之后，亦可与其他症状同时出现，疼痛剧烈者常提示单发性脓肿；疼痛早期为持续性钝痛，后期可呈剧烈锐痛，随呼吸加重者提示脓肿位于肝膈顶部；疼痛可向右肩部放射，左肝脓肿也可向左肩部放射。

（3）乏力，食欲缺乏、恶心和呕吐

由于伴有全身毒性反应及持续消耗，患者可出现乏力、食欲缺乏、恶心，呕吐等消化道症状。少数患者还出现腹泻、腹胀以及顽固性呃逆等症状。

（4）体征

肝区压痛和肝增大最常见。右下胸部和肝区叩击痛；若脓肿移行于肝表面，则其相应部位的皮肤呈红肿，且可触及波动性肿块。右上腹肌紧张，右季肋部饱满，肋间水肿并有触痛。左肝脓肿时上述症状出现于剑突下。并发于胆管梗阻的肝脓肿患者常出现黄疸。其他原因的肝脓肿，一旦出现黄疸，表示病情严重，预后不良。少数患者可出现右侧反应性胸膜炎和胸腔积液，可查及肺底呼吸音减弱、啰音和叩诊浊音等。晚期患者可出现腹腔积液，这可能是由于门静脉炎以及周围脓肿的压迫影响门静脉循环及肝受损，长期消耗导致营养性低蛋白血症引起。

4.诊断

（1）病史及体征

在急性肠道或胆管感染的患者中，突然发生寒战、高热、肝区疼痛，压痛和叩击痛等，应高度怀疑本病的可能，做进一步详细检查

（2）B超检查

B超检查是诊断肝脓肿最方便、简单又无痛苦的方法，可显示肝内液性暗区，区内有"絮状回声"并可显示脓肿部位、大小及距体表深度，并用以确定脓腔部位作为穿刺点和进针方向，或为手术引流提供进路。此外，还可供术后动态观察及追踪随访。能分辨肝内直径2cm以上的脓肿病灶，可作为首选检查方法，其诊断阳性率可达96%以上。

（3）X线片和CT检查

X线片检查可见肝阴影增大，右侧膈肌升高和活动受限，肋膈角模糊或胸腔少量积

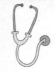

液，右下肺不张或有浸润，以及膈下有液气面等。肝脓肿在CT图像上均表现为密度减低区，吸收系数介于肝囊肿和肝肿瘤之间。CT可直接显示肝脓肿的大小，范围、数目和位置，但费用昂贵。

5.鉴别诊断

（1）阿米巴性肝脓肿

阿米巴性肝脓肿的临床症状和体征与细菌性肝脓肿有许多相似之处，但两者的治疗原则有本质上的差别，前者以抗阿米巴和穿刺抽脓为主，后者以控制感染和手术治疗为主，故在治疗前应明确诊断。阿米巴肝脓肿常有阿米巴肠炎和脓血便的病史，发生肝脓肿后病程较长，全身情况尚可，但贫血较明显。肝显著增大，肋间水肿，局部隆起和压痛较明显。若粪便中找到阿米巴原虫或滋养体，则更有助于诊断。此外，诊断性肝脓肿穿刺液为"巧克力"样，可找到阿米巴滋养体。

（2）胆囊炎、胆石症

此类病有典型的右上部绞痛和反复发作的病史，疼痛放射至右肩或肩胛部，右上腹肌紧张，胆囊区压痛明显或触及增大的胆囊，X线检查无膈肌抬高，运动正常。B超检查有助于鉴别诊断。

（3）肝囊肿合并感染

这些患者多数在未合并感染前已明确诊断。对既往未明确诊断的患者合并感染时，需详细询问病史和仔细检查，亦能加以鉴别。

（4）膈下脓肿

膈下脓肿往往有腹膜炎或上腹部手术后感染史，脓毒血症和局部体征较化脓性肝脓肿为轻，主要表现为胸痛，深呼吸时疼痛加重。X线检查见膈肌抬高、僵硬、运动受限明显，或膈下出现气液平。B超可发现膈下有液性暗区。但当肝脓肿穿破合并膈下感染者，鉴别诊断就比较困难。

（5）原发性肝癌

巨块型肝癌中心区液化坏死而继发感染时易与肝脓肿相混淆。但肝癌患者的病史、发病过程及体征等均与肝脓肿不同，如能结合病史、B超和AFP检测，一般不难鉴别。

（6）胰腺脓肿

有急性胰腺炎病史，脓肿症状之外尚有胰腺功能不良的表现；肝无增大，无触痛；B超以及CT等影像学检查可辅助诊断并定位。

6.治疗

（1）药物治疗

对急性期，已形成而未局限的肝脓肿或多发性小脓肿，宜采用此法治疗。即在治疗原发病灶的同时，使用大剂量有效抗生素和全身支持治疗，以控制炎症，促使脓肿吸收自愈。全身支持疗法很重要，由于本病的患者中毒症状严重，全身状况较差，故在应用大

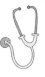

剂量抗生素的同时应积极补液，纠正水，电解质紊乱，给予B族维生素，维生素C，维生素K，反复多次输入少量新鲜血液和血浆以纠正低蛋白血症，改善肝功能和输注免疫球蛋白。目前多主张有计划地联合应用抗生素，如先选用对需氧菌和厌氧菌均有效的药物，待细菌培养和药敏结果明确再选用敏感抗生素。多数患者可望治愈，部分脓肿可局限化，为进一步治疗提供良好的前提。多发性小脓肿经全身抗生素治疗不能控制时，可考虑在肝动脉或门静脉内置管滴注抗生素。

（2）B超引导下经皮穿刺抽脓或置管引流术

适用于单个较大的脓肿，在B超引导下以粗针穿刺脓腔，抽吸脓液后反复注入生理盐水冲洗，直至抽出液体清亮，拔出穿刺针。亦可在反复冲洗吸净脓液后，置入引流管，以备术后冲洗引流之用，至脓腔直径小于1.5cm时拔除。这种方法简便，创伤小，疗效亦满意。特别适用于年老体虚及危重患者。操作时应注意：①选择脓肿距体表最近点穿刺，同时避开胆囊，胸腔或大血管；②穿刺的方向对准脓腔的最大径；③多发性脓肿应分别定位穿刺。但是这种方法并不能完全替代手术，因为脓液黏稠，会造成引流不畅，引流管过粗易导致组织或脓腔壁出血，对多分隔脓腔引流不彻底，不能同时处理原发病灶，厚壁脓肿经抽脓或引流后，脓壁不易塌陷。

（3）手术疗法

脓肿切开引流术：适用于脓肿较大或经非手术疗法治疗后全身中毒症状仍然较重或出现并发症者，如脓肿穿入腹腔引起腹膜炎或穿入胆管等。常用的手术途径有以下几种。①经腹腔切开引流术：取右肋缘下斜切口，进入腹腔后，明确脓肿部位，用湿盐水垫保护手术野四周以免脓液污染腹腔。先试穿刺抽得脓液后，沿针头方向用直血管钳插入脓腔，排出脓液，再用手指伸进脓腔，轻轻分离腔内间隔组织，用生理盐水反复冲洗脓腔。吸净后，脓腔内放置双套管负压吸引。脓腔内及引流管周围用大网膜覆盖，引流管自腹壁戳口引出。脓液送细菌培养。这种入路的优点是病灶定位准确，引流充分，可同时探查并处理原发病灶，是目前临床最常用的手术方式。②腹膜外脓肿切开引流术：位于肝右前叶和左外叶的肝脓肿，与前腹膜已发生紧密粘连，可采用前侧腹膜外入路引流脓液。方法是做右肋缘下斜切口或右腹直肌切口，在腹膜外间隙，用手指推开肌层直达脓肿部位。此处腹膜有明显的水肿，穿刺抽出脓液后处理方法同上。③后侧脓肿切开引流术：适用于肝右叶膈顶部或后侧脓肿。患者左侧卧位，左侧腰部垫一沙袋。沿右侧第12肋稍偏外侧做一切口，切除一段肋骨，在第I腰椎棘突水平的肋骨床区做一横切口，显露膈肌，有时需将膈肌切开到达肾后脂肪囊区。用手指沿肾后脂肪囊向上分离，显露肾上极与肝下面的腹膜后间隙直达脓肿。将穿刺针沿手指方向刺入脓腔，抽得脓液后，用长弯血管钳顺穿刺方向插入脓腔，排出脓液。用手指扩大引流口，冲洗脓液后，置入双套管或多孔乳胶管引流，切口部分缝合。

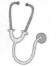

　　肝叶切除术适用于：①病期长的慢性厚壁脓肿，切开引流后脓肿壁不塌陷，长期留有无效腔，伤口经久不愈合者。②肝脓肿切开引流后，留有窦道长期不愈者。③合并某肝段胆管结石，因肝内反复感染，组织破坏，萎缩，失去正常生理功能者。④肝左外叶内多发脓肿致使肝组织严重破坏者。肝叶切除治疗肝脓肿应注意术中避免炎性感染扩散到术野或腹腔，特别对肝断面的处理要细致妥善，术野的引流要通畅，一旦局部感染，将导致肝断面的胆瘘、出血等并发症。肝脓肿急诊切除肝叶，有使炎症扩散的危险，应严格掌握手术指征。

（二）阿米巴性肝脓肿

1.流行病学

　　阿米巴性肝脓肿是肠阿米巴病最多见的主要并发症。本病常见于热带与亚热带地区。好发于20～50岁的中青年男性，男女比例约为10∶1。脓肿以肝右后叶最多见，占90%以上，左叶不到10%，左右叶并发者亦不罕见。脓肿单腔者为多。国内临床资料统计，肠阿米巴病并发肝脓肿者占1.8%～20%，最高者可达67%。综合国内外报道4819例中，男性为90.1%，女性为9.9%。农村高于城市。

2.病因

　　阿米巴性肝脓肿是由溶组织阿米巴原虫所引起，有的在阿米巴痢疾期间形成，有的发生于痢疾之后数周或数月。据统计，60%发生在阿米巴痢疾后4～12周，但也有在长达20～30年或之后发病者。溶组织阿米巴是人体唯一的致病型阿米巴，在其生活史中主要有滋养体型和虫卵型。前者为溶组织阿米巴的致病型，寄生于肠壁组织和肠腔内，通常可在急性阿米巴痢疾的粪便中查到，在体外自然环境中极易破坏死亡，不易引起传染；虫卵仅在肠腔内形成，可随粪便排出，对外界抵抗力较强，在潮湿低温环境中可存活12d，在水中可存活9～30d，在低温条件下其寿命可为6～7周。虽然没有侵袭力，但为重要的传染源。当人吞食阿米巴虫卵污染的食物或饮水后，在小肠下段，由于碱性肠液的作用，阿米巴原虫脱卵而出并大量繁殖成为滋养体，滋养体侵犯结肠黏膜形成溃疡，常见于盲肠、升结肠等处，少数侵犯乙状结肠和直肠。寄生于结肠黏膜的阿米巴原虫，分泌溶组织酶，消化溶解肠壁上的小静脉，阿米巴滋养体侵入静脉，随门静脉血流进入肝；也可穿过肠壁直接或经淋巴管到达肝内。进入肝的阿米巴原虫大多数被肝内单核一吞噬细胞消灭；仅当侵入的原虫数目多、毒力强而机体抵抗力降低时，其存活的原虫即可繁殖，引起肝组织充血炎症，继而原虫阻塞门静脉末梢，造成肝组织局部缺血坏死；又因原虫产生溶组织酶，破坏静脉壁，溶解肝组织而形成脓肿。

3.临床表现

（1）急性肝炎期

　　在肠阿米巴病过程中，出现肝区疼痛，肝增大，压痛明显，伴有体温升高（持续在

38 ～ 39℃），脉速、大量出汗等症状亦可出现。此期如能及时、有效治疗，炎症可得到控制，避免脓肿形成。

（2）肝脓肿期

临床表现取决于脓肿的大小，位置，病程长短及有无并发症等。但大多数患者起病比较缓慢，病程较长，此期间主要表现为发热、肝区疼痛及肝增大等。

4.辅助检查

（1）实验室检查

1）血液常规检查：急性期白细胞总数可达（10 ～ 20）×10^9/L，中性粒细胞在80%以上，明显升高者应怀疑合并有细菌感染。慢性期白细胞升高不明显。病程长者贫血较明显，血沉可增快。

2）肝功能检查：肝功能多数在正常范围内，偶见谷丙转氨酶、碱性磷酸酶升高，清蛋白下降。少数患者血清胆红素可升高。

3）粪便检查：仅供参考，因为阿米巴包囊或原虫阳性率不高，仅少数患者的新鲜粪便中可找到阿米巴原虫，国内报道阳性率约为14%。

4）血清补体结合试验：对诊断阿米巴病有较大价值。有报道结肠阿米巴期的阳性率为15.5%，阿米巴肝炎期为83%，肝脓肿期可为92% ～ 98%，且可发现隐匿性阿米巴肝病，治疗后即可转阴。但由于在流行区内无症状的带虫者和非阿米巴感染的患者也可为阳性，故诊断时应结合具体患者进行分析。

（2）超声检查

B超检查对肝脓肿的诊断有肯定的价值，准确率在90%以上，能显示肝脓性暗区。同时B超定位有助于确定穿刺或手术引流部位。

（3）X线检查

由于阿米巴性肝脓肿多位于肝右叶膈面，故在X线透视下可见到肝阴影增大，右膈肌抬高，运动受限或横膈呈半球形隆起等征象。有时还可见胸膜反应或积液，肺底有云雾状阴影等。此外，如在X线片上见到脓腔内有液气面，则对诊断有重要意义。

（4）CT

CT可见脓肿部位呈低密度区，造影强化后脓肿周围呈环形密度增高带影，脓腔内可有气液平面。囊肿的密度与脓肿相似，但边缘光滑，周边无充血带；肝肿瘤的CT值明显高于肝脓肿。

（5）放射性核素肝扫描

放射性核素肝扫描可发现肝内有占位性病变，即放射性缺损区，但直径小于2cm的脓肿或多发性小脓肿易被漏诊或误诊，因此仅对定位诊断有帮助。

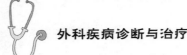

5.诊断及鉴别诊断

（1）原发性肝癌

同样有发热、右上腹痛和肝大等，但原发性肝癌常有传染性肝炎病史，并且合并肝硬化占80%以上，肝质地较坚硬，并有结节。结合B超检查，放射性核素肝扫描、CT、肝动脉造影及AFP检查等，不难鉴别。

（2）细菌性肝脓肿

细菌性肝脓肿病程急骤，脓肿以多发性为主，且全身脓毒血症明显，一般不难鉴别。

（3）膈下脓肿

膈下脓肿常继发于腹腔继发性感染，如溃疡病穿孔，阑尾炎穿孔或腹腔手术之后。本病全身症状明显，但腹部体征轻；X线检查肝向下推移，横膈普遍抬高和活动受限，但无局限性隆起，可在膈下发现液气面；B超提示膈下液性暗区而肝内则无液性区；放射性核素肝扫描不显示肝内有缺损区；MRI检查在冠状切面上能显示位于膈下与肝间隙内有液性区，而肝内正常。

（4）胰腺脓肿

本病早期为急性胰腺炎症状。脓毒症状之外可有胰腺功能不良，如糖尿、粪便中有未分解的脂肪和未消化的肌纤维。肝增大亦甚轻，无触痛。胰腺脓肿时膨胀的胃挡在病变部前面。B超扫描无异常所见，CT可帮助定位。

6.治疗

（1）药物治疗

1）甲硝唑（灭滴灵）：为首选治疗药物，视病情可给予口服或静脉滴注，该药疗效好，毒性小，疗程短，除妊娠早期均可适用，治愈率70%～100%。

2）依米丁（吐根碱）：由于该药毒性大，目前已很少使用。对阿米巴滋养体有较强的杀灭作用，可根治肠内阿米巴慢性感染。本品毒性大，可引起心肌损害、血压下降、心律失常等。此外，还有胃肠道反应、肌无力，神经闪痛、吞咽和呼吸肌麻痹。故在应用期间，每天测量血压。若发现血压下降应停药。

3）氯喹；本品对阿米巴滋养体有杀灭作用。口服后肝内浓度高于血液200～700倍，毒性小，疗效佳，适用于阿米巴性肝炎和肝脓肿。成人口服第1、2天每天0.6克，以后每天服0.3克，3～4周为1个疗程，偶有胃肠道反应、头痛和皮肤瘙痒。

（2）穿刺抽脓

经药物治疗症状无明显改善者，或脓腔大或合并细菌感染病情严重者，应在抗阿米巴药物应用的同时，进行穿刺抽脓。穿刺应在B超检查定位引导下和局部麻醉后进行，取距脓腔最近部位进针，严格无菌操作。每次尽量吸尽脓液，每隔3～5d重复穿刺，穿刺术后应卧床休息。如合并细菌感染，穿刺抽脓后可于脓腔内注入抗生素。近年来也加用脓腔

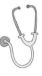

内放置塑料管引流，收到良好疗效。患者体温正常，脓腔缩小为5～10mL后，可停止穿刺抽脓。

（3）手术治疗

1）切开引流术：下列情况可考虑该术式。①经抗阿米巴药物治疗及穿刺抽脓后症状无改善者。②脓肿伴有细菌感染，经综合治疗后感染不能控制者。③脓肿穿破至胸腔或腹腔，并发脓胸或腹膜炎者。④脓肿深在或由于位置不好不宜穿刺排脓治疗者。⑤左外叶肝脓肿，抗阿米巴药物治疗不见效，穿刺易损伤腹腔脏器或污染腹腔者。在切开排脓后，脓腔内放置多孔乳胶引流管或双套管持续负压吸引。引流管一般在无脓液引出后拔除。

2）肝叶切除术：对慢性厚壁脓肿，引流后腔壁不易塌陷者，遗留难以愈合的无效腔和窦道者，可考虑做肝叶切除术。手术应与抗阿米巴药物治疗同时进行，术后继续抗阿米巴药物治疗。

第三节　原发性肝癌和转移性肝癌

一、原发性肝癌

（一）原发性肝癌的病因学

1.乙型肝炎病毒与肝癌发病密切相关

HBV与肝癌发病间的紧密联系已得到公认，国际癌症研究中心已经确认了乙型肝炎在肝癌发生中的病因学作用。据估计，全球有3.5亿慢性HBV携带者。世界范围的乙型肝炎表面抗原（HBsAg）与肝癌关系的生态学研究发现，HBsAg的分布与肝癌的地理分布较为一致，即亚洲、非洲为高流行区。当然在局部地区，HBsAg的分布与肝癌的地理分布不一致，例如格陵兰HBsAg的流行率很高，但肝癌发病率却很低。病例研究发现，80%以上的肝癌患者都有HBV感染史。分子生物学研究发现，与HBV有关的HCC中，绝大多数的病例可在其肿瘤细胞DNA中检出HBV DNA的整合。研究发现，慢性HBV感染对肝癌既是启动因素，也是促进因素。

2.丙型肝炎病毒（HCV）与肝癌发病的关系

据估计全球有1.7亿人感染HCV。丙型肝炎在肝癌发生中的重要性首先是由日本学者提出的。IARC的进一步研究也显示了肝癌与丙型肝炎的强烈的联系。

但有研究发现，HCV在启东HCC及正常人群中的感染率并不高，因此HCV可能不是启东肝癌的主要病因。最近启东的病例对照研究显示，HCV在启东HBsAg携带者中的流行率也不高（2.02%），HBsAg携带者中肝癌病例与对照的HCV阳性率并无显著差别。

（二）分期和表现

1.肝癌的分期

原发性肝癌的临床表现因不同的病期而不同，其病理基础、对各种治疗的反应及预后相差较大，故多年来许多学者都曾致力于制订出一个统一的分型分期方案，以利于选择治疗、评价结果和估计预后。与其他恶性肿瘤一样，对肝癌进行分期的目的是：①指导临床制订合理的治疗计划。②根据分期判断预后。③评价治疗效果并在较大范围内进行比较。

因此，理想的分期方案应满足以下两个要求：①分期中各期相应的最终临床结局差别明显。②同一分期中临床结局差别很小。

2.肝癌的临床表现

（1）肝区疼痛：最为常见的症状，主要为肿物不断增长，造成肝被膜张力增大所致。肿瘤侵及肝被膜或腹壁，膈肌是造成疼痛的直接原因。肝区疼痛与原发性肝癌分期早晚有关，早期多表现为肝区隐痛或活动时痛，中、晚期疼痛多为持续性胀痛，钝痛或剧痛。疼痛与肿瘤生长部位有关，右叶肿瘤多表现为右上腹或右季肋部痛，左叶肿瘤可表现为上腹偏左或剑突下疼痛。当肿瘤侵及肝被膜时，常常表现为右肩背疼痛。当肿瘤突然破裂出血时，肝区出现剧痛，迅速波及全腹，表现为急腹症症状，伴有生命体征变化。

（2）消化道症状：可出现食欲减退，腹胀，恶心，呕吐，腹泻等。食欲减退和腹胀较为常见食欲减退多为增大的肝脏或肿物压迫胃肠道及患者肝功能不良所致。全腹胀往往为肝功能不良伴有腹腔积液所致。腹泻多较为顽固，每日次数可较多，为水样便或稀软便，易与慢性肠炎相混淆。大便常规检查常无脓血。

（3）发热：大多为肿瘤坏死后吸收所致的癌热，表现为午后低热，无寒战，小部分患者可为高热伴寒战。消炎痛可暂时退热。部分患者发热为合并胆管，腹腔，呼吸道或泌尿道感染所致。经抗生素治疗多可控制。

（4）消瘦、乏力、全身衰竭：早期患者可无或仅有乏力，肿瘤组织大量消耗蛋白质及氨基酸，加之患者胃肠道功能失调特别是食欲减退，腹泻等，使部分患者出现进行性消瘦才引起注意。当患者进入肿瘤晚期，可出现明显的乏力，进行性消瘦，直至全身衰竭出现恶病质。

（5）呕血，黑便：较为常见，多与合并肝炎后肝硬化，门静脉高压有关，也可为肿瘤侵入肝内门静脉主干造成门静脉高压所致。食管、胃底静脉曲张破裂出血可引起呕血，量较大。门脉高压所致脾肿大、脾亢引起血小板减少是产生出血倾向的重要原因。

（6）转移癌症状：肝癌常见的转移部位有肺、骨、淋巴结、胸膜、脑等。肿瘤转移到肺，可出现咯血；转移至胸膜可出现胸痛、血性胸腔积液；骨转移常见部位为脊柱，肋

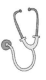

骨和长骨，可出现局部明显压痛、椎体压缩或神经压迫症状；转移至脑可有神经定位症状和体征。肿瘤压迫下腔静脉的肝静脉开口时可出现Budd-Chiari综合征。

（三）治疗

1.治疗原则

原发性肝癌采用以手术为主的综合治疗。

2.具体治疗方法

（1）手术切除

1）适应证：肝功能无显著异常，肝硬化不严重，病变局限，一般情况尚好，无重要器官严重病变。

2）禁忌证：黄疸，腹腔积液，明显低蛋白血症和肝门静脉或肝静脉内癌栓的晚期肝癌患者。

3）手术方式：局限于一叶，瘤体直径小于5cm，行超越癌边缘2cm，非规则的肝切除与解剖性肝切除，可获得同样的治疗效果。伴有肝硬化时，应避免肝三叶的广泛切除术。全肝切除原位肝移植术不能提高生存率。非手术综合治疗后再行二期切除或部分切除，可以获得姑息性效果。

（2）肝动脉插管局部化疗和栓塞术

1）适应证及禁忌证：癌灶巨大或弥散不能切除；或术后复发的肝癌，肝功能尚可，为最佳适应证，或作为可切除肝癌的术后辅助治疗。对不可切除的肝癌先行局部化疗及栓塞术，肿瘤缩小后再争取二期手术切除。亦可用于肝癌破裂出血的患者。严重黄疸，腹腔积液和肝功能严重不良应视为禁忌证。

2）插管方法：经股动脉，选择性肝动脉内置管。

3）联合用药：顺铂（80mg/m²），多柔比星（50mg/m²），丝裂霉素（10mg/m²），替加氟（500mg/m²）等。

4）栓塞剂：采用碘油或明胶海绵并可携带抗癌药物，或用药微球作栓塞剂。

5）局部效应：治疗后肿瘤可萎缩（50%～70%）。癌细胞坏死，癌灶有假包膜形成，瘤体或变为可切除，术后患者可有全身性反应，伴有低热，肝区隐痛和肝功能轻度异常，一周内均可恢复。

（3）放射治疗

放射治疗适用于不宜切除，肝功能尚好的病例。有一定姑息疗效，或结合化疗提高疗效，对无转移的局限性肿瘤也有根治的可能。亦可作为转移灶的对症治疗。

（4）微波、射频、冷冻及酒精注射治疗

这些方法适用于肿瘤较小而又不宜手术切除者。在超声引导下进行，优点是安全、简便、创伤小。

（5）生物学治疗

生物学治疗主要是免疫治疗。方法很多，疗效均不确定，可作为综合治疗中的一种辅助疗法。

3.治疗注意事项

（1）肝癌术后是否给予预防性介入治疗，存在争议。

（2）目前手术是公认的治疗肝癌最有效的方法，要积极争取手术机会，可以和其他治疗方法配合应用。

（3）肝癌的治疗要遵循适应患者病情的个体化治疗原则。

（4）各种治疗方法要严格掌握适应证，综合应用以上治疗方法可以取得更好的疗效。

（5）肝癌患者治疗后要坚持随访，定期行AFP检测及超声检查，以早期发现复发转移病灶。

二、转移性肝癌

（一）肝转移癌的发病机制及临床诊断

1.肝转移癌的病理基础及来源

肝脏是全身最大的实质性器官，也是全身各种肿瘤转移的高发区域，这与肝脏本身的解剖结构、血液供应和组织学特点有关。

肝脏的显微结构表现为肝小叶，肝小叶是肝脏结构和功能的基本单位。小叶中央是中央静脉，围绕该静脉为放射状排列的单层细胞索（肝细胞板），肝板之间形成肝窦，肝窦的壁上附有Kuffer细胞，它具有吞噬能力。肝窦实际上是肝脏的毛细血管网，它的一端与肝动脉和门静脉的小分支相通，另一端与中央静脉相连接。肝窦直径为9～13mm，其内血流缓慢，肝窦内皮细胞无基底膜，只有少量网状纤维，不形成连续结构，因此，在血液和肝细胞之间没有严密的屏障结构，有助于癌细胞的滞留、浸润。此外，肝窦通透性高，许多物质可以自由通过肝窦内皮下间隙（Disse间隙）。Disse间隙有富含营养成分的液体，间隙大小不等，肝细胞膜上的微绒毛伸入该间隙，癌细胞进入Disse间隙后可逃避Kuffer细胞的"捕杀"。这些结构特点有助于癌细胞的滞留、生长与增生。

在血液循环方面，肝脏同时接受肝动脉和门静脉双重的血液供应，血流极为丰富，机体多个脏器的血液经门静脉回流至此，为转移癌的快速生长提供了较为充足的营养。有关转移癌的血供研究表明：当瘤体小于1mm时，营养主要来源于周围循环的扩散；瘤体直径达1～3mm时，由肝动脉、门静脉、混合的毛细血管在肿瘤周围形成新生的血管网；

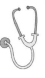

当瘤体进一步增大，直径超过1.5cm，从血管造影等观察，血液供应90%主要来自于肝动脉，瘤体边缘组织的部分血供可能来自门静脉，也有少部分肝脏转移癌的血液供应主要来自门静脉。

这些因素都在肝转移性肿瘤的形成中起着决定作用，使肝脏成为肿瘤容易侵犯、转移、生长的高发区域。在全身恶性肿瘤中，除淋巴结转移外，肝转移的发病率最高。

转移性肝癌的发生与原发肿瘤类型、部位有关，全身各部位的癌肿，以消化道及盆腔部位（如胃、小肠、结肠、胆囊、胰腺、前列腺、子宫和卵巢等）的癌肿转移至肝脏者较为多见，临床统计转移性肝癌中腹腔内脏器癌肿占50%～70%，有40%～65%的结直肠癌、16%～51%的胃癌、25%～75%的胰腺癌、65%～90%的胆囊癌产生肝转移，临床资料还表明结直肠癌与其肝转移癌同时发现者为16%～25%，大多数是在原发处切除后3年内出现肝转移；其次是造血系统肿瘤，占30%；胸部肿瘤（包括肺、食管肿瘤）占20%；还有少数来自女性生殖系、乳腺、软组织、泌尿系的肿瘤等，如52%的卵巢癌、27%的肾癌、25%～74%的支气管癌、56%～65%的乳腺癌、20%的黑色素瘤、10%的霍奇金病出现肝转移。肾上腺、甲状腺、眼和鼻咽部的癌肿转移至肝脏者亦不少见。中国医学科学院肿瘤医院经病理检查发现，在83例转移性肝癌中，原发灶来源于结直肠癌占24%，乳腺癌占16%，胃癌占13%，肺癌占8%，其他尚有食管癌、鼻咽癌、淋巴瘤、胸腺瘤、子宫内膜癌等。资料还显示，随着年龄增大，转移性肝癌发生率降低。按系统划分，转移性肝癌来源依次为消化、造血、呼吸及泌尿生殖系统等。

2.转移途经

（1）门静脉转移

凡血流汇入门静脉系统的脏器，如食管下端、胃、小肠、结直肠、胰腺、胆囊及脾等的恶性肿瘤均可循门静脉转移至肝脏，这是原发癌播散至肝脏的重要途径。有人报道门静脉血流存在分流现象，即脾静脉和肠系膜下静脉的血流主要进入左肝，而肠系膜上静脉的血流主要汇入右肝，这些门静脉所属脏器的肿瘤会因不同的血流方向转移至相应部位的肝脏。但临床上这种肿瘤转移的分流情况并不明显，而以全肝散在性转移多见。其他如子宫、卵巢、前列腺、膀胱和腹膜后组织等部位的癌肿，亦可通过体静脉和门静脉的吻合支转移至肝；也可因这些部位的肿瘤增长侵犯门静脉系统的脏器，再转移至肝脏；或先由体静脉至肺，然后再由肺到全身循环而至肝脏。经此途径转移的肿瘤占肝转移癌的35%～50%。

（2）肝动脉转移

任何血行播散的癌肿均可循肝动脉转移到肝脏，如肺、肾、乳腺、肾上腺、甲状腺、睾丸、卵巢、鼻咽、皮肤及眼等部位的恶性肿瘤均可经肝动脉而播散至肝脏。眼的黑色素

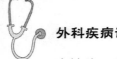

瘤转移至肝脏者也较常见。

（3）淋巴转移

盆腔或腹膜后的癌肿可经淋巴管至主动脉旁和腹膜后淋巴结，然后倒流至肝脏。消化道癌肿也可经肝门淋巴结循淋巴管逆行转移到肝脏。乳腺癌或肺癌也可通过纵隔淋巴结而逆行转移到肝脏，但此转移方式较少见。临床上更多见的是胆囊癌沿着胆囊窝的淋巴管转移到肝脏。

（4）直接浸润

肝脏邻近器官的癌肿，如胃癌、横结肠癌、胆囊癌和胰腺癌等，均可因癌肿与肝脏粘连使癌细胞直接浸润而蔓延至肝脏，右侧肾脏和肾上腺癌肿也可以直接侵犯肝脏。

3.病理学特点

转移癌的大小、数目和形态多变，少则1～2个微小病灶，多则呈多结节甚至弥散性散在生长，也有形成巨块的，仅有约5%的肝转移灶是孤立性结节或局限于单叶。转移灶可发生坏死、囊性变、病灶内出血以及钙化等。转移性肝癌组织可位于肝脏表面，也可位于肝脏中央。癌结节外观多呈灰白色，质地硬，与周围肝组织常有明显分界，肝转移癌灶多有完整包膜，位于肝脏表面者可有凸起或凹陷，癌结节中央可有坏死和出血。多数肝转移癌为少血供肿瘤，少数肝转移癌血供可相当丰富，如肾癌肝转移。来自结、直肠癌的肝转移癌可发生钙化，钙化也可见于卵巢、乳腺、肺、肾脏和甲状腺癌肿的转移。来自卵巢与胰腺癌（特别是腺癌或囊腺癌）的转移灶可发生囊变。肉瘤的肝转移灶常表现为巨大肿块，并伴有坏死、出血等。

转移性肝癌的病理组织学变化和原发病变相同，如来源于结直肠的腺癌组织学方面可显示腺状结构，来自恶性黑色素瘤的肝转移癌组织中含有黑色素。但部分病例由于原发性癌分化较好，使肝脏转移灶表现为间变而无法提示原发病灶。与原发性肝癌不同，转移性肝癌很少合并肝硬化，一般也无门静脉癌栓形成，而已产生肝硬化的肝脏则很少发生转移性肿瘤。

4.肝转移癌的分期

（1）Ⅰ级

肿瘤局限在切除标本内，切缘无癌残留。

（2）Ⅱ级

肿瘤已局部扩散，包括肿瘤破溃、直接蔓延至周围邻近器官、镜下切缘癌阳性、直接浸润至大的血管或胆管。

（3）Ⅲ级

伴有肝外转移者，包括肝外淋巴结转移、腹腔内其他器官转移、腹腔外远处转移。

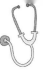

5.转移性肝癌的临床表现

转移性肝癌常以肝外原发性癌肿所引起的症状为主要表现，但因无肝硬化，病情发展常较后者缓慢，症状也较轻。临床表现主要包括：①原发性肿瘤的临床表现。②肝癌的临床表现。③全身状况的改变。

（1）原发性肿瘤的临床表现

早期主要表现为原发肿瘤的症状，肝脏本身的症状并不明显，大多在原发肿瘤术前检查、术中探查或者术后随访时候发现。如结直肠癌出现大便性状改变，黑便、血便等；肺癌出现刺激性干咳和咯血等。部分原发性肿瘤临床表现不明显或晚于肝转移癌，是造成肝转移癌误诊、延诊的主要因素。继发性肝癌的临床表现常较轻，病程发展较缓慢。诊断的关键在于查清原发癌灶。

（2）肝癌的临床表现

随着病情的发展，肝癌转移性肿瘤增大，肝脏转移的病理及体外症状逐渐表现出来，出现了如消瘦、乏力、发热、食欲缺乏、肝区疼痛、肝区结节性肿块、腹腔积液、黄疸等中晚期肝癌的常见症状。也有少数患者出现继发性肝癌的症状以后，其原发癌灶仍不易被查出或隐匿不现，因此，有时与原发性肝癌难以鉴别。消瘦与恶性肿瘤的代谢消耗、进食少、营养不良有关；发热多是肿瘤组织坏死、合并感染以及肿瘤代谢产物引起，多不伴寒战；肝区疼痛是由于肿瘤迅速生长使肝包膜紧张所致；食欲缺乏是由于肝功能损害，肿瘤压迫胃肠道所致；肝区疼痛部位和癌肿部位有密切关系，如突然发生剧烈腹痛并伴腹膜刺激征和休克，多有肝转移癌结节破裂的可能；腹部包块表现为左肝的剑突下肿块或（和）右肝的肋缘下肿块，也可因肝转移癌占位导致肝大；黄疸常由于癌肿侵犯肝内主要胆管，或肝门外转移淋巴结压迫肝外胆管所引起，癌肿广泛破坏肝脏可引起肝细胞性黄疸。

（3）全身状况的改变

由于机体消耗增多和摄入减少，患者往往出现体重减轻，严重者出现恶病质。如发生全身多处转移，还可出现相应部位的症状，如肺转移可引起呼吸系统的临床表现。

6.诊断方法

（1）实验室检查

1）肝功能检查：肝转移癌患者在癌肿浸润初期肝功能检查多属正常，乙肝、丙型肝炎病毒感染指标往往呈阴性。随肿瘤的发展，患者血清胆红素、碱性磷酸酶（AKP）、乳酸脱氢酶（LDH）、γ-谷氨酰转肽酶（GGT）、天门冬氨酸转氨酶（AST）等升高，但由于肝转移癌多数不伴肝炎、肝硬化等，所以肝脏的代偿功能较强。在原发性肝癌中常出现的白/球蛋白比例倒置、凝血酶原时间延长等异常，在肝转移癌中则极少出现。在无黄疸和骨转移时，AKP活性增高对诊断肝转移癌具有参考价值。

2）甲胎蛋白（AFP）：肝转移癌中AFP的阳性反应较少，主要见于胃癌伴肝转移。

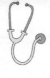

大约15%的胃癌患者AFP阳性，其中绝大多数患者在100μg/L以下，仅1%～2%患者超过200μg/L。切除原发病灶后即使保留转移癌，AFP也可以降至正常水平。

3）癌胚抗原（CEA）：消化道肿瘤，特别是结直肠癌肿瘤患者的CEA检查，对于肝转移癌的诊断十分重要。目前多数学者认为CEA检查可作为肝转移癌的辅助诊断指标，尤其是对无肿瘤病史、肝内出现单个肿瘤病灶、无明确肝炎病史、AFP阴性的患者，必须复查CEA等指标，以警惕肝转移癌的发生。一般认为CEA水平迅速升高或CEA超过20μg/L是肝转移的指征，但其变化与肿瘤大小并无正相关。若CEA阳性，需复查B超CT、结肠镜等寻找原发病灶以明确诊断或随访。肝转移癌术后动态监测CEA对于手术切除是否彻底、术后辅助化疗疗效、肿瘤复发具有重要意义。在清除所有癌灶后，CEA可降至正常水平。原发性结直肠癌术后2年应定期监测，可3个月1次，如果CEA升高，应高度怀疑肿瘤复发，同时有AKP、LDHCEA明显增高提示肝转移。CEA升高时，有时影像学检查并无转移迹象，此时常需通过核素扫描或剖腹探查才能发现。此外，国外文献报道胆汁中的CEA敏感性远较血清CEA高Norton等研究发现，结直肠癌肝转移患者，胆汁CEA水平是血清的29倍，这对原发病灶在术后肝转移以及隐匿性癌灶的发现尤为重要。

4）其他肿瘤标志物测定：其他部位的肿瘤患者如出现5'—核苷磷酸二酯酶同工酶V（5'-NPDV）阳性常提示存在肝内转移的可能，同时它也可以作为肝转移癌术后疗效和复发监测的指标，但不能区分原发性和转移性肝肿瘤。其他临床常用的肿瘤标志物还有酸性铁蛋白，CA19-9、CA50、CA242等，它们在多种肿瘤特别是消化系统肿瘤中均可增高，但组织特异性低，可作为肝转移癌检测的综合判断指标。

（2）影像学检查

1）病灶常为多发且大小相仿。

2）由于病灶中央常有液化坏死。在B超和MRI上可出现"靶征"或"牛眼征"。

7.诊断

（1）多数有原发性肿瘤病史，以结直肠癌、胃癌、胰腺癌等最常见。

（2）常无慢性肝病病史。如HBV、HCV标志物多阴性。

（3）由于肝转移癌很少合并肝硬化，所以体检时癌结节病灶多较硬而肝脏质地较软。

（4）影像学显示肝内多个散在、大小相仿的占位性病变，B超可见"牛眼"征，且多无肝硬化影像，肝动脉造影肿瘤血管较少见。

临床上诊断的依据主要有：①有原发癌病史或依据。②有肝脏肿瘤的临床表现。③实验室肝脏酶学改变，CEA增高而AFP可呈阴性。④影像学发现肝内占位性病变，多为散在、多发。⑤肝脏穿刺活检证实。

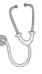

（二）治疗

1.手术切除

与原发性肝癌一样，转移性肝癌的治疗也是以手术切除为首选，这是唯一能使患者获得长期生存的治疗手段，如大肠癌肝转移切除术后5年生存率可达25%～58%，而未切除者2年生存率仅为3%，4年生存率为0。

转移性肝癌的手术适应证近年来有逐渐放宽的趋势。最早对转移性肝癌的手术价值还存在怀疑，之后有许多研究发现，多发性与孤立性肝转移癌切除术后在生存率上并无明显差异，因而近年来手术切除对象不只是限于孤立病灶，位于肝脏一侧或双侧的多发转移灶也包括在手术适应证内，至于可切除多发转移灶数目的上限，以往通常定为3～4个，有学者认为以转移灶的数目作为手术适应证的依据没有足够理由，不可机械从事，只要保证有足够的残肝量和手术切缘，任何数目的肝转移癌均为手术切除的适应证。有肝外转移者以往被认为是手术禁忌证，近年来的研究发现，只要肝外转移灶能得到根治性切除，可获得与无肝外转移者一样好的疗效，故也为手术治疗的适应证目前临床上掌握转移性肝癌的手术指征为：①原发灶已切除并无复发，或可切除，或已得到有效控制（如鼻咽癌行放疗后）。②单发或多发肝转移灶，估计切除后有足够的残肝量并可保证足够的切缘。③无肝外转移或肝外转移灶可切除。④无其他手术禁忌证。

转移性肝癌的手术时机，原则上一经发现应尽早切除。但对原发灶切除后近期内刚发现的较小转移，灶（如＜2cm）是否需要立即手术，有学者认为不必急于手术，否则很可能在手术后不久就有新的转移灶出现，对这样的病例可密切观察一段时间（如3个月）或在局部治疗下（如PEI）观察，若无新的转移灶出现再做手术切除。对同时转移癌的手术时机也是一个存在争议的问题，如大肠癌在原发灶手术的同时发现肝转移者占8.5%～26%，是同期手术还是分期手术尚有意见分歧，有学者认为只要肝转移灶可切除、估计患者能够耐受、可获得良好的切口显露，应尽可能同期行肝癌切除。

转移性肝癌的手术方式与原发性肝癌相似，但有如下几个特点：①由于转移性肝癌常为多发，术中B超检查就显得尤为重要，可以发现术前难以发现的隐置于肝实质内的小病灶，并因此改变手术方案。②因很少伴有肝硬化，肝切除范围可适当放宽以确保阴性切缘，切缘一般要求超过1cm，因为阴性切缘是决定手术远期疗效的关键因素。③由于转移性肝癌很少侵犯门静脉形成癌栓，肝切除术式可不必行规则性肝叶切除，确保阴性切缘的非规则性肝切除已为大家所接受，尤其是多发转移灶的切除更为适用；④伴肝门淋巴结转移较常见，手术时应做肝门淋巴结清扫。

转移性肝癌术后复发也是一个突出的问题，如大肠癌肝转移切除术后60%～70%复发，其中50%为肝内复发，是原转移灶切除后的复发还是新的转移灶在临床上难以区别。

与原发性肝癌术后复发一样，转移性肝癌术后复发的首选治疗也是再切除，其手术指征基本同第一次手术。再切除率文献报道差别较大，为13% ~ 53%，除其他因素外，这与第一次手术肝切除的范围有关，第一次如为局部切除则复发后再切除的机会较大，而第一次为半肝或半肝以上的切除则再切除的机会明显减小。

2.其他

治疗转移性肝癌的方法还有许多，如射频、微波、局部放疗、肝动脉化疗栓塞、瘤体无水酒精注射、氩氦刀等。

第四节　肝脏其他肿瘤

一、肝细胞腺瘤

（一）病因与病理

肝细胞腺瘤多发生于无肝硬化的肝右叶内，左叶少见。多为单发的孤立结节，可有或无包膜，境界清楚、质软，表面有丰富的血管，直径从1 ~ 2cm到10cm大小，切面呈棕黄色，内有暗红色或棕色出血或梗死区，无纤维基质。少数有蒂，有时可见不规则坏死后所遗留的瘢痕标志。往往可见较粗的动静脉内膜增生性改变。光镜所见肝细胞腺瘤由分化良好的肝细胞所组成，细胞较正常肝细胞为大，因为有较多的糖原或脂肪，胞质常呈空虚或空泡状。细胞排列成片状或条索状，无腺泡结构。很少有分裂象，核浆比正常。无明显的狄氏腔，无胆管。电镜检查瘤细胞内细胞器缺乏。有时瘤体由分化不同的肝细胞组成，若有明显的异型性应警惕同时并有肝细胞癌的可能。

（二）临床表现

肝细胞腺瘤生长缓慢，早期多无临床症状，往往于体检或剖腹手术时发现。该病多发生于15 ~ 45岁服避孕药的育龄妇女，其中以20 ~ 39岁最为多见。男性及儿童也可发病。随着肿瘤逐渐增大，可出现腹胀、隐痛或恶心等压迫症状。肝细胞腺瘤有明显的出血倾向。当瘤内出血时可有急性腹痛，甚至出现黄疸。遇外伤瘤体破裂，可造成腹腔内大出血，出现低血容量性休克及贫血，甚至引起循环衰竭而死亡。

1.肝功能、AFP、ALP

通常都在正常范围。

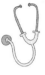

2.影像学检查

（1）B超

示肿瘤边界清楚、光滑。常可见明显包膜，小的肝腺瘤多呈分布均匀的低回声，大的肝腺瘤亦是分布欠均匀的低回声或间以散在边缘清晰的增强回声，部分还可呈较强的回声斑，但后方不伴声影，肿瘤后方多无增强效应，较大的肝腺瘤内常伴有出血或坏死液化，超声图像上显示有不规则的液性暗区。

（2）CT表现

1）平扫：肝内低密度或等密度占位性病变，出血、钙化可为不规则高密度，边缘光滑，周围可见"透明环"影，常为特征性表现。病理基础一般是由瘤周被挤压的肝细胞内脂肪空泡增加而致。

2）增强：早期可见均匀性增强，之后，密度下降与正常肝组织呈等密度。晚期呈低密度。其瘤周之透明环无增强表现。

3）肿瘤恶变可呈大的分叶状肿块或大的坏死区，偶尔可见钙化。

（3）放射性核素7Ga扫描

表现为冷结节，mTc PMT表现为早期摄入、排泄延迟以及放射性稀疏。

（4）细针穿刺细胞学检查能明确诊断，但有出血的可能，应慎重对待。

（三）诊断

首先要引起注意的是男性也可以患肝腺瘤，其次就是与肝癌的鉴别诊断。根据患者病史、实验室检查以及影像学综合检查，多数患者可做出诊断。

（四）治疗

手术切除为最好的治疗方法，因肝细胞腺瘤有出血及恶变的危险，且常与肝癌不易相区别。故有学者主张一旦发现，均应行手术治疗。又因有学者发现在停用口服避孕药后有些肝细胞腺瘤患者肿瘤可发生退化，故多数学者认为对于大于5cm的肝细胞腺瘤应积极手术治疗；小于5cm的肿瘤，若无症状或症状较轻者，在停用口服避孕药的情况下，定期行CT或B超检查，若继续增大，则行手术治疗。对于因肝细胞腺瘤破裂所致腹腔内出血者，应根据患者情况酌情处理。对于手术切除有困难的患者应做活检确诊，并长期随访。

二、肝脏良性间叶肿瘤

（一）平滑肌瘤

平滑肌瘤是一种极为少见的肝脏良性肿瘤。迄今文献共报道10例。

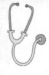

1.病因与病理

病因迄今不明，有文献报道与EB病毒感染有关，但仅限于个案报道。大体上肿瘤为单发病灶，周边有包膜，肿瘤切面呈纵横条束编织状。光镜下肿瘤由大量胶原组织及平滑肌细胞组成，部分细胞可见玻璃样变（WVG染色），间质少，血管较丰富。免疫组化提示波形蛋白（vimentin）、平滑肌肌动蛋白（SMA）、增生细胞核抗体（PCNA）阳性，其他均为阴性。

2.临床表现

临床上缺少特异性表现，症状多与肿瘤大小有关。患者可出现上腹不适或肝区疼痛，体检可表现为肝脾大。影像学检查：B超有呈类似肝癌的低回声占位，但不会出现癌栓、子灶。CT有类似肝海绵状血管瘤的增强表现，但无局限化持续显著增强的表现。MRIT$_2$加权像示大片低信号伴中央不规则极高信号。血管造影可显示出异常肿块效应，有供应血管的伸展，瘤体内可见散在血管湖。

3.诊断

术前不易确诊，主要依靠术后病理进行诊断。通常认为肝脏原发性平滑肌瘤的诊断必须符合以下2个标准。

（1）肿瘤必须由平滑肌细胞组成。

（2）无肝脏以外部位的平滑肌瘤存在。

4.治疗

肝脏原发性平滑肌瘤为良性肿瘤，无论瘤体大小均与正常肝组织分界明显，手术切除的概率大，切除后预后良好。

（二）肝脂肪瘤

1.病因与病理

本病病因不明，部分脂肪瘤可伴有髓外造血，称髓脂肪瘤。大体肿瘤呈单发，主要由成熟的脂肪细胞组成，可被纤维组织束分成叶状，色黄质软，周围有完整的薄层纤维组织包膜，除肿瘤部位外，肝脏大小、色泽均可正常或仅轻度肝大。光镜下分化成熟的脂肪细胞大小较一致，核无异形，周边包膜无侵犯。免疫组化S-100散在阳性，SMA和HMB45阴性。

2.临床表现

肝脂肪瘤可发生于各年龄组，以成人多见，文献报道男女之比为1:（2.3～2.5），以女性多见。临床上多无症状或仅有轻微右上腹不适，大多数为单个病灶，少数有多个病灶或肝左、右叶均有，文献报道最小有0.3cm，最大直径有36cm，但大多为5cm左右。影像学检查B超呈极强回声，光点特别细小、致密，内有血管通过，边缘锐利，略有分叶感，但瘤体后部回声强度明显低于前部，衰减明显。CT呈极低密度，达—95Hu至水样密度。

3.诊断

患者临床症状多无特异性，一般无嗜酒及肝炎史，化验检查肝功能及AFP多正常，但影像特点的特殊表现可与其他肝占位性病变相区别。

4.治疗

最有效的治疗方法是手术切除，尤其是不能与含脂肪较多的肝细胞癌相鉴别时，应首先考虑手术治疗。

三、肝脏良性血管淋巴性肿瘤

（一）海绵状血管瘤

1.病因与病理

本病的病因有多种说法，有人认为是先天性病变，可能与血管发育迷路有关；也有人强调本病为后天发生，与服用类固醇激素、避孕药以及妇女怀孕有关。最近的研究还发现，肥大细胞与本病的发生有关。

肿瘤多为单发病灶，约10%病例为多发，肝左、右两叶发生率无明显差别。病灶大小不一，最大者重18kg，最小者需在显微镜下才能确定。肝海绵状血管瘤呈膨胀性生长，表面为红色、暗红色或紫红色，可分叶，表面光有纤维包膜包裹，质软，或兼有硬斑区。切面呈海绵状或蜂窝状，组织相对较少，部分患者若有血栓形成则常有炎症改变，偶尔可见钙化灶，进一步纤维化，海绵状血管瘤可形成纤维硬化结节，称为"硬化性血管瘤"。光镜下肝海绵状血管瘤由众多大小不等、相互交通的血管腔组成，管腔衬以扁平的内皮细胞，腔内充满血液。血管之间有厚度不等的纤维隔，为细长条束状，血管腔中可见新鲜或机化血栓，少数血栓有成纤维细胞长入，瘤体外围常有一纤维包膜，与正常肝组织形成明显的分界。

2.临床表现

（1）无症状型

肿瘤小于4cm，B超、CT等影像检查或剖腹手术发现。

（2）腹块型

肿瘤增长至一定大小，虽未产生自觉症状，但患者无意中发现肿块。

（3）肿瘤压迫型

占50%～60%，肿瘤生长至相当程度，压迫邻近脏器及组织，出现上腹胀满、疼痛，有时食欲缺乏、恶心、乏力等。值得注意的是疼痛往往并非因肝血管瘤直接引起。

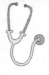

（4）内出血型

肿瘤发生破裂，腹腔内出血，心悸、出汗、头昏、低血压、休克等症状，同时伴有剧烈腹痛、腹肌紧张，此型病死率相当高，偶有肿瘤带蒂者，当发生扭转时也可出现急腹症症状。血管瘤患者体检可扪及肿大的肝脏，表面光滑，质地柔软，触及肿块有囊性感，压之能回缩，有时可闻及血管杂音。实验室检查肝功能试验多正常，对于诊断无明显价值。

3.诊断

肝血管瘤的诊断主要依赖于影像诊断，目前认为凡B超检查发现肝内有直径约3cm大小的局灶占位，应以CT或MRI来验证，必要时可进一步行血池扫描或血管造影检查

4.治疗

肝海绵状血管瘤的治疗取决于肿瘤的大小、部位、生长速度、有无临床症状及诊断的准确性。对于巨大的肝海绵状血管瘤，应手术切除。目前多认为直径大于5cm才能称之为巨大血管瘤，但也有不同的观点。国内学者将海绵状血管瘤分为三级：①瘤体直径小于4cm者称小海绵状血管瘤。②瘤体直径在5 ~ 10cm者称大海绵状血管瘤。③巨大海绵状血管瘤的瘤体直径应在10cm以上。而对于小血管瘤，无临床症状的可暂不做处理。

但若有下列情况应考虑手术治疗：①不能排除恶性病变者。②有明显症状者。③生长速度较快者。④位于肝门部的血管瘤。对于肿瘤极度生长侵犯主要血管或多发性血管瘤无法手术切除的病例可考虑肝动脉结扎、肝动脉栓塞或放射治疗。

切除血管瘤的最大困难是控制出血，为了防止术中发生难以控制的大出血，可采用以下三点措施：①切线处先做大的褥式缝合或手持压迫控制出血。②可考虑全肝或半肝血流阻断。③采用吸刮法断肝，所遇管道可在直视下一一结扎切断。对于手术中意外发现的肝小血管瘤在不影响其主要治疗的前提下，可一并切除。肝海绵状血管瘤切除范围应视瘤体大小及其所占据的肝脏部位而定。局限于肝段、肝叶的血管瘤采取相应肝段、肝叶的切除，对于病变占据整个肝叶或半肝或近三个主叶而健侧肝叶代偿正常时，可作规则性肝切除术。不宜手术或不愿手术者可选用肝动脉栓塞、冷冻治疗、微波固化或放射治疗等。

本病发展较慢，预后良好，但妊娠可促使瘤体迅速增大，如此时遇意外分娩或分娩时腹压上升因素，有增加自发性破裂的机会，但肝海绵状血管瘤自发性破裂的病例极为罕见，国外多为肝穿刺活检所致。肝海绵状血管瘤切除术后复发较为常见，主要原因是肿瘤为多发性或术中切除未尽。复发后可再手术或选用动脉栓塞、放射或局部注射硬化治疗。

（二）婴儿血管内皮瘤

1.病因与病理

本病与皮肤的毛细胞血管瘤一样，由毛细血管内皮细胞所组成，若经正常的增生、成熟及退化阶段后发生消退，则不会形成肝脏的占位性病变。此外本病还可与一些疾病相伴出现。如Kasabach-Meritt综合征、一些先天性心脏病、21-三体综合征、肝左位胸腔异位

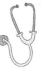

等。55%的肿瘤为单发，以右叶多见，直径为0.5～15cm，45%的肿瘤为多发，弥散性，散布于肝内。肿瘤切面可见暗红色富含血液的毛细胞血管腔，发生坏死时为黄白色。肿瘤与周围组织分界不清，局部可有浸润。

病理上可分为两型，Ⅰ型：肿瘤的周边区由密集增生的不规则薄壁毛细细胞血管样腔隙组成，管腔内衬以单层内皮细胞，细胞形态较为一致，肿瘤间质成分少，可含残留的胆管、肝细胞及门管区，肿瘤的中央部分可为大片纤维间质区。肿瘤内可见坏死、出血及钙化。Ⅱ型：大体

结构与Ⅰ型相似，肿瘤细胞为多形性内皮细胞，可多层排列，缺少整齐一致，细胞异型，胞核不规则，深染，此型侵袭性强。免疫组化检查CD34，CD31，UEA-1及FⅢ阳性。

2.临床表现

小的血管内皮瘤一般无症状，大者可在出生后一周出现上腹部肿块，肝大，腹部膨隆伴腹痛，个别患儿有发热、黄疸、溶血性贫血、血小板减少以及肝衰竭等。30%的患儿可同时伴有皮肤、淋巴结、脾、胃肠道、胸膜、前列腺肺和骨的血管内皮瘤。此外，血管内皮瘤可出现动—静脉交通，部分患者还可出现高排出量型的心力衰竭。

实验室检查AFP可升高，可高达400μg/L。腹部X线片可见肝区阴影，膈肌抬高及结肠、胃移位，偶见瘤体钙化点。B超见肝大，肝区内有流动缓慢或不规则的液性暗区，多数为边界光滑的低回声占位，较大的瘤体则为均匀的强回声。CT检查肿瘤多为低密度影，多伴有钙化。SPECT扫描可出现病灶的早期充填，对诊断有一定帮助。

3.诊断

临床上发现新生儿皮肤血管瘤在几周内迅速增大，然后退变，伴有进行加深的黄疸，以及肝大、肝区震颤及血管杂音，心力衰竭等体征应考虑该病的存在。进一步行腹部X线片、B超、CT、MRI、血管造影可明确诊断。

4.治疗

本病为良性肿瘤，5%～10%的肿瘤可能自然消退，但伴有严重并发症者未经及时治疗多数于数月内死亡。因此对于已确诊的患者，无论是单发或者多发，均应对患者行手术切除治疗。对于部分不可手术切除的患者，采用冷冻治疗法和放射治疗法也可改善患者预后。

此外，大剂量激素疗法对病程的改善也起到一定的作用。对于心力衰竭患者，最直接有效的办法是阻断动—静脉瘘，方法有肝动脉栓塞或肝动脉结扎，对于极为衰竭或瘤体巨大难以手术切除的患儿，可使瘤体缩小，心力衰竭得以控制，且此项治疗损伤小，可重复进行，可有效阻断新生的侧支循环。

本病预后大多数良好，未经治疗的患儿可死于心力衰竭、弥散性血管内凝血、肝衰竭等，部分患者还有转变为肝血管肉瘤的报道。

第五章　胆囊与胆道疾病

第一节　肝胆管结石与胆总管结石

一、肝胆管结石

肝胆管结石亦即肝内胆管结石，是指肝管分叉部以上原发性胆管结石，绝大多数是以胆红素钙为主要成分的色素性结石。虽然肝内胆管结石属原发性胆管结石的一部分，有其特殊性，但若与肝外胆管结石并存，则常与肝外胆管结石的临床表现相似。由于肝内胆管深藏于肝组织内，其分支及解剖结构复杂，结石的位置，数量、大小不定，诊断和治疗远比单纯肝外胆管结石困难，至今仍然是肝胆系统难以处理、疗效不够满意的疾病。

（一）病因和发病情况

原发性肝内胆管结石的病因和成石机制，尚未完全明了。目前比较肯定的主要因素为胆系感染，胆管梗阻、胆汁淤滞、胆管寄生虫病、代谢因素，以及胆管先天性异常等几乎所有肝胆管结石患者都有不同程度的胆管感染，胆汁细菌培养阳性率达95% ~ 100%。细菌谱以大肠埃希菌、克雷白菌属和脆弱类杆菌等肠道细菌为主。这些细菌感染时所产生的细菌源性β-葡萄糖醛酸苷酶（β-glucuronidase，β-G）和由肝组织释放的组织源性β-G，可将双结合胆红素分解为单结合胆红素，再转变成非结合胆红素。它与胆汁中的钙离子结合，形成不溶解的胆红素钙。当胆管中的胆红素钙浓度增加处于过饱和状态，则可沉淀并形成胆红素钙结石。在胆红素钙结石形成的过程中，尚与胆汁中存在的大分子物质——黏蛋白、酸性黏多糖和免疫球蛋白等形成支架结构并与钙、钠、铜、镁、铁等金属阳离子聚合有关。

胆管寄生虫病与肝胆管结石形成的关系，已得到确认。已有许多资料证实在一些胆管结石的标本内见到蛔虫残体。显微镜下观察，在结石的核心中找到蛔虫的角质层残片或蛔虫卵等。

胆管梗阻，胆流不畅，胆汁淤滞，是发生肝内胆管结石的重要因素和条件。胆汁淤滞、积聚或流速减慢，一方面为成石物质的聚集，沉淀提供了条件，另一方面也是发生和加重感染的重要因素。正常情况下，胆管内胆汁的流动呈层流状态。胆汁中的固体质点沿各自流线互相平行移动，胆汁中的固体成分不易发生聚合。当肝胆管发生狭窄或汇合异常等因素，上端胆管扩张，胆汁停滞；胆管狭窄或扩张后胆汁流动可出现环流现象，有利于成石物质集结，聚合形成结石。胆汁淤滞的原因，多为胆管狭窄，结石阻塞，胆管或血管的先天异常，如肝内胆管的解剖变异，血管异位压迫胆管导致胆流不畅。结石和炎症往往并发或加重狭窄，互为因果，逐渐加重病理和病程进展。

（二）临床表现

1.合并肝外胆管结石表现

肝内胆管结石的病例中有2/3～3/4与肝门或肝外胆管结石并存。因此大部分病例的临床表现与肝外胆管结石相似。常表现为急性胆管炎、胆绞痛和梗阻性黄疸。其典型表现按严重程度，可出现Charcot三联征（疼痛，畏寒发热，黄疸）或Reynolds五联征（前者加感染性休克和神志改变）、肝大等。有些患者在非急性炎症期可无明显症状，或仅有不同程度的右上腹隐痛，偶有不规则的发热或轻、中度黄疸，消化不良等症状。

2.不合并肝外胆管结石表现

不伴肝门或肝外胆管结石，或虽有肝外胆管结石，而胆管梗阻、炎症仅发生在部分叶段胆管时，临床表现多不典型。常不被重视，容易误诊。单纯肝内胆管结石、无急性炎症发作时，患者可以毫无症状或仅有轻微的肝区不适、隐痛，往往在B超、CT等检查时才被发现。

一侧肝内胆管结石发生部分叶段胆管梗阻并急性感染，引起相应叶段胆管区域的急性化脓性胆管炎。其临床表现，除黄疸轻微或无黄疸外，其余与急性胆管炎相似。严重者亦可发生疼痛，畏寒，发热，血压下降、感染性休克或神志障碍等重症急性胆管炎的表现。右肝叶段胆管感染、炎症，则以右上腹或肝区疼痛并向右肩、背放散性疼痛和右肝大为主。左肝叶段胆管梗阻、炎症的疼痛则以中上腹或剑突下疼痛为主，多向左肩、背放散，左肝大。由于一侧肝叶段胆管炎，多无黄疸或轻微黄疸，甚至疼痛不明显，或疼痛部位不确切，常被忽略，延误诊断，应于警惕。一侧肝内胆管结石并急性感染，未能及时诊断有效治疗，可发展成相应肝脏叶段胆管积脓或肝脓肿。长时间消耗性弛张热，逐渐体弱、消瘦。

反复急性炎症必将发生肝实质损害，肝包膜，肝周围炎和粘连。急性炎症控制后，亦常遗留长时间不同程度的肝区疼痛或向肩背放散痛等慢性胆管炎症的表现。

3.腹部体征

非急性肝胆管梗阻，感染的肝内胆管结石患者，多无明显的腹部体征。部分患者可有肝区叩击痛或肝大。左右肝内存在广泛多发结石，长期急慢性炎症反复交替发作者，可有肝、脾大，肝功能障碍，肝硬化，腹腔积液或上消化道出血等门静脉高压征象。

肝内胆管急性梗阻并感染患者，多可扪及右上腹及右肋缘下明显压痛、肌紧张或肝大。同时存在胆总管结石和梗阻，有时可扪及肿大的胆囊或Murphy征阳性。

（三）诊断

1.病史

要详细询问病史，重视临床表现。

2.实验室检查

慢性期可有贫血、低蛋白血症。急性感染期多有白细胞增高，血清转氨酶、胆红素增高。严重急性感染菌血症者，血液培养常有致病菌生长。

3.影像学检查

（1）B超波检查

简便，易行，无创。对肝内胆管结石的阳性率为70%左右。影像特点是沿肝胆管分布的斑点状或条索状，圆形或不规则的强回声，多数伴有声影，其远端胆管多有不同程度的扩张。但不足之处是难以准确了解结石在胆管内的具体位置、数量和胆管系统的变异和病理状况，并易与肝内钙化灶混淆，难以满足外科治疗的要求。

（2）CT扫描

肝内胆管结石CT检查的敏感性和准确率平均80%左右，略高于超声波检查。一般结石密度高于肝组织，对于一些含钙少，散在、不成型的泥沙样胆色素结石可成低密度。在扩张胆管内的结石容易发现，但不伴胆管扩张的小结石不易与钙化灶区别。对于伴有肝内胆管明显扩张、肝脏局部增大，缩小，萎缩或并发脓肿甚至癌变者，CT检查有很高的诊断价值。但不能准确了解肝胆管的变异和结石在肝胆管内的准确位置和分布。

（3）经皮肝穿刺胆系造影和经内镜逆行胆胰管造影

PTC成功后肝胆管的影像清晰，对肝胆管的狭窄、扩张、结石的诊断准确率达95%以上。伴有肝胆管扩张者穿刺成功率90%以上，但无胆管扩张者成功率较低，为70%左右。此检查有创，平均有4%左右较严重并发症及0.13%的病死率。不适于有凝血机制障碍，肝硬化和腹腔积液的病例。ERCP的成功率为86% ~ 98%，并发症约6%，但一般比PTC的并发症轻，病死率约8/10万。相比之下，ERCP比PTC安全。但若肝门或肝外胆管狭窄者，肝内胆管显影不良或不显影。因此ERCP还不能完全代替PTC。

阅读分析胆系造影片时应特别注意肝胆管的正常典型分支及变异，仔细辨明各叶段胆管内结石的具体位置、数量、大小、分布以及肝胆管狭窄、扩张的部位、范围、程度和移位等。若某一叶段胆管不显影或突然中断，很可能因结石阻塞或严重狭窄，应在术中进一步探明。因此显影良好的胆系造影是诊断肝内胆管结石病不可缺少的检查内容。

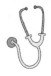

（4）磁共振胆系成像

磁共振胆系成像可以清楚显示肝胆管系统的影像，无创。用于胆管肿瘤等梗阻性黄疸的影像诊断很有价值。但对于胆固醇和钙质含量少的结石，仅表现为低或无MR信号的圆形或不规则形阴影和梗阻以远的胆管扩张。对肝胆管结石的诊断不如PTC和ERCP清晰。

（5）影像检查鉴别结石和钙化灶

目前B超和CT已广泛用于肝胆系统的影像诊断，或一般体检的检查内容。由于肝内胆管结石和钙化灶在B超和CT的影像表现相似，常引起患者不安，需要鉴别。一般情况下肝内钙化无胆管梗阻、扩张及感染症状，鉴别不难。但遇无明显症状和无明显胆管扩张的肝内胆管结石或多发成串排列的钙化灶，在B超，CT影像中难于准确区别。昆明某医院曾总结B超或CT检查报告为肝内胆管结石或钙化灶的225例进行了ERCP或肝区X线平片检查，结果证实有73.8%（166/225）属肝内胆管结石，26.2%（59/225）为肝内钙化病灶。ERCP显示钙化灶在肝胆管外、结石在肝胆管内。钙化灶多可在X线平片上显示肝内胆管结石X线平片为阴性，因此最终需要显影良好的胆系造影和（或）X线平片才能区别。

（6）术中诊断

由于肝内胆管的解剖结构、结石状况复杂病情因素或设备条件限制，有时未能在术前完成准确定位诊断的检查。有的术前虽已进行ERCP或PTC等影像检查，但结果并不满意，或术中发现新的病理状况或定位诊断与术前诊断不相符合等情况时，则需在术中进行胆系影像学检查，进一步明确诊断。胆管探查取石后，不能确定结石是否取净或疑有其他病理因素者，最好在术中重复影像检查，以求完善术中措施。

术中常用的影像检查方法有术中胆管造影、术中胆管镜检查和术中B超检查，可根据具体情况和设备条件选择。一般常用术中胆管造影，影像清晰，准确率高。术中胆管镜检查发现结石，可随即取出，兼有诊断与治疗两者的功能。

（四）手术治疗

1.术前准备

改善全身营养状况：肝内胆管结石常反复发作胆管炎或多次手术，长期慢性消耗，多有贫血，低蛋白等营养状况不佳。术前应给予高蛋白，高糖类饮食，补充维生素。有低蛋白血症或贫血者应从静脉补充人体清蛋白、血浆或全血，改善健康状况，提高对手术创伤的耐受性和免疫功能。

充分估计和改善肝、肾功能、凝血机制：术前要求肝、肾功能基本正常，无腹腔积液。凝血酶原时间和凝血酶时间在正常范围。

重视改善肺功能：肝胆系统手术，对呼吸功能影响较大，易发生肺部并发症。术前应摄胸片，必要时检查肺功能。有慢性支气管炎或肺功能较差，应在术前治疗基本恢复后进行手术。

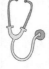

抗感染治疗：肝内胆管结石，多有肠道细菌的感染因素存在，术前应使用对革兰阴性细菌和厌氧菌有效的抗菌药物，控制感染。

2.麻醉

可根据病情，术前诊断、估计手术的复杂程度选择麻醉。若为单纯切开肝门或肝外胆管取石，连续硬膜外麻醉多可完成手术。但肝内胆管结石多为手术复杂、时间较长，术中需要严密监控呼吸、循环状况，选择气管内插管全身麻醉比较安全。

3.体位和切口

一般取仰卧位或右侧抬高20°～30°的斜卧位。若遇体形宽大或肥胖患者，适当垫高腰部或升高肾桥便以操作。切口最好选择右肋缘下斜切口，必要时向左肋缘延伸呈屋顶式。如果术前能够准确认定右肝内无胆管狭窄等病变存在，手术不涉及右肝者，也可采用右上腹经腹直肌切口，必要时向剑突方向延长，亦可完成左肝切除或左肝内胆管切开等操作。

4.手术方式的选择

肝内胆管结石手术治疗的原则和目的是：取净结石，解除狭窄，去除病灶，胆流通畅和防止感染。为了达到上述目的，需要根据结石的部位、大小、数量、分布范围和肝胆管系统，肝脏的病理改变以及患者的全身状况综合分析，选择合理、效佳的手术方式治疗肝内胆管结石的术式较多，目前较常用的主要术式有：胆管切开取石、引流，胆管整形，胆肠吻合，肝叶、肝段切除等基本术式和这几种术式基础上的改进术式，或几种术式的联合手术。

（1）单纯肝外胆管切开取石引流术

仅适用于不伴肝内外胆管狭窄，Oddi括约肌功能和乳头正常，局限于肝门和左右肝管并容易取出的结石。取石后放置T形管引流。

（2）肝外胆管切开、术中，术后配合使用纤维胆管镜取石引流术

适用于肝内Ⅱ、Ⅲ级以上胆管结石并有一定程度的胆管扩张，允许胆管镜到达结石部位附近，而无明显肝胆管狭窄或肝组织萎缩者。取石后放置T形管引流。若术后经T形管造影发现残留结石，仍可用纤维胆管镜通过T形管的窦道取石。

（3）肝叶，肝段切除术

1957年我国首次报道用肝叶切除术治疗肝内胆管结石，今已得到确认和普遍采用。肝切除可以去除病灶，效果最好，优良达90%～95%。其最佳适应证为局限性的肝叶肝段胆管多发结石，合并该叶段胆管明显狭窄或已有局部肝组织纤维化，萎缩者。对于肝内胆管广泛多发结石或合并多处肝胆管狭窄者，则需与其他手术方法联合使用，才能充分发挥其优越性。

（4）狭窄胆管切开取石，整形

单纯胆管切开取石，整形手术，不改变胆流通道，保留Oddi括约肌的生理功能为其优点。但此法仅适于肝门或肝外胆管壁较薄，瘢痕少，范围小的单纯环状狭窄。取石整形后应放置支撑管半年以上。对于狭窄部胆管壁厚或其周围结缔组织增生，瘢痕多、狭窄范围大者，日后瘢痕收缩、容易再狭窄。因此大多数情况下，胆管狭窄部整形应与胆肠吻合等联合应用，才能获得远期良好的效果。

（5）胆管肠道吻合术

胆肠吻合的目的是为了解除胆管狭窄、重建通畅的胆流通道，并有利于残留或再发结石排入肠道，目前已广泛应用于治疗肝胆管结石并狭窄者。胆肠吻合的手术方式包括胆总管十二指肠吻合，胆管空肠Roux-en-Y吻合，胆管十二指肠空肠间置三种基本形式，或在此基础上设置空肠皮下盲瓣等改进的术式。

胆总管十二指肠吻合术：不可避免地发生明显的十二指肠内容物向胆管反流。此术式用于肝内胆管结石的优良效果仅为42%～70%。不适于难以取净的肝内胆管结石或合并肝门以上的肝内胆管狭窄、肝萎缩者。对于无肝门，肝内胆管狭窄或囊状扩张、不伴肝纤维化，肝萎缩、肝脓肿，并已确认结石取净无残留结石，仅单纯合并胆总管下段狭窄者，可以酌情选用。总之肝内胆管结石在多数情况下不宜采用这一术式，应当慎重。

胆管空肠Roux-en-Y吻合术：空肠襻游离性好、手术的灵活度大，几乎适用于各部位的胆管狭窄。无论肝外，肝门和肝内胆管狭窄段切开，取出结石后均可将切开的胆管与空肠吻合。可以达到解除狭窄、胆流通畅的目的。辅于各种形式的防反流措施，可以减轻胆管反流，减少反流性胆管炎。优良效果为85%～90%。

胆管十二指肠空肠间置术：适应证和效果与胆管空肠Roux-en-Y吻合相近，但其胆管反流和胆汁淤积比Roux-en-Y吻合明显，较少采用。

（6）游离空肠通道式胆管造口成形术

切取带蒂的空肠段12～15cm，远侧端与切开的肝胆管吻合，近端缝闭成盲瓣留置于腹壁皮下。既可解除肝胆管狭窄又保留Oddi括约肌的正常功能。日后再发结石，可通过皮下盲瓣取石。适于胆总管下段、乳头无狭窄和Oddi括约肌正常者。

（7）肝内胆管结石并感染的急诊手术

肝内胆管结石并发梗阻性的重症急性胆管炎，出现高热，休克或全身性严重中毒症状，非手术治疗不能缓解者，常需急诊手术。急诊情况下，不宜进行复杂手术。一般以解除梗阻、疏通胆管引流胆汁为目的。应根据梗阻部位选择手术方式。肝外胆管、肝门胆管或左右肝管梗阻，一般切开肝外或肝门胆管可以取出结石，放置T形管引流有效。肝内叶段胆管梗阻，切开肝外或肝门胆管取石困难者，可在结石距肝面的浅表处经肝实质切开梗阻的肝胆管，取出结石后放置引流管。待病情好转、恢复后三个月以上再行比较彻底的根治性手术为妥。

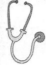 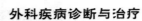

二、胆总管结石

（一）病因

1.继发性胆总管结石

形状、大小、性状基本上与同存的胆囊结石相同或相似。数量多少不一，可为单发或多发，若胆囊内多发结石的直径较小，并有胆囊管明显扩张者，结石可以大量进入胆总管、肝总管或左右肝管。

2.原发性胆总管结石

原发性胆总管结石是发生在胆总管的原发性胆管结石。外观多呈棕黑色，质软，易碎，形状各异、大小及数目不一。有的状如细沙或不成形的泥样，故有"泥沙样结石"之称。这种结石的组成是以胆红素钙为主的色素性结石。经分析其主要成分为胆红素，胆绿素和少量胆固醇以及钙、钠、钾、磷，镁等矿物质和多种微量元素。在矿物质中以钙离子的含量最高并易与胆红素结合成胆红素钙。此外尚有多种蛋白质及黏蛋白构成网状支架。有的在显微镜下可见寄生虫的壳皮，虫卵和细菌聚集等。

原发性胆管结石的病因和形成机制尚未完全明了。目前研究结果认为这种结石的生成与胆管感染、胆汁淤滞、胆管寄生虫病有密切关系。

胆总管结石患者，绝大多数都有急性或慢性胆管感染病史。胆汁细菌培养的阳性率达80%～90%，细菌谱以肠道细菌为主。其中85%为大肠埃希菌，绝大多数源于上行感染。带有大量肠道细菌的肠道寄生虫进入胆管是引起胆管感染的重要原因。这是我国农民易发胆管结石的主要因素。此外，Oddi括约肌功能不全，肠内容物向胆管反流，乳头旁憩室等都是易发胆管感染的因素。胆管炎症水肿，特别是胆总管末端炎症水肿，容易发生胆汁淤滞。感染细菌和炎症脱落的上皮可以成为形成结石的核心。

肠道寄生虫进入胆管，一方面引起感染炎症，另一方面虫卵和死亡的虫体或残片可以成为形成结石的核心。青岛市立医院先后报告胆石解剖结果，以蛔虫为核心者占69.86%～84.00%。

胆汁淤滞是结石生成和增大、增多的必需条件。如果胆流正常通畅，没有足够时间的淤滞积聚，即使胆管内存在感染，寄生虫等成石因素，胆管内的胆红素或胆红素钙等颗粒，可随胆流排除，不至增大形成结石病。反复胆管感染，胆总管下段或乳头慢性炎症，管壁纤维组织增生管腔狭窄，胆管和Oddi括约肌功能障碍等因素都可影响胆流通畅，导致胆总管胆汁淤滞，利于结石形成。但临床常可遇见胆总管结石患者经胆管造影或手术探查，虽有胆总管扩张而无胆总管下段明显狭窄，有的患者Oddi括约肌呈松弛状态，通畅无阻甚至可以宽松通过直径1cm以上的胆管探子。此种情况，可能与Oddi括约肌功能紊乱，经常处于痉挛状态有关。胆管结石形成之后又容易成为胆管梗阻的因素。因此，梗阻—结石—梗阻，互为因果，致使结石增大、增多甚至形成铸形结石或成串堆积。

（二）临床表现

胆总管结石的临床表现比较复杂，其临床症状和体征主要表现为胆管梗阻和炎症并存的特征。由于结石的生成，增大和增多为一缓慢过程，其病史往往长达数年，数十年之久。在长期的病理过程中，多为急，慢性的梗阻、炎症反复发生。病情和表现的轻、重、缓、急，均取决于胆管梗阻是否完全和细菌感染的严重程度。

胆总管结石患者的典型临床表现多为反复发生胆绞痛，梗阻性黄疸和胆管感染的症状。常为餐后无原因的突然发生剧烈的胆绞痛，疼痛以右上腹为主，可向右侧腰背部放散，多伴恶心呕吐，常需口服或注射解痉止痛类药物才能缓解。绞痛发作之后往往伴随出现四肢冰冷，寒战，高热等感染症状，体温可达39～41℃。持续数小时后全身大汗，体温逐渐降低。一般在绞痛发作后12～24h出现黄疸，尿色深黄或浓茶样。如不及时给予有力的抗感染等措施，则可每天发作寒战、高热，甚至高热不退，黄疸加深，疼痛不止。有的很快发展成急性梗阻化脓性重症胆管炎、胆源性休克、肝脓肿、器官衰竭等严重并发症，预后凶险。

结石引起胆总管梗阻，除非结石嵌顿，则多属不完全性。梗阻发生后，胆管内压力增高，胆总管多有不同程度扩张，随着炎症消退或结石移动，胆流通畅，疼痛减轻，黄疸很快消退，症状缓解，病情好转。

继发性胆总管结石的临床表现特点。一般为较小的胆囊结石通过胆囊管进入胆总管下端，突然发生梗阻和Oddi括约肌痉挛，故多为突然发生胆绞痛和轻中度黄疸，较少并发明显胆管炎。用解痉挛，止痛等对症处理，多可在2～3d缓解。如果结石嵌顿于胆总管下端或壶腹部而未并发胆管感染者，疼痛可以逐渐减轻，但黄疸加深。若长时间梗阻，多数患者将会继发胆管感染。

原发性胆总管结石由于胆管感染因素长期存在，一旦急性发作，多表现为典型的疼痛，寒战高热和黄疸三联征等急性胆管炎的症状。急性发作缓解后，可呈程度不同的慢性胆管炎的表现。常为反复出现右上腹不适、隐痛、不规则低热，消化紊乱，时轻时重，并可在受冷、疲劳时症状明显，颇似"感冒"。有的患者可以从无胆管炎的病史。在体检或首次发作胆管炎进行检查时发现胆总管多发结石并胆管扩张，或已明确诊断后数年无症状。这种情况可能因为Oddi括约肌功能良好，结石虽多但间有空隙、胆管随之扩张，没有发生明显梗阻和感染。说明胆总管虽有结石存在，若不发生梗阻或感染，可以不出现临床症状。

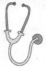

腹部检查在胆总管梗阻，感染期，多可触及右上腹压痛、肌紧张或反跳痛等局限性腹膜刺激征。有时可打到肿大的胆囊或肝脏边缘或肝区叩击痛。胆管炎恢复后的缓解期或慢性期，可有右上腹深部压痛或无明显的腹部体征。

实验室检查在急性梗阻性胆管炎时主要为白细胞增多和中性粒细胞增加等急性炎症的血液像，血胆红素增高和转氨酶增高等梗阻性黄疸和肝功受损的表现。若较长时间的胆管梗阻，黄疸或短期内反复发作胆管炎肝功明显受损，可出现低蛋白血症和贫血征象。

（三）治疗

1.经内镜 Oddi 括约肌切开术或经内镜乳头切开术

经内镜 Oddi 括约肌切开术或经内镜乳头切开术适于数量较少和直径较小的胆总管下段结石。特别是继发性结石，多因结石小，数量少，容易嵌顿于胆总管下段、壶腹或乳头部。直径 1cm 以内的结石可经 EPT 或 EST 取出。此法创伤小，见效快，更适于年老、体弱或已做过胆管手术的患者。

经纤维内镜用胆管子母镜取石，需先行 EST，然后放入子母镜，用取石网篮取石。若结石较大，应先行碎石才能取出。此法可以取出较高位的胆管结石，但操作比较复杂。

2.开腹胆总管探查取石

目前仍然是治疗胆总管结石的主要手段。采用右上腹经腹直肌切口或右肋缘下斜切口都能满意显露胆总管。开腹后应常规触扣探查肝、胆、胰、胃和十二指肠等相关脏器。对于择期手术，有条件者在切开胆总管之前最好先行术中胆管造影或术中 B 超检查，进一步明确结石和胆管系统的病理状况。尤其原发性胆总管结石，多数伴有肝内胆管结石或胆管狭窄等改变，需要在术中同时解决。

切开胆总管取出结石后，最好常规用纤维胆管镜放入肝内外胆管检查和取石。直视下观察肝胆管系统有无遗留结石，狭窄等病变并尽可能取净结石。然后用 F10 ~ 12 号导尿管，若能顺利通过乳头进入十二指肠并从导尿管注入 10mL 左右的生理盐水试验无误，表明乳头无明显狭窄。如果 F10 导尿管不能进入十二指肠，可用直径 2 ~ 3mm 的 Bakes 胆管扩张器试探。正常 Oddi 乳头可通过直径 3mm 以上的扩张器，使用金属胆管扩张器应从直径 2 ~ 3mm 的小号开始，能顺利通过后逐渐增大一号的扩张器。随胆总管的弯度轻柔缓慢放入，不可猛力强行插入，以免穿破胆总管下端形成假道，发生严重后果。胆总管明显扩张者可将手指伸入胆总管探查。有时质软、泥样的结石可以黏附在扩张胆管一侧的管壁或壶腹部，不阻碍胆管探子和导尿管通过，此时手感更为准确。还应再次强调，无论采用导尿管，Bakes 扩张器，或手指伸入探查，都不能准确了解有无胆管残留结石或狭窄，特别是肝内胆管的状况。而术中胆管镜观察和取石，可以弥补这一不足，有效减少或避免残留结石。

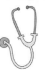

胆总管切开探查后，是否放置胆管引流意见不一致。目前认为不放置胆管引流，仅适于单纯性胆总管内结石（主要是继发结石），胆管系统基本正常。确切证明无残留结石、无胆管狭窄（特别是无胆总管下段或乳头狭窄），无明显胆管炎等少数情况。可以缩短住院时间，避免胆管引流的相关并发症。严格掌握适应证的情况下可以即期缝合胆总管。在缝合技术上最好使用无创伤的带针细线，准确精细严密缝合胆总管切口，预防胆汁溢出。但应放置肝下腹腔引流，以便了解和引出可能发生的胆汁溢出。

胆总管探查取石放置"T"形管引流，是多年来传统的方法。可以有效防止胆汁外渗，避免术后胆汁性腹膜炎和局部淤胆感染，安全可靠，并可在术后通过"T"管了解和处理胆管残留结石等复杂问题。特别是我国原发性胆管结石发病率高，并存肝内胆管结石和肝内外胆管扩张狭窄等复杂病变者较多，很难保证胆总管探查术中都能完善处理。因此大多数情况下仍应放置"T"形管引流为妥。"T"形管材料应选择乳胶管，容易引起组织反应，一般在2～3周可因周围粘连形成窦道。用硅胶管或聚乙烯材料的T形管，组织反应轻，不易形成窦道，拔管后发生胆汁性腹膜炎的机会较多不宜采用。"T"形管的粗细，应与胆总管内腔相适应。经修剪后放入胆总管的短臂直径不宜超过胆管内径，以免缝合胆管时有张力。因为张力过大、过紧，有可能导致胆管壁血供不足或裂开，胆汁溢出和日后发生胆管狭窄。若有一定程度胆总管扩张者，最好选用22～24F的"T"管，以便术后用纤维胆管镜经窦道取石。缝合胆总管切口，以00或000号的可吸收线为好。因为丝线等不吸收线的线结有可能进入胆总管内成为结石再发的核心。胆总管缝合完成后，可经T管长臂，轻轻缓慢注入适量生理盐水试验是否缝合严密，若有漏水应加针严密缝合，以免术后发生胆汁渗漏。关腹前将"T"管长臂和肝下腹腔引流管另戳孔引出体外，以免影响腹壁切口一期愈合。

3.腹腔镜胆总管探查取石

主要适于单纯性胆总管结石，并经术前或术中胆管造影证明确无胆管系统狭窄和肝内胆管多发结石者。因此这一方法多数为继发性胆总管结石行腹腔镜胆囊切除术时探查胆总管。切开胆总管后多数需要经腹壁戳孔放入纤维胆管镜用取石网篮套取结石，难度较大，需要有熟练的腹腔镜手术基础。取出结石后可根据具体情况决定直接缝合胆总管切口或放置"T"形管引流。

4.胆总管下段狭窄，梗阻的处理

（1）胆总管十二指肠吻合术

手术比较简单，方便，易行，早期效果较好，过去常被采用。但因这一术式不可避免发生胆管反流或反流性胆管炎，反复炎症容易导致吻合口狭窄，复发结石，远期效果欠佳。特别是吻合口上端胆管存在狭窄或肝内胆管残留结石未取净者，往往反复发生严重胆管炎或胆源性肝脓肿。有学者总结了72例胆总管十二指肠吻合术后平均随访5年半

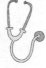

的效果，优良仅占70.8%，死于重症胆管炎或肝脓肿者占6.3%。分析研究远期效果不良的原因：吻合口上端胆管存在不同程度的狭窄或残留结石占52.7%，吻合口狭窄占21%，单纯反流性胆管炎占26.3%。因此，胆总管十二指肠吻合术今已少用。目前多主张仅用于年老、体弱、难以耐受较复杂的手术并已明确吻合口以上胆管无残留结石、无狭窄梗阻者。吻合口径应在2 ~ 3cm以上，防止日后回缩狭窄。

（2）胆总管十二指肠间置空肠吻合术

将一段长20 ~ 30cm带血管的游离空肠两端分别与胆总管和十二指肠吻合，形成胆总管与十二指肠间用空肠架桥式的吻合通道。虽然在与十二指肠吻合处做成人工乳头或延长空肠段达50 ~ 60cm，仍难以有效防止胆管反流并易引起胆汁在间置空肠段内滞留，增加感染因素。手术过程也比较复杂，远期效果和手术操作并不优于胆总管空肠吻合术。目前较少采用。

（3）胆总管空肠Roux-en-Y吻合术

利用空肠与胆总管吻合，容易实现3 ~ 5cm以上的宽大吻合口，有利于防止吻合口狭窄。

空肠的游离度大，操作方便，灵活，尤其并存肝总管，肝门以上肝胆管狭窄或肝内胆管结石者，可以连续切开狭窄的肝门及左右肝管乃至Ⅲ级肝胆管，解除狭窄，取出肝内结石，建立宽畅的大口吻合。适应范围广、引流效果好。辅以各种形式的防反流措施，防止胆管反流和反流性胆管炎，是目前最常用的胆肠内引流术式。

（4）Oddi括约肌切开成形术

早年较多用于胆总管末端和乳头狭窄患者，切开十二指肠行Oddi括约肌切开、成形。实际上如同低位胆总管十二指肠吻合，而且操作较十二指肠吻合复杂、较易发生再狭窄，远期效果并不优于胆总管十二指肠吻合术。特别是近年来EST成功用于临床和逐渐普及，不开腹、创伤小、受欢迎。适于Oddi括约肌切开的病例，几乎均可采用EST代替，并能获得同样效果，因此开腹Oddi括约肌切开成形术已极少采用。

第二节　胆囊结石与胆囊良性肿瘤

一、胆囊结石

（一）病因及发病机制

胆囊结石成分主要以胆固醇为主，而胆囊结石的形成原因至今尚未完全清楚，目前考虑与脂类代谢、成核时间、胆囊运动功能、细菌基因片段等多种因素密切相关。

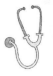

（二）临床表现

约60%的胆囊结石患者无明显临床表现，于查体或行上腹部其他手术而被发现。当结石嵌顿引起胆囊管梗阻时，常表现为右上腹胀闷不适，类似胃炎症状，但服用治疗胃炎药物无效患者多厌油腻食物；有的患者于夜间卧床变换体位时，结石堵塞于胆囊管处暂时梗阻而发生右上腹和上腹疼痛，因此部分胆囊结石患者常有夜间腹痛。

因胆囊结石多伴有轻重不等的慢性胆囊炎，疼痛可加剧而不缓解，可引起化脓性胆囊炎或胆囊坏疽、穿孔，而出现相应的症状与体征。胆囊结石可排入胆总管而形成继发性胆总管结石，胆管炎。

当胆囊结石嵌顿于胆囊颈或胆囊管压迫肝总管和胆总管时，可引起胆管炎症，狭窄，胆囊胆管瘘，也可引起继发性胆总管结石及急性重症胆管炎，这是一种少见的肝外梗阻性黄疸，国外报道其发生率为0.7% ~ 1.8%，国内报道为0.5% ~ 0.8%。

（三）鉴别诊断

1.慢性胃炎

慢性胃炎主要症状为上腹闷胀疼痛、嗳气、食欲减退及消化不良史。纤维胃镜检查对慢性胃炎的诊断极为重要，可发现胃黏膜水肿、充血，黏膜色泽变为黄白或灰黄色，黏膜萎缩。肥厚性胃炎可见黏膜皱襞肥大，或有结节并可见糜烂及表浅溃疡。

2.消化性溃疡

有溃疡病史，上腹痛与饮食规律性有关，而胆囊结石及慢性胆囊炎往往于进食后疼痛加重，特别进高脂肪食物。溃疡病常于春秋季节急性发作，而胆石性慢性胆囊炎多于夜间发病。钡餐检查及纤维胃镜检查有明显鉴别价值。

3.胃神经官能症

虽有长期反复发作病史，但与进食油腻无明显关系，往往与情绪波动关系密切。常有神经性呕吐，每于进食后突然发生呕吐，一般无恶心，呕吐量不多且不费力，吐后即可进食，不影响食欲及食量。本病常伴有全身性神经官能症状，用暗示疗法可使症状缓解，鉴别不难。

4.胃下垂

本病可有肝、肾等其他脏器下垂。上腹不适以饭后加重，卧位时症状减轻，立位检查可见中下腹部胀满，而上腹部空虚，有时可见胃型并可有振水音，钡餐检查可明确诊断。

5.肾下垂

常有食欲不佳，恶心呕吐等症状，并以右侧多见，但其右侧上腹及腰部疼痛于站立及行走时加重，可出现绞痛，并向下腹部放射。体格检查时分别于卧位、坐位及立位触诊，

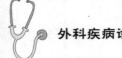

如发现右上腹肿物因体位改变而移位则对鉴别有意义，卧位及立位肾X线平片及静脉尿路造影有助于诊断。

6.迁延性肝炎及慢性肝炎

本病有急性肝炎病史，尚有慢性消化不良及右上腹不适等症状，可有肝大及肝功不良，并在慢性肝炎可出现脾肿大，蜘蛛痣及肝掌，B超检查胆囊功能良好。

7.慢性胰腺炎

常为急性胰腺炎的后遗症，其上腹痛向左肩背部放射，X线平片有时可见胰腺钙化影或胰腺结石，纤维十二指肠镜检查及逆行胆胰管造影对诊断慢性胰腺炎有一定价值。

8.胆囊癌

本病可合并有胆囊结石。本病病史短，病情发展快，很快出现肝门淋巴结转移及直接侵及附近肝组织，故多出现持续性黄疸。右上腹痛为持续性，症状明显时多数患者于右上腹肋缘下可触及硬性肿块，B超及CT检查可帮助诊断。

9.肝癌

原发性肝癌如出现右上腹或上腹痛多已较晚，此时常可触及肿大并有结节的肝脏。B超检查，放射性核素扫描及CT检查分别可发现肝脏有肿瘤图像及放射缺损或密度减低区，甲胎蛋白阳性。

（四）治疗

1.非手术治疗

（1）溶石治疗

1972年美国的Danzinger等用鹅去氧胆酸溶解胆囊结石取得成功以来，鹅去氧胆酸、熊去氧胆酸作为口服溶石方法一直被人们沿用，其机制是通过降低胆固醇合成限速酶，还原酶的活性，降低内源性胆固醇的合成，扩大胆酸池，减少胆固醇吸收与分泌，因而使胆固醇结晶在不饱和胆汁中得以溶解，达到溶石目的。但溶石率较低且用药时间长，费用高。1983年全美胆石协作组报道连续服药2年完全溶石率只达5%～13%，停药后复发率达50%，且多在1～2年内复发，此二药对肝脏具有一定的毒性，可导致GTP升高、腹泻、肝脏和血浆胆固醇的蓄积。

（2）体外冲击波碎石术

20世纪70年代中期慕尼黑大学医学院首先采用体外冲击波碎石方法治疗肾结石以来，得到广泛应用。在此基础上1984年医务工作者对胆石也采用体外冲击波碎石的方法治疗胆囊结石，但实验和临床结果表明其与肾结石碎后排石截然不同，胆结石不易排出体外，其原因有：胆汁量明显少于尿量而较黏稠；胆囊管较细，一般内径在0.3cm左右，内有多数螺旋瓣，而且多数有一定的迂曲，阻碍了破碎结石的排出；体外震波碎石后，胆囊壁多半受到冲击导致水肿充血，影响胆囊的收缩，进而导致胆囊炎发作，所以部分病例，在碎石后常因同时发生急性胆囊炎而行急诊胆囊切除术，所以体外震波碎石术对胆囊结石的治疗目前已较少应用，对肝内结石、胆总管单发结石尚有一定疗效。

2.手术治疗

（1）胆囊切开取石术

简化手术方法的同时治疗外科疾病，一直是外科医师努力奋斗的目标。胆囊切开取石与胆囊切除相比确实创伤小，简便，但对于胆囊结石的治疗是一个不可取的方法。因为胆囊结石的形成是多因素作用的结果，一是胆汁成分的改变，二是胆囊运动功能的障碍，三是感染因素。另外胆囊本身分泌的黏蛋白等多种因素导致胆石的形成，胆囊切开取石术后胆囊周围的粘连无疑增加了胆囊运动功能的障碍，影响胆囊的排空，同时增加了感染因素，所以切开取石术后胆石复发率较高。因此，有学者认为胆囊切开取石只适用于严重的急性胆囊结石，胆囊壁的炎症和周围粘连，导致手术时大量渗血，胆囊三角解剖关系不清，易造成胆管损伤。这种患者可采用切开取石胆囊造瘘，待手术3个月到半年后再次行胆囊切除术。目前随着影像学的发展，有人采用硬质胆管镜在B超定位下经皮肝胆囊穿刺取石，虽然手术创伤进一步缩小，但仍存在着上述缺点，且操作难度大，故不易推广，适应证与胆囊切开取石相同。

（2）开腹胆囊切除术

适应证：胆囊结石从临床症状上大致分为三类：第一类为无症状胆囊结石；第二类具有消化不良表现，如食后腹胀、剑下及右季肋隐痛等症状的胆囊结石；第三类具有典型胆绞痛的胆囊结石。从临床角度上讲，除第一类无症状的胆囊结石外，第二、第三类患者均为手术适应证。所谓无症状胆囊结石是指无任何上腹不适的症状，而是由于正常查体或其他疾病检查时发现胆囊结石的存在，这一类胆囊结石的患者是否行切除术具有一定的争议。无症状胆石可以不采用任何治疗，包括非手术疗法在内，但是随着胆囊结石病程的延长，多数患者所谓无症状胆石会向有症状发展，加之近年来胆囊结石致胆囊癌的发病率有增高趋势，故无症状胆囊结石是否需要手术治疗是一值得探讨的问题。胆囊结石并发症随着年龄增长而升高，故所谓"静止"的胆囊结石终生静止者很少，70%以上会发生一种或数种并发症而不再静止，且随着年龄的增长，癌变的风险增加。胆囊结石并发胆囊炎很少有自行痊愈的可能，因此，现在比较一致的意见是有条件地施行胆囊切除术，即选择性预防性的胆囊切除术。综合国内外的研究，以下胆石患者应行预防性胆囊切除术：年龄大于50岁的女性患者；病程有5年以上者；B超提示胆囊壁局限性增厚；结石直径在2cm以上者；胆囊颈部嵌顿结石；胆囊萎缩或囊壁明显增厚；瓷器样胆囊；以往曾行胆囊造瘘术。

手术方法：有顺行胆囊切除术、逆行胆囊切除术，顺逆结合胆囊切除术之分。对

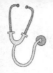

Calot三角粘连过多解剖不明者，多采用顺逆结合法进行胆囊切除，既能防止胆囊管未处理而导致胆囊内的小结石挤压至胆总管，又能减少解剖不清造成的胆管或血管损伤。下面以顺逆结合法为例介绍胆囊切除术。

麻醉和体位：常用持续硬膜外腔阻滞麻醉，对高龄、危重以及精神过于紧张者近年来选择全身麻醉为妥。患者一般取仰卧位，不需背后加垫或使用腰桥。

切口：可采用右上腹直或斜切口。多选用右侧肋缘下斜切口，此种切口对术野暴露较满意，术后疼痛轻，而且很少发生切口裂开、切口疝或肠粘连梗阻等并发症。切口起自上腹部中线，距肋缘下3～4cm与肋弓平行向右下方，长度可根据患者的肥胖程度、肝脏高度等具体选择。

游离胆囊动脉：在胆囊管的后上方Calot三角内解剖分离找到胆囊动脉，亦应在靠近胆囊壁处结扎。若局部炎性粘连严重时不要勉强解剖胆囊动脉，以防不慎离断回缩后出血难止或损伤肝右动脉。

游离胆囊：自胆囊底部开始，距肝脏约1cm切开胆囊浆膜层，向体部用钝性结合锐性法从肝床上分离胆囊壁，直至胆囊全部由胆囊窝游离。此时再明确胆囊动脉的位置、走行，贴近胆囊壁离断胆囊动脉，近心端双重结扎；另外，仅剩的胆囊管在距胆总管约0.5cm处双重结扎或缝扎。

对于胆囊结石并慢性炎症很重及肥胖的病例，胆囊壁明显水肿、萎缩或坏死，Calot三角处脂肪厚，解剖关系难辨，胆囊从肝床上分离困难，可做逆行切除或胆囊大部切除术。逆行切除游离胆囊至颈部时不必勉强分离暴露胆囊动脉，在靠近胆囊壁处钳夹，切断、结扎胆囊系膜即可，只留下胆囊管与胆囊和胆总管相连时较容易寻找其走行便于在适当部位切断结扎。有时胆囊炎症反复发作后Calot三角发生明显的纤维化，或胆囊壁萎缩纤维化与肝脏紧密粘连愈着，不适宜勉强行常规的胆囊切除术，可行胆囊大部切除术，保留小部分后壁，用电刀或用石炭酸烧灼使黏膜坏死。胆囊管距胆总管适当长度予以结扎，留存的胆囊壁可缝合亦可敞开。

胆囊床的处理：慢性胆囊炎的胆囊浆膜层往往较脆，切除后缝合胆囊床困难，是否缝合存在争议。主张缝合的理由是防止出血和预防术后粗糙的胆囊床创面引起粘连性肠梗阻，但是依有学者的经验，胆囊去除后对胆囊窝创面认真地用结扎或电凝止血，用大网膜填塞创面，数百例患者不缝合胆囊床无一例发生此类并发症。

放置引流管：在Winslow孔处常规放置双套管引流，自右侧肋缘下腋中线处引出体外。对于病变较复杂的胆囊切除术，应常规放置引流，这样可减少渗出液吸收，减轻局部和全身并发症。另外胆囊切除术后大量渗胆和胆外瘘仍有发生的报道，引流在其诊治方面可起重要作用。

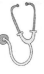

部分胆囊结石患者同时合并胆管结石，当有下列指征时，应在胆囊切除术后行胆总管探查术：既往有梗阻性黄疸病史；有典型的胆绞痛病史，特别是有寒战和高热病史；B超、MRCP，PTC检查发现胆总管扩张或胆总管结石；手术中扪及胆总管内有结石，蛔虫或肿瘤；手术中发现胆总管扩张大于1.5cm，胆管壁炎性增厚；术中行胆管穿刺抽出脓性胆汁、血性胆汁，或胆汁内有泥沙样胆色素颗粒；胰腺呈慢性炎症而无法排除胆管内有病变者。

二、胆囊良性肿瘤

（一）临床表现

胆囊良性肿瘤患者多无特殊的临床表现。最常见的症状为右上腹疼痛或不适，一般症状不重，可耐受。如果病变位于胆囊颈部，可影响胆囊的排空，常于餐后发生右上腹的疼痛或绞痛，尤其在脂餐后。伴有胆囊结石者可有胆囊结石的症状。其他症状包括消化不良，偶有恶心，呕吐等，均缺乏特异性。部分患者可无症状，在健康检查或人群普查时才被发现。

胆囊良性肿瘤多无明显体征，部分患者可以有右上腹深压痛。如果存在胆囊管梗阻时，可扪及肿大的胆囊。偶见胆囊乳头状腺瘤部分脱落导致梗阻性黄疸。

（二）影像学检查

由于胆囊良性肿瘤缺乏特异的临床症状和体征，根据临床表现很难做出正确的诊断，影像学是主要的诊断方法。

1.超声检查

B超为诊断胆囊息肉样病变的首选方法，具有无创，简便、经济和病变检出率高和易普及等优点。胆囊息肉样病变的共同特点是向胆囊腔内隆起的回声光团，与胆囊壁相连，不伴有声影，不随体位改变而移动。胆固醇息肉常为多发，息肉样，有蒂，常小于10mm，蒂长者可在胆囊内摆动，高辉度不均一的回声光团，无声影，不随体位变动而移位。炎性息肉呈结节状或乳头状，多无蒂，直径常小于10mm，最大可达30mm，有蒂或无蒂，呈低辉度回声、无声影。腺肌瘤样增生B超下可见突入肥厚胆囊壁内的小圆形囊泡影像和散在的回声光点。超声检查的误诊率或漏诊率受胆囊内结石的影响，往往是发现了结石，遗漏了病变。也有因病变太小而未被发现者。

超声内镜检查（EUS）可清楚地显示出胆囊壁的三层结构，从内向外显示，回声稍高的黏膜和黏膜下层，低回声的肌纤维层和高回声的浆膜下层和浆膜层。在胆固醇息肉、腺

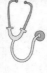

瘤及胆囊癌的鉴别诊断方面有重要作用，对于B超难以确诊的病例，用EUS检查有效。胆固醇息肉为高回声的浆膜下层和浆膜层。胆固醇息肉为高回声光点组成的聚集像或多粒子状结构，胆囊壁三层结构清楚。胆囊癌为乳头状明显低回声团块，胆囊壁的层次破坏或消失，并可了解肿瘤浸润的深度。此法对胆囊壁息肉样病变的显像效果明显优于普通B超检查，但对于胆囊底部病变的检查效果较差。

2.X线胆囊造影

X线胆囊造影包括口服胆囊造影、静脉胆管造影及内镜逆行性胆管造影等，是一项有用的诊断方法。影像特点主要为大小不等充盈缺损。但是，大多数报道认为胆囊造影的检出率和诊断符合率偏低，一般为50%（27.3% ~ 53%）。检出率低受胆囊功能不良，病变过小或胆囊内结石等因素的影响。

3.CT检查

胆囊息肉样病变的CT检出率低于B超，高于胆囊造影，检出率为40% ~ 80%。其影像学特点与B超显像相似。如果在胆囊造影条件下行CT检查，显像更为清楚。

4.选择性胆囊动脉造影

根据影像上羽毛状浓染像、动脉的狭窄或闭塞等特可区别肿或非肿瘤病变。但是，早期的胆囊癌和胆囊腺瘤均可能没有胆囊动脉的狭窄和闭塞像或均有肿瘤的浓染像，两者间的鉴别较困难。

总的说来，胆囊良性肿瘤的影像学表现缺少特异性，病变的大小仅仅是鉴别诊断的初步标准。对于B超诊断的困难的病例，可进一步进行EUS或选择性胆囊动脉造影，有益于鉴别诊断，但最终诊断仍然要依靠病理组织学检查。在临床工作中，还要与上腹部的其他病变，包括十二指肠溃疡、肝外胆管结石，慢性胰腺炎和肝炎等相鉴别。否则，手术治疗后仍会残留症状。

（三）治疗

1.手术指征

包括：①病变大于10mm。②怀疑为恶性肿瘤，病变侵及肌层。③良性与恶性难以确定。④经短期观察病变增大较快。⑤病变位于胆囊颈管部影响胆囊排空。⑥有明显的临床症状及合并胆囊结石或急慢性胆囊炎等。凡具有上述指征之一者，均应手术治疗。

2.手术方法的选择

单纯胆囊切除术适用于各种胆囊良性肿瘤。如果胆囊良性病变发生癌变且已侵及肌层甚至浆膜层，应按胆囊癌处理。在胆囊切除术中，应解剖检查胆囊标本，对可疑病变常规做冰冻切片病理检查，以发现早期病变。

第三节 胆管癌与胆管良性肿瘤

一、胆管癌

（一）病因

1.胆管结石与胆管癌

（1）流行病学研究

约1/3的胆管癌患者合并胆管结石，而胆管结石患者的5%～10%将会发生胆管癌。流行病学研究提示了胆管结石是胆管癌的高危因素，肝胆管结石合并胆管癌的发病率为0.36%～10%。

（2）病理学研究

病理形态学，组织化学和免疫组织化学等研究已发现，结石处的胆管壁有间变的存在和异型增生等恶变的趋势，胆管壁上皮细胞DNA含量增加，增生细胞核抗原表达增高。胆管在结石和长期慢性炎症刺激的基础上可以发生胆管上皮增生、化生，进一步发展成为癌肝内胆管结石基础上发生胆管癌是尤其应该引起注意，因为肝内胆管结石起病隐匿，临床表现不明显，诊断明确后医生和患者大多首选非手术治疗，致使结石长期刺激胆管壁，引起胆管反复感染、胆管狭窄和胆汁淤积，从而诱发胆管黏膜上皮的不典型增生，最终导致癌变。

2.胆总管囊状扩张与胆管癌

先天性胆管囊肿具有癌变倾向。由于本病大多合并有胰胆管汇合异常，胰液反流入胆管，胆汁内磷脂酰胆碱被磷脂酶氧化为脱脂酸磷脂酰胆碱，后者被吸收造成胆管上皮损害。在胰液的作用下，胆管出现慢性炎症、增生及肠上皮化生，导致癌变。囊肿内结石形成，细菌感染也是导致癌变发生的主要原因。

过去认为行胆肠内引流术除了反流性胆管炎外无严重并发症，但近年来报告接受胆肠内引流手术的患者发生胆管癌者逐渐增多。行囊肿小肠内引流术后，含有肠激肽的小肠液进入胆管内，使胰液中的蛋白水解酶激活，加速胆管壁的恶变过程。有调查表明接受胆肠内引流术后发生的胆管癌与胆管炎关系密切，因此，对接受胆肠内引流手术并有反复胆管炎发作的患者，要严密观察以发现术后远期出现的胆管癌。

3.原发性硬化性胆管炎与胆管癌

原发性硬化性胆管炎组织学特点是胆管壁的大量纤维组织增生，与硬化型的胆管癌常

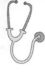

难区别。一般认为原发性硬化性胆管炎是胆管癌的癌前病变。在因原发性硬化性胆管炎而死亡的患者尸解和行肝移植手术的病例中，分别有40%和9%～36%被证明为胆管癌。

4.慢性溃疡性结肠炎胆管癌

有8%的胆管癌患者有慢性溃疡性结肠炎；慢性溃疡性结肠炎患者胆管癌的发生率为0.4%～1.4%，其危险性远远高于一般人群。慢性溃疡性结肠炎患者发生胆管癌的平均年龄为40～50岁，比一般的胆管癌患者发病时间提早10～20年。

5.胆管寄生虫病与胆管癌

华支睾吸虫病是日本、朝鲜、韩国和中国等远东地区常见的胆管寄生虫病，泰国东北地区多见由麝猫后睾吸虫所引起的胆管寄生虫病。吸虫可长期寄生在肝内外胆管，临床病理学上可见因虫体梗阻胆管导致的胆汁淤积和胆管及其周围组织之慢性炎症。有报道此种病变持续日久可并发胆汁性肝硬化或肝内外胆管癌，因而认为华支睾吸虫具有作为胆管细胞癌启动因子作用的可能性。研究发现胆管细胞癌发生率与肝吸虫抗体效价，粪便中虫卵数量之间呈显著的相关性。本虫致癌机制可能是：①虫体长期寄生在胆管内，其吸盘致胆管上皮反复溃疡和脱落，继发细菌感染，胆管长期受到机械刺激。②本虫代谢产物及成虫死亡降解产物所致的化学刺激。③与其他因素协同作用。如致癌物（亚硝基化合物等）以及本身免疫、遗传等因素导致胆管上皮细胞发育不良及基因改变。

6.其他

过去认为，丙型肝炎病毒（HCV）是肝细胞病毒，病毒复制及其引起的细胞损伤局限于肝脏，但近来研究发现，HCV可以在肝外组织如肾、胰腺、心肌、胆管上皮细胞等存在或复制，并可能通过免疫反应引起肝外组织损伤。HCV感染可致胆管损伤，胆管上皮细胞肿胀，空泡形成，假复层化，基膜断裂伴淋巴细胞、浆细胞和中性粒细胞浸润。目前认为HCV的致癌机制是通过其蛋白产物间接影响细胞增生分化或激活癌基因，灭活抑癌基因而致癌，其中HCV C蛋白在致癌中起重要作用。C蛋白可作为一种基因调节蛋白，与癌基因在内调节细胞生长分化的一种或多种因子相互作用，使正常细胞生长失去控制形成肿瘤。

有报告结、直肠切除术后，慢性伤寒带菌者均与胆管癌的发病有关。有的放射性核素如牡可诱发胆管癌，另外一些化学致癌剂如石棉、亚硝酸胺，一些药物如异烟肼、甲基多巴肼，避孕药等，都可能和胆管癌的发病相关。

（二）临床分型和临床表现

1.胆管癌分类

从胆管外科处理胆管癌的应用角度考虑，肝外胆管癌根据部位的不同又可分为高位胆管癌（又称肝门部胆管癌）中段胆管癌和下段（低位）胆管癌三类。不同部位的胆管癌临床表现也不尽相同。肝门部胆管癌又称为Klatskin肿瘤，一般是指胆囊管开口水平以上至左右肝管的肝外部分，包括肝总管、汇合部胆管、左右肝管的一级分支以及双侧尾叶肝管的开口的胆管癌。中段胆管癌是发生于胆总管十二指肠上段、十二指肠后段的肝外胆管癌。下段胆管癌是指发生于胆总管胰腺段、十二指肠壁内段的肝外胆管癌。其中肝门部胆管癌最常见，占胆管癌的1/2～3/4，而且由于其解剖部位特殊以及治疗困难，是胆管癌中讨论最多的话题。

2.症状和体征

（1）黄疸

90%以上的患者可出现，由于黄疸为梗阻性，大多数是无痛性渐进性黄疸，皮肤瘙痒，大便呈陶土色。

（2）腹痛

主要是右上腹或背部隐痛，规律性差，且症状难以控制。

（3）胆囊肿大

中下段胆管癌患者有时可触及肿大的胆囊。

（4）肝大

各种部位的胆管癌都可能出现，如果胆管梗阻时间长，肝脏损害至肝功能失代偿期可出现腹腔积液等门静脉高压的表现。肝门部胆管癌如首发于一侧肝管，则可表现为患侧肝脏的缩小和健侧肝脏的增生肿大，即所谓"肝脏萎缩—肥大复合征"。

（5）胆管炎表现

合并胆管感染时出现右上腹疼痛、寒战高热、黄疸。

（6）晚期表现

可有消瘦、贫血、腹腔积液，大便隐血试验阳性等，甚至呈恶病质。有的患者可触及腹部包块。

（三）诊断

1.实验室检查

由于胆管梗阻之故，患者血中总胆红素、直接胆红素、碱性磷酸酶和γ-谷氨酰转移酶均显著升高，而转氨酶ALT和AST一般只出现轻度异常，借此可与肝细胞性黄疸鉴别。另外，维生素K吸收障碍，致使肝脏合成凝血因子受阻，凝血酶原时间延长。

2.影像学检查

（1）超声检查

B超是首选的检查方法，具有无创，简便、价廉的优点。可初步判定：①肝内外胆管是否扩张，胆管有无梗阻。②梗阻部位是否在胆管。③胆管梗阻病变的性质。彩色多普勒

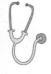

超声检查可以明确肿瘤与其邻近的门静脉和肝动脉的关系，利于术前判断胆管癌尤其是肝门部胆管癌患者根治切除的可能性。但常规超声检查易受肥胖，肠道气体和检查者经验的影响，有时对微小病变不能定性，而且对手术切除的可能性判断有较大局限性。近年发展的超声内镜检查法（EUS）通过内镜将超声探头直接送入胃十二指肠检查胆管，不受肥胖及胃肠道气体等因素干扰，超声探头频率高，成像更清晰，对病灶的观察更细微，能弥补常规超声的不足，但作为侵入性检查，难免有并发症发生。

（2）计算机断层成像

计算机断层成像是诊断胆管癌最成熟最常用的影像学检查方法，能显示胆管梗阻的部位、梗阻近端胆管的扩张程度，显示胆管壁的形态，厚度以及肿瘤的大小，形态，边界和外侵程度，可了解腹腔转移的情况。

（3）磁共振

MRI与CT成像原理不同，但图像相似，胆管癌可表现为腔内型、厚壁型、肿块型等。近年出现的磁共振胰胆管成像，是根据胆汁含有大量水分且有较长的T_2弛豫时间，利用MR的重T_2加权技术效果突出长T组织信号，使含有水分的胆管、胰管结构显影，产生水造影结果的方法。

3.定性诊断方法

术前行细胞学检查的途径有PTCD、ERCP收集胆汁，B超引导下经皮肝胆管穿刺抽取胆汁或肿块穿刺抽吸组织细胞活检，还可行PTCS钳取组织活检。国外还有人用经十二指肠乳头胆管活检诊断肝外（下段）胆管癌，报告确诊率可达80%。

胆汁脱落细胞检查，经胆管造影用的造影管和内镜刷洗物细胞学检查，胆汁的肿瘤相关抗原检查、DNA流式细胞仪分析和ras基因检测等方法，可提高定性诊断率，但阳性率不高。故在临床工作中不要过分强调术前定性诊断，应及时手术治疗，术中活检达到定性诊断目的。

（四）肝门部胆管癌的外科治疗

1.术前准备

由于肝门部胆管癌切除手术范围广，很多情况下需同时施行肝叶切除术，且患者往往有重度黄疸、营养不良、免疫功能低下，加上胆管癌患者一般年龄偏大，所以良好的术前准备是十分重要的。

（1）一般准备：系统的实验室和影像学检查，了解全身情况，补充生理需要的水分，电解质等，并在术前和术中使用抗菌药物。术前必须确认心肺功能是否能够耐受手术，轻度心肺功能不良术前应纠正。凝血功能障碍也应在术前尽量予以纠正。

（2）保肝治疗：对较长时间、严重黄疸的患者，尤其是可能采用大范围肝、胆、胰

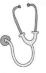

切除手术的患者，术前对肝功能的评估及保肝治疗十分重要。有些病变局部情况尚可切除的，因为肝脏储备状态不够而难以承受，丧失了手术机会。术前准备充分的患者，有的手术复杂、时间长，范围大，仍可以平稳渡过围手术期。术前准备是保证手术实施的安全和减少并发症，降低病死率的前提。有下列情况时表明肝功能不良，不宜合并施行肝手术，尤其禁忌半肝以上的肝或胰切除手术：①血清总胆红素在256μmol/L以上。②血清蛋白在35g/L以下。③凝血酶原活动度低于60%，时间延长大于6秒，且注射维生素K一周后仍难以纠正。④吲哚菁绿廓清试验异常。

术前应用CT测出全肝体积、拟切除肝体积，计算出保留肝的体积，有助于拟行扩大的肝门胆管癌根治性切除的肝功能评估。另外，糖耐量试验、前蛋白的测定等都有助于对患者肝功能的估计。术前保肝治疗是必需的，但是如果胆管梗阻不能解除，仅依靠药物保肝治疗效果不佳。目前常用药物目的是降低转氨酶，补充能量、增加营养。常用高渗葡萄糖、清蛋白，支链氨基酸、葡萄糖醛酸内酯，辅酶Q_{10}，维生素K、大剂量维生素C等。术前保肝治疗还要注意避免使用对肝脏有损害的药物。

（3）营养支持：术前给予合适的营养支持能改善患者的营养状况，使术后并发症减少。研究表明，肠外营养可使淋巴细胞总数增加，改善免疫机制，防御感染，促进伤口愈合。目前公认围手术期营养支持对降低并发症发生率和手术病死率，促进患者康复有肯定的效果。对一般患者，可采用周围静脉输入营养；重症患者或预计手术较大者，可于手术前5 ～ 7d留置深静脉输液管。对肝轻度损害的患者行营养支持时，热量供应2000 ～ 2500kcal/d，蛋白质1 ～ 1.5g/（kg·d）。糖占非蛋白质热量的60% ～ 70%，脂肪占30% ～ 40%。血糖高时，可给予外源性胰岛素。肝硬化患者热量供给为1500 ～ 2000kcal/d，无肝性脑病时，蛋白质用量为1 ～ 1.5g/（kg·d）；有肝性脑病时，则需限制蛋白质用量，根据病情限制在30 ～ 40g/d。可给予37% ～ 50%的支链氨基酸，以提供能量，提高血液中支链氨基酸与芳香族氨基酸的比例，达到营养支持与治疗肝病的双重目的。支链氨基酸用量1g/（kg·d），脂肪为0.5 ～ 1g/（kg·d）。此外，还必须供给足够的维生素和微量元素。对于梗阻性黄疸患者，热量供给应为25 ～ 30kcal/（kg·d），糖量为4 ～ 5g/（kg·d），蛋白质为1.5 ～ 2g/（kg·d），脂肪量限制在0.5 ～ 1g/（kg·d）。给予的脂肪制剂以中链脂肪和长链脂肪的混合物为宜。必须给予足够的维生素，特别是脂溶性维生素。如果血清胆红素＞256μmol/L，可行胆汁引流以配合营养支持的进行。

（4）减黄治疗：对术前减黄，引流仍然存在争论，不主张减黄的理由有：①减黄术后病死率和并发症发生率并未降低。②术前经内镜鼻胆管引流难以成功。③术前经皮肝穿刺胆管外引流并发症尤其嵌闭性胆管感染的威胁大。

主张减黄的理由是：①扩大根治性切除术需良好的术前准备，减黄很必要。②术前减压3周，比1周、2周都好。③内皮系统功能和凝血功能有显著改善。④在细胞水平如前列

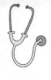

腺素类代谢都有利于缓解肝损害。⑤有利于大块肝切除的安全性。国内一般对血清总胆红素高于256μmol/L的病例，在计划实施大的根治术或大块肝切除术前多采取减黄、引流。普遍认为对于黄疸重，时间长（1个月以上），肝功不良，而且需做大手术处理，先行减黄、引流术是有益和必要的。如果引流减黄有效，但全身情况没有明显改善，肝功能恢复不理想，拟行大手术的抉择也应慎重。国外有人在减黄成功的同时，用病侧门静脉干介入性栓塞，促使病侧肝萎缩和健侧肝的增生，既利于手术，又利于减少术后肝代偿不良的并发症，可做借鉴。

（5）判断病变切除的可能性：是肝门部胆管癌术前准备中的重要环节，有利于制订可行的手术方案，减少盲目性。主要是根据影像学检查来判断，但是在术前要达到准确判断的目的非常困难，有时需要剖腹探查后才能肯定，所以应强调多种检查方式的互相补充。如果影像学检查表明肿瘤累及4个或以上的肝段胆管，则切除的可能性为零；如果侵犯的胆管在3个肝段以下，约有50%可能切除；如仅累及一个肝段胆管，切除率可能达83%。如果发现肝动脉、肠系膜上动脉或门静脉被包裹时，切除率仍有35%，但如血管完全闭塞，则切除率为零。有下列情况者应视为手术切除的禁忌证：①腹膜种植转移。②肝门部广泛性淋巴结转移。③双侧肝内转移。④双侧二级以上肝管受侵犯。⑤肝固有动脉或左右肝动脉同时受侵犯。⑥双侧门静脉干或门静脉主干为肿瘤直接侵犯包裹。

2.手术方法

根据Bismuth-Corlette临床分型，对Ⅰ型肿瘤可采取肿瘤及肝外胆管切除（包括低位切断胆总管、切除胆囊，清除肝门部淋巴结）；Ⅱ型行肿瘤切除加尾叶切除，为了便于显露可切除肝方叶，其余范围同Ⅰ型；Ⅲa型应在上述基础上同时切除右半肝，Ⅲb型同时切除左半肝；Ⅳ型肿瘤侵犯范围广，切除难度大，可考虑全肝切除及肝移植术。尾状叶位于第一肝门后，其肝管短、距肝门胆管汇合部近，左右二支尾状叶肝管分别汇入左右肝管或左肝管和左后肝管。肝门部胆管癌的远处转移发生较晚，但沿胆管及胆管周围组织浸润扩散十分常见。侵犯汇合部肝管以上的胆管癌均有可能侵犯尾叶肝管和肝组织，有一组报道占97%。因而，尾状叶切除应当是肝门区胆管癌根治性切除的主要内容。胆管癌细胞既可直接浸润，也可通过血管，淋巴管，或通过神经周围间隙，转移至肝内外胆管及肝十二指肠韧带结缔组织内，因此，手术切除胆管癌时仔细解剖、切除肝门区神经纤维，神经丛，有时甚至包括右侧腹腔神经节，应当是胆管癌根治性切除的基本要求之一。同时，尽可能彻底地将肝十二指肠韧带内结缔组织连同脂肪淋巴组织一并清除，实现肝门区血管的"骨骼化"。

（五）中下段胆管癌的外科治疗

位于中段的胆管癌，如果肿瘤比较局限，可采取肿瘤所在的胆总管部分切除、肝十二

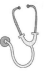

指肠韧带淋巴结清扫和肝总管空肠Roux-en-Y吻合术；下段胆管癌一般需行胰头十二指肠切除术（Whipple手术）。影响手术效果的关键是能否使肝十二指肠韧带内达到"骨骼化"清扫。然而，有些学者认为，中段和下段胆管癌的恶性程度较高，发展迅速，容易转移至胰腺后和腹腔动脉周围淋巴结，根治性切除应包括胆囊，胆总管、胰头部和十二指肠的广泛切除，加上肝十二指肠韧带内的彻底清扫。对此问题应该根据"个体化"的原则，针对不同的患者而做出相应的处理，不能一概而论。手术前准备及切口，探查等与肝门部胆管癌相同。

1.中段胆管癌的切除

对于早期、局限和高分化的肿瘤，特别是向管腔内生长的乳头状腺癌，可以行胆总管切除加肝十二指肠韧带内淋巴，神经等软组织清扫，但上端胆管切除范围至肝总管即可，最好能距肿瘤上缘2cm切除。胆管重建以肝总管空肠Roux-en-Y吻合为好，也可采用肝总管—间置空肠—十二指肠吻合的方式，但后者较为烦琐，疗效也与前者类似，故一般不采用。

2.下段胆管癌的切除

（1）Whipple手术及其改良术式：1935年Whipple首先应用胰头十二指肠切除术治疗Vater壶腹周围肿瘤，取得了良好效果。对胆管癌患者，此手术要求一般情况好，年龄＜70岁，无腹腔内扩散转移或远处转移。标准的Whipple手术切除范围对治疗胆总管下段癌，壶腹周围癌是合适及有效的。

胰头十二指肠切除后消化道重建方法主要有：①Whipple法：顺序为胆肠胰肠，胃肠吻合，胰肠吻合方法可采取端侧方法，胰管与空肠黏膜吻合，但在胰管不扩张时，难度较大，并容易发生胰瘘。②Child法：吻合排列顺序是胰肠，胆肠和胃肠吻合。Child法胰瘘发生率明显低于Whipple法，该法一旦发生胰瘘，则仅有胰液流出，只要引流通畅，尚有愈合的机会。Whipple与Child法均将胃肠吻合口放在胰肠、胆肠吻合口下方，胆汁与胰液经过胃肠吻合口酸碱得以中和，有助于减少吻合口溃疡的发生。③Cattell法：以胃肠，胰肠和胆肠吻合顺序。

（2）保留幽门的胰头十二指肠切除术：保留全胃、幽门及十二指肠球部，在幽门以远2～4cm切断十二指肠，断端与空肠起始部吻合，其余范围同Whipple术。20世纪80年代以来由于对生存质量的重视，应用逐渐增多。该术式的优点在于：简化了手术操作，缩短了手术时间，保留了胃的消化贮存功能，可促进消化、预防倾倒综合征以及有利于改善营养，避免了与胃大部分切除相关的并发症。施行此手术的前提是肿瘤的恶性程度不高，幽门上下组淋巴结无转移。该手术方式治疗胆管下段癌一般不存在是否影响根治性的争

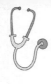

论，但是要注意一些并发症的防治，主要是术后胃排空延缓。胃排空延迟是指术后10d仍不能经口进流质饮食者，发生率为27%～30%。其原因可能是切断了胃右动脉影响幽门与十二指肠的血供，迷走神经鸦爪的完整性破坏，切除了十二指肠蠕动起搏点以及胃运动起搏点受到抑制。胃排空延迟大多可经胃肠减压与营养代谢支持等非手术疗法获得治愈，但有时长期不愈需要做胃造瘘术。

（3）十二指肠乳头局部切除。①适应证：远端胆管癌局限于Vater壶腹部或十二指肠乳头；患者年龄较大或合并全身性疾病，不宜施行胰十二指肠切除术。手术前必须经影像学检查及十二指肠镜检查证明胆管肿瘤局限于末端。②手术方法：应进一步探查证明本术式的可行性，切开十二指肠外侧腹膜，充分游离十二指肠，用左手拇指和食指在肠壁外可触及乳头肿大。在乳头对侧（十二指肠前外侧壁）纵行切开十二指肠壁，可见突入肠腔、肿大的十二指肠乳头。纵行切开胆总管，并通过胆管切口插入胆管探子，尽量将胆管探子从乳头开口处引出，上下结合探查，明确肿瘤的大小和活动度。确定行本手术后，在乳头上方胆管两侧缝2针牵引线，沿牵引线上方0.5cm用高频电刀横行切开十二指肠后壁，直至切开扩张的胆管，可见有胆汁流出。轻轻向下牵引乳头，用可吸收线缝合拟留下的十二指肠后壁和远端胆总管；继续绕十二指肠乳头向左侧环行扩大切口，边切边缝合十二指肠与胆管，直至胰管开口处。看清胰管开口后，将其上壁与胆总管缝合成共同开口，前壁与十二指肠壁缝合。相同方法切开乳头下方和右侧的十二指肠后壁，边切边缝合，待肿瘤完整切除，整个十二指肠后内壁与远端胆总管和胰管的吻合也同时完成。用一直径与胰管相适应的硅胶管，插入胰管并缝合固定，硅胶管另一端置于肠腔内，长约15cm。

（4）中下段胆管癌胆汁内引流术：相对于肝门部胆管癌较为容易，一般选择梗阻部位以上的胆管与空肠做Roux-en-Y吻合。下段胆管梗阻时，行胆囊空肠吻合术更加简单，然而胆囊与肝管汇合部容易受胆管癌侵犯而堵塞，即使不堵塞，临床发现其引流效果也较差，故尽量避免使用。吻合的部位要尽可能选择肝总管高位，并切断胆管，远端结扎，近端与空肠吻合。不宜选择胆管十二指肠吻合，因十二指肠上翻太多可增加吻合口的张力，加上胆管肿瘤的存在，可很快侵及吻合口。中下段胆管癌随着肿瘤的生长，可能造成十二指肠梗阻，根据情况可做胃空肠吻合以旷置有可能被肿瘤梗阻的十二指肠。

二、胆管良性肿瘤

胆管良性肿瘤临床上极其罕见。在2500例尸检中仅发现3例肝外胆管的良性肿瘤，在连续20000例胆管外科手术病理中仅有4例肝外胆管的良性肿瘤。据统计，胆管良性肿瘤占胆管手术的0.1%及胆管肿瘤的6%，多见于胆总管和壶腹部，向上则逐渐减少。胆管良性与恶性肿瘤常常不易区分，术前极少确诊，应注意此类肿瘤的临床特点及诊断处理原则，以使患者得到妥善的处理。

（一）诊断

1.临床表现

胆管良性肿瘤患者一般无症状，只有在肿瘤生长到一定程度时，才会出现黄疸，此时多合并有上腹疼痛等胆管炎的表现。有些患者在进高脂肪饮食后出现上腹不适，少数表现为右上腹部突然疼痛，向肩背放射，并伴有恶心、呕吐。一些病例因肿瘤缓慢生长导致胆管梗阻而仅表现为梗阻性黄疸。

体检时可发现肝大，胆囊肿大，右季肋部压痛，但均非特异性体征。良性肿瘤由于病理分类的不同，也具有相应的不同表现。

2.影像学检查

有些胆管良性肿瘤患者伴有梗阻性黄疸，故除了临床症状和体征外，影像学方法是本病的主要诊断手段。

（1）B超

B超通常为首选检查，可发现梗阻部位以上胆管扩张和（或）胆囊肿大，部位在十二指肠上方的肿瘤可看出肿瘤的异常回声改变。虽然肝内胆管扩张是胆管梗阻的证据，但在良性肿瘤可有梗阻存在而胆管扩张不明显的情况，见于壶腹部病变或占位所表现，质软的胆管内肿瘤，均可表现为暂时性胆管扩张，完全可为一次B超检查所漏诊。另一方面，慢性不完全梗阻可产生肝纤维化，甚至最终导致继发性胆汁性肝硬化，在此情况将减低肝实质的顺应性，而掩盖肝内胆管的扩张，或使扩张不明显。现已明确，许多胆管肿瘤在超声图像上可以显示胆管壁增厚或胆管内充盈缺损。

（2）CT扫描

其优于超声诊断之处在于能检出胆管恶性肿瘤，对诊断肿瘤的肝内扩散及局部淋巴结肿大更有优势，但对良性肿瘤则体现不明显。由于良性肿瘤之特征主要是胆管内肿块，故在动态超声扫描诊断更易，当然CT诊断胆管梗阻的平面更为准确。

（3）血管造影

肿瘤侵犯血管是恶性的特征，血管造影对肿瘤邻近的血管受累征象有诊断价值，但亦可从超声检查中满意获得，尤其是彩色多普勒超声。但如有手术史掺杂其中则可致疑点，经内脏血管造影可获得肿瘤较满意的图像，但必须记住，血管造影显示的为二维血管影像，很难区分门静脉受压或肿瘤浸润，超声诊断对此更有优越性，动脉包绕征可诊断恶性肿瘤。

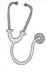

（4）胆管造影

胆管造影是一项重要的检查手段，最常用的为PTC检查，可以明确梗阻部位及梗阻范围。对于肿瘤体积较大，因充盈缺损范围广而很难确定其起源部位时，要以选用ERCP，但因不能全部显示肝内分支，最好能联合PTC与ERCP同时检查，也有学者认为术前完全的胆管造影并非必要。由于可导致已梗阻而未引流肝段的急性感染危险失去手术时机，建议行术中胆管造影和（或）术中超声来确定病变的解剖部位，考虑到诱发胆管炎的危险性，宁愿进行积极的外科处理，并用广谱抗菌药物预防或减少感染并发症和谨慎地行术中低压胆管造影。

3.病理学诊断

对于胆管良性肿瘤，术前很少能获取组织学诊断，临床也多不提倡依赖病理诊断来确定治疗方式。如果在行ERCP时，直视下能钳夹组织或从胆管内取脱落细胞检查，应进行病理学检查。较好的办法是在B超与CT引导下细针穿刺，获得标本后行活检或细胞学检查，部分病例可得到诊断。有报告本方法的假阳性结果为1/200，阳性预测值与阴性结果分别为98%与53%。此种检查的可靠性取决于活检取材的正确及细胞病理学者的经验。通过病理检查可排除胆管恶性肿瘤的诊断，从而进行必要的治疗，不过对此尚无大宗病例的报道。

（二）治疗

治疗目的是消除已存在的胆管梗阻及预防胆管梗阻的再发，主要是通过手术切除肿瘤。

具体为胆管局部切除及对端吻合，并加T形管支撑。如胆管端端吻合困难，胆管近端可与十二指肠吻合或胆管空肠Roux-en-Y吻合，位于胆管末端壶腹部之肿瘤可采用经十二指肠切开的局部肿瘤切除，并同时行Oddi括约肌成形术。当胆管良性肿瘤位于胆总管下段胰腺内段时，常需胰头十二指肠切除，无条件切除时也可旷置肿瘤，行姑息性胆肠吻合术以解除胆管梗阻。

胆管良性肿瘤在切除不彻底时，常致复发，有报告88例良性肿瘤的治疗效果，49例切除胆管壁或仅作搔刮术者，11例复发，复发率22%，而18例作胆管袖形切除及至肝叶切除等较为根治性手术，仅1例（6%）复发。局部切除之手术病死率8%，而根治性手术则为11%。因此，对胆管良性肿瘤，鉴于高复发率及癌变的特点，应采取更为积极的手术。

第四节 原发性胆囊癌与急性胆囊炎

一、原发性胆囊癌

（一）病因

胆囊癌的病因尚未完全清楚，可能与下列因素有关。

1.胆囊结石与胆囊癌

（1）流行病学研究

原发性胆囊癌和胆囊结石患者在临床上有密切联系，40% ～ 100%的胆囊癌患者合并胆囊结石，引起了临床医师和肿瘤研究人员的高度重视。一项国际协作机构调查表明，在校正混杂因素如年龄、性别、调查单位影响、受教育程度、饮酒和抽烟以后，胆囊癌的高危因素最重要的是胆囊临床症状史，另外还有体重增加、高能量饮食、高糖类摄入和慢性腹泻，这些危险因素均与胆囊结石发病相关，提示胆囊结石是胆囊癌发病的主要危险因素。从胆囊结石方面分析，胆囊结石患者有1% ～ 3%合并胆囊癌，老年女性患者的20年累积发病危险率为0.13% ～ 1.5%综合流行病学资料可以看出，胆囊结石发生胆囊癌以下列情况多见。

1）老年人。

2）女性。

3）病程长。

4）结石直径大于2cm。

5）多发结石或充满型结石。

6）胆囊壁钙化。

7）胆囊壁明显增厚或萎缩。

8）合并胆囊息肉样病变。

9）Mirizzi综合征。

以上情况可视为原发性胆囊癌的高危因素，要积极治疗胆囊结石。

（2）临床病理学研究

流行病学调查结果使得人们认识到有必要探讨胆囊结石和胆囊癌发病关系的病理学机制。已经确认正常黏膜向癌的发展过程中，黏膜上皮的不典型增生是重要的癌前病变，在消化道肿瘤发生中占重要地位。于是，有学者从这方面着手研究。

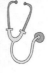

（3）分子生物学等基础研究

胆囊结石所引起的黏膜不典型增生和胆囊癌组织中，有K-ras基因的突变和突变型p53基因蛋白的过表达。从正常黏膜、癌前病变到癌组织，突变型p53蛋白表达逐渐增高。对多种肿瘤基因产物和生长因子（如ras、p21、c-myc、erbB-2、表皮生长因子、转化生长因子β）表达的研究表明，不仅胆囊癌组织中有多种肿瘤相关基因和生长因子的改变，而且在结石引起的慢性胆囊炎组织中，同样也有多种值得重视的变化。但是，也有观点认为炎症改变的程度与癌基因的活化并无正相关关系。

在慢性结石性胆囊炎中受损伤的细胞如果不能通过凋亡及时清除，损伤修复反复发生，长期可引起基因突变，胆囊癌发生。在对胆囊癌的研究中发现，从单纯性增生到轻、中、重度不典型增生及原位癌、浸润癌，AgNOR颗粒计数、面积和DNA倍体含量、非倍体细胞百分比均逐渐升高。说明结石引起的黏膜损害细胞增生旺盛，有癌变的倾向。

胆囊结石患者胆汁中细菌培养阳性率明显高于无结石者，胆囊结石核心中发现细菌的基因片段，说明了胆囊结石的生成中有细菌参与，而研究发现胆囊癌组织中有细菌的基因片段，与结石中的菌谱相同。应该考虑某些细菌如厌氧菌、细菌L型在结石性胆囊炎向胆囊癌转化中的作用，强调胆囊结石治疗中的抗菌问题。

胆石所引起的胆囊黏膜损伤与胆囊癌发生发展之间存在着极密切的关系。虽然从本质上未能直接找到结石致癌的证据，但是合理治疗胆囊结石对预防胆囊癌无疑是有价值的。

2.胆囊腺瘤与胆囊癌

Kozuka等根据1605例手术切除的胆囊标本行病理组织学检查，提出以下六点证明腺瘤是癌前病变。

（1）组织学可见腺瘤向癌移行。

（2）在腺癌组织中有腺瘤成分。

（3）随着腺瘤的增大，癌发生率明显增加。

（4）患者的发病年龄从腺瘤到腺癌有递增的趋势。

（5）良性肿瘤中有9 4%的肿瘤直径小于1 0mm，而恶性肿瘤中有88%的肿瘤直径大于10mm。

（6）患腺瘤或浸润癌的患者中女性居多。

研究发现，腺瘤的恶变率为28.5%，其中直径大于1.5cm的占66.6%，大于1cm的占92.9%，合并结石的占83.3%，并发现腺肌增生症及炎性息肉癌变1例。研究表明胆囊腺瘤无论单发还是多发，都具有明显的癌变潜能，一般认为多发性、无蒂、直径大于1cm的腺瘤和伴有结石的腺瘤以及病理类型为管状腺瘤者，癌变概率更大。但是，对胆囊腺瘤癌变也有不同的观点，理由是在其研究中发现胆囊腺瘤与胆囊癌的基因方面的异常改变并不相同。

3.胆囊腺肌病与胆囊癌

胆囊腺肌病以胆囊腺体和平滑肌增生为特征，近年来的临床观察和病理学研究发现其为癌前病变，或认为其具有癌变倾向。因此，即使不伴有胆囊结石也应行胆囊切除术。

（二）临床表现

原发性胆囊癌早期无特异性症状和体征，常表现为患者已有的胆囊或肝脏疾病，甚至是胃病的临床特点，易被忽视。大多数以上腹疼痛、不适为主诉，继而发生黄疸、体重减轻等。国内相关医院的资料显示有34.3%的患者查体时可触及胆囊包块，黄疸发生率为38.8%，有45.8%的病例体重明显下降。以，上表现往往是肝胆系统疾病所共有的，而且一旦出现常常已到胆囊癌的中晚期，故在临床上遇到这些表现时要考虑到胆囊癌的可能性，再做进一步的检查。

胆囊癌起病隐匿，无特异性表现，但并非无规律可循。按出现频率由高至低临床表现依次为腹痛、恶心呕吐、黄疸和体重减轻等。临床上可将其症状群归为五大类疾病的综合表现：①急性胆囊炎：某些病例有短暂的右，上腹痛、恶心、呕吐、发热和心悸病史，提示急性胆囊炎。约1%因急性胆囊炎手术的病例有胆囊癌存在，此时病变常为早期，切除率高，生存期长。②慢性胆囊炎：许多原发性胆囊癌的患者症状与慢性胆囊炎类似，很难区分，要高度警惕良性病变合并胆囊癌，或良性病变发展为胆囊癌。③胆管恶性肿瘤：一些患者可有黄疸、体重减轻、全身情况差、右上腹痛等，肿瘤病变常较晚，疗效差。④胆管外恶性肿瘤征象：少数病例可有恶心、体重减轻、全身衰弱，以及内瘘形成或侵入邻近器官症状，本类肿瘤常不能切除。⑤胆管外良性病变表现：少见，如胃肠道出血或上消化道梗阻等。

1.慢性胆囊炎症状

30% ~ 50%的病例有长期右上腹痛等慢性胆囊炎或胆结石症状，在鉴别诊断上比较困难。

慢性胆囊炎或伴结石的患者，年龄在40岁以，上，近期右上腹疼痛变为持续性或进行性加重并有较明显的消化障碍症状者；40岁以上无症状的胆囊结石，特别是较大的单个结石患者，近期出现右上腹持续性隐痛或钝痛；慢性胆囊炎病史较短，局部疼痛和全身情况有明显变化者；胆囊结石或慢性胆囊炎患者近期出现梗阻性黄疸或右上腹可扪及肿块者，均应高度怀疑胆囊癌的可能性，应作进一步检查以明确诊断。

2.急性胆囊炎症状

急性胆囊炎症状占胆囊癌的10% ~ 16%，这类患者多系胆囊颈部肿瘤或结石嵌顿引起急性胆囊炎或胆囊积脓。此类患者的切除率及生存率均较高，其切除率为70%，但术前几乎无法诊断。有些患者按急性胆囊炎行药物治疗或单纯胆囊造瘘而误诊。故对老年人突

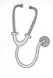

然发生的急性胆囊炎，尤其是以往无胆管系统疾病者，应特别注意胆囊癌的可能性争取早行手术治疗，由于病情需要必须做胆囊造瘘时，亦应仔细检查胆囊腔以排除胆囊癌。

3.梗阻性黄疸症状

部分患者是以黄疸为主要症状而就诊，胆囊癌患者中有黄疸者占40%左右。黄疸的出现提示肿瘤已侵犯胆管或同时伴有胆总管结石，这两种情况在胆囊癌的切除病例中都可遇到。因此胆囊癌患者不应单纯黄疸而放弃探查。

4.右上腹肿块

肿瘤或结石阻塞或胆囊颈部，可引起胆囊积液、积脓，使胆囊胀大，这种光滑而有弹性的包块多可切除，且预后较好。但硬而呈结节状不光滑的包块为不能根治的晚期癌肿。

5.其他

肝大、消瘦、腹腔积液、贫血都可能是胆囊癌的晚期征象，表明已有肝转移或胃十二指肠侵犯，可能无法手术切除。

（三）诊断

1.症状和体征

前已述，胆囊癌临床表现缺乏特异性，其早期征象又常被胆石症及其并发症所掩盖。除了首次发作的急性胆囊炎便得以确诊外，一般情况根据临床表现来做到早期诊断非常困难。因而，无症状早诊显得甚为重要。而要做到此点，必须对高危人群密切随访，如静止性胆囊结石、胆囊息肉、胆囊腺肌增生病等患者，必要时积极治疗以预防胆囊癌。

2.影像学检查

（1）X线造影检查

早年的X线造影检查常用口服胆管造影，胆囊癌患者往往表现为胆囊不显影或显影很差，现在由于更多快速、先进的方法普及，已基本不用。血管造影诊断准确率高，但胆囊动脉显影并不常见，需要通过超选择性插管，胆囊动脉可有僵硬、增宽、不规则而且有间断现象，出现典型的肿瘤血管时可确诊，但此时大多是晚期，肿瘤不能切除。

（2）超声诊断

超声诊断是诊断本病最常用也是最敏感的检查手段，包括常规超声、内镜超声、彩色多普勒等。能检出绝大多数病变，对性质的确定尚有局限。B超检查目前仍是应用最普遍的方法，它简便、无创、影像清晰，对微小病变识别能力强，可用于普查及随访。但对定性诊断和分期帮助不大，易受到肥胖和胃肠道气体干扰，有时有假阳性和假阴性结果。因胆囊癌的病理类型以浸润型为多，常无肿块，易漏诊，故要警惕胆囊壁不规则增厚的影像特征。

近年发展的超声内镜检查法（EUS）通过内镜将超声探头直接送入胃十二指肠检查胆

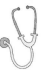

囊，不受肥胖及胃肠道气体等因素干扰，对病灶的观察更细微。其分辨率高，成像更清晰，可显示胆囊壁的三层结构，能弥补常规超声的不足，对微小病变确诊和良恶性鉴别诊断价值高，但设备较昂贵，而且作为侵入性检查，难免有并发症发生。彩色多普勒检查可显示肿瘤内部血供，根据病变中血流状况区别胆囊良恶性病变，敏感度和特异性较高。超声血管造影应用也有报告，通过导管常规注入二氧化碳微泡，在胆囊癌和其他良性病变中有不同的增强表现，可以区分增厚型的胆囊癌与胆囊炎，亦可鉴别假性息肉、良性息肉与息肉样癌

（3）计算机断层成像（CT）诊断

CT在发现胆囊的小隆起样病变方面不如B超敏感，但在定性方面优于B超。CT检查不受胸部肋骨、皮下脂肪和胃肠道气体的影响，而且能用造影剂增强对比及薄层扫描，是主要诊断方法之一。其早期诊断要点如下。

1）胆囊壁局限或整体增厚，多超过0.5cm，不规则，厚薄不一，增强扫描有明显强化。

2）胆囊腔内有软组织块，基底多较宽，增强扫描有强化，密度较肝实质低而较胆汁高。

3）合并慢性胆囊炎和胆囊结石时有相应征象。厚壁型胆囊癌需与慢性胆囊炎鉴别，后者多为均匀性增厚；腔内肿块型需与胆囊息肉和腺瘤等鉴别，后者基底部多较窄。CT越来越普遍用于临床，对胆囊癌总体确诊率高于B超，结合增强扫描或动态扫描适用于定性诊断、病变与周围脏器关系的确定，利于手术方案制订。但对早期诊断仍无法取代B超。

（4）磁共振（MRI）诊断

胆囊癌的MRI表现与CT相似，可有厚壁型、腔内肿块型、弥散型等。MRI价值和CT相仿，但费用更昂贵。近年出现的磁共振胰胆管成像（MRCP），是根据胆汁含有大量水分且有较长的T_2弛豫时间，利用MR的重T_2加权技术效果突出长T_2组织信号，使含有水分的胆管、胰管结构显影，产生水造影结果的方法。胆汁和胰液作为天然的对比剂，使得磁共振造影在胆管胰管检查中具有独特的优势。胆囊癌表现为胆囊壁的不规则缺损、僵硬，或胆囊腔内软组织肿块。MRCP在胆胰管梗阻时有很高价值，但对无胆管梗阻的早期胆囊癌效果仍不如超声检查。

（5）经皮肝穿刺胆管造影（PTC）应用

PTC在肝外胆管梗阻时操作容易，诊断价值高，对早期诊断帮助不大，对早期诊断的价值在于如果需要细胞学检查时可用来取胆汁。

（6）内镜逆行胆胰管造影（ERCP）应用

对胆囊癌常规影像学诊断意义不大，仅有一半左右的病例可显示胆囊，早期诊断价值

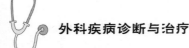

不高，适用于鉴别肝总管或胆总管的占位病变或采集胆汁行细胞学检查。

3.细胞学检查

术前行细胞学检查的途径有ERCP收集胆汁、B超引导下经皮肝胆囊穿刺抽取胆汁或肿块穿刺抽吸组织细胞活检，通常患者到较晚期诊断相对容易，故细胞学检查应用较少。但早期诊断确有困难时可采用，脱落细胞检查有癌细胞可达到定性目的。

4.肿瘤标志物检测

迄今为止未发现对胆囊癌有特异性的肿瘤标志物，故肿瘤标志物检测只能作为诊断参考，要结合临床具体分析。对胆囊癌诊断肿瘤标志物检查可包括血清和胆汁两方面。恶性肿瘤的常用标志如广谱肿瘤标志物DR-70可见于20多种肿瘤患者血液中，大部分阳性率在90%以上，对肝胆肿瘤的敏感性较高。肿瘤相关糖链抗原CA19-9和癌胚抗原（CEA）在胆囊癌病例有一定的阳性率，升高程度与病期相关，对诊断有一定帮助，在术前良恶性病变鉴别困难时可采用。检测胆汁内的肿瘤标志物较血液中更为敏感，联合检测能显著提高术前确诊率，提示我们术前可应用一些手段采集胆汁做胆囊癌的检测。近年来有报道通过血清中的游离DNA检测，可发现某些肿瘤基因的异常改变，已经在临床用于其他肿瘤。通过现代分子生物学发展，深入研究开发适用于临床的新指标是研究的方向。

5.早期诊断的时间和意义

术前若能确诊原发性胆囊癌最为理想，据此可制订合理的手术方案，避免盲目的LC，因为胆囊癌早期LC术后种植转移时有报告。

术前怀疑而不能确诊的原发性胆囊癌，术中应对切除标本仔细地观察，必要时结合术中冰冻病理检查，条件许可时可应用免疫组化等方法检查一些肿瘤相关基因的突变表达，对发现胆囊癌，及时调整手术方式有很大帮助。

因良性病变行胆囊切除术，而术后病检确诊的早期病例，如属Nevin Ⅰ期则单纯胆囊切除术已足够；对Ⅰ期病例，应该再次手术行肝脏楔形切除及区域淋巴结清扫或扩大根治术。

（四）治疗

1.外科治疗原则

胆囊癌的手术治疗方式主要取决于患者的临床病理分期。经典的观念认为，对于Nevin Ⅰ、Ⅲ期的病例，单纯胆囊切除术已足够，对Ⅰ期病例应采用根治性手术，范围包括胆囊切除术和距胆囊2cm的肝脏楔形切除术、肝十二指肠韧带内淋巴结清扫术，而对于Ⅳ、Ⅴ期的晚期病例手术治疗已无价值。过去胆囊癌的诊断多为进行其他胆管良性病变手术时意外发现，随着人们对胆囊癌的重视程度提高，术前确诊的胆囊癌病例逐渐增多，加上近年对胆囊癌转移方式的研究深入，使许多学者对胆囊癌的经典手术原则提出了新的看

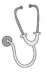

法。基本包括以下两方面。

（1）对于NevinⅠ、Ⅱ期的病例应做根治性胆囊切除术。

（2）对于NevinⅣ、Ⅴ期的病例应行扩大切除术。这些观点均包括了肝脏外科的有关问题，尚存有一定争论，以下分别叙述。

2.早期胆囊癌的根治性手术

（1）早期胆囊癌手术方式评价

早期胆囊癌是指NevinⅠ、Ⅱ期或TNM分期0、Ⅰ期，对此类患者以往以为认为仅行胆囊切除术可达治疗目的。近年研究表明，由于胆囊壁淋巴管丰富，胆囊癌可有极早的淋巴转移，并且早期发生肝脏转移也不少见，因而尽管是早期病例，亦有根治性切除的必要。许多学者的实践证明，对NevinⅠ、Ⅱ期病例行根治性胆囊切除术的长期生存率显著优于单纯胆囊切除术，故强调包括肝楔形切除在内的胆囊癌根治手术的重要性。目前基本认可的看法是，术前确诊为胆囊癌者应该做根治性的手术，因良性病变行胆囊切除术后病检意外发现胆囊癌者，如为NevinⅠ期不必再次手术，如为NevinⅡ期应当再次手术清扫区域淋巴结并楔形切除部分肝脏。

（2）手术方法

应用全身麻醉。体位可根据切口不同选取仰卧位或右侧抬高的斜卧位。手术步骤如下。

1）开腹：可依手术医师习惯，取右上腹长直切口，自剑突起至脐下2～4cm，亦可采用右侧肋缘下斜切口，利于暴露，切除肝组织更为方便。

2）探查：探查腹膜及腹腔内脏器，包括胆囊淋巴引流区域的淋巴结有无转移，以决定手术范围。

3）显露手术野：以肋缘牵开器将右侧肋弓尽量向前上方拉开，用湿纱布垫将胃及小肠向腹腔左侧和下方推开，暴露肝门和肝下区域。

4）游离十二指肠和胰头：剪开十二指肠外侧腹膜，适当游离十二指肠降段及胰头，以便于清除十二指肠后胆总管周围淋巴结。

5）显露肝门：在十二指肠上缘切开肝十二指肠韧带的前腹膜，依次分离出肝固有动脉、胆总管、门静脉主干，分别用橡皮片将其牵开以利于清除肝十二指肠韧带内淋巴组织。

6）清除肝门淋巴结：向上方逐步地解剖分离肝动脉、胆总管、门静脉以外的淋巴、神经、纤维、脂肪组织，直至肝横沟部。

7）游离胆囊：切断胆囊管并将断端送冰冻病理切片检查。沿肝总管向上分离胆囊三角处的淋巴、脂肪组织，妥善结扎、切断胆囊动脉。至此，需要保存的肝十二指肠韧带的重要结构便与需要切除的组织完全分开。

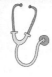

8）切除胆囊及部分肝：楔形切除肝中部的肝组织连同在位的胆囊。在预计切除线上用电凝器烙上印记，以肝门止血带分别控制肝动脉及门静脉，沿切开线切开肝包膜，钝性分离肝实质，所遇肝内管道均经钳夹后切断，将肝组织、胆囊连同肝十二指肠韧带上的淋巴组织一同整块切除。肝切除也可用微波刀凝固组织止血而不必阻断肝门。

9）处理创面：缝扎肝断面上的出血处，经仔细检查，不再有漏胆或出血，肝断面可对端合拢缝闭，或用就近大网膜覆盖缝合固定。

10）放置引流：肝断面处及右肝下间隙放置硅橡胶管引流，腹壁上另做戳口引出体外。

3.中晚期胆囊癌的扩大切除术

（1）中晚期胆囊癌手术方式的评价

因为中晚期的概念范围较大，临床常用的 Nevin 分期和 TNM 分期中包括的情况在不同病例中也有很大差别，故对此类患者不能一概而论。如有些位于肝床面的胆囊癌很早发生了肝脏浸润转移，而此时尚无淋巴结转移，这种患者按临床病理分期已属晚期，但经过根治性胆囊切除术可能取得良好效果。由于胆囊的淋巴引流途径很广，更为常见的是一些病例无肝转移，但淋巴结转移已达第三站，这时虽然分期比前面例子早，但治疗效果却明显要差。通常所谓的扩大切除术基本是指在清扫肝十二指肠韧带淋巴结、胰十二指肠后上淋巴结、腹腔动脉周围淋巴结和腹主动脉下腔静脉淋巴结的同时，做肝中叶、扩大的右半肝或肝三叶切除，仅做右半肝切除是不合适的，因为胆囊的位置在左右叶之间，胆囊癌常见的转移包括肝左内叶的直接浸润和血行转移。目前有人加做邻近的浸润转移脏器的切除，甚至加做胰头十二指肠切除术。这些手术创伤大、并发症多、病死率高，尽管在某些病例中取得较好疗效，但还是应该谨慎选择。

（2）扩大切除术的方法

麻醉选用全身麻醉。体位取右侧抬高的斜卧位。手术步骤以扩大的右半肝切除并淋巴结清扫为例做简要介绍。

1）切口：采取右侧肋缘下长的斜切口，或双侧肋缘下的"A"形切口。

2）显露：开腹后保护切口，用肋缘牵开器拉开一侧或双侧的肋弓，使肝门结构及肝十二指肠韧带、胰头周围得以良好暴露。

3）探查：探查腹腔，包括腹膜和肝、胆、胰、脾以及胆囊引流区域的淋巴结有无转移，必要时取活组织行冰冻病理切片检查，如果转移范围过广，需同时做肝叶切除和胰头十二指肠切除时应权衡患者的全身状况和病变的关系，慎重进行。

4）肝门部清扫：决定行淋巴结清扫和肝叶切除后，在十二指肠上缘切开肝十二指肠韧带的前腹膜，分离出胆总管、肝固有动脉、门静脉主干。由此向上清除周围淋巴、神经、纤维和脂肪组织直至肝脏横沟处。

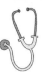

5）清除胰头后上淋巴结：切开十二指肠外侧腹膜，将十二指肠及胰头适度游离，紧靠胆总管下端切断胆总管，两端予以结扎。暴露胰头十二指肠周围淋巴结，清除胰头后、上的淋巴及其他软组织。

6）清除腹腔动脉系统淋巴结：沿胃小弯动脉弓外切断小网膜向上翻起，贴近肝固有动脉向左分离肝总动脉至腹腔动脉，清除周围淋巴等软组织。

7）处理肝门部胆管和血管：将切断游离的近侧胆总管向上翻开，在肝横沟处分离出部分左肝管，距肝实质1cm切断，近端预备胆肠吻合，远端结扎。在根部切断结扎肝右动脉以及门静脉右支。

8）游离肝右叶：锐性分离肝右叶的冠状韧带和右三角韧带，分开肝脏与右侧肾上腺的粘连，将肝右叶向左侧翻转，暴露下腔静脉前外侧面。

9）切除肝右叶：在镰状韧带右侧拟切除的肝脏表面用电凝划一切线至下腔静脉右侧，切开肝包膜，分离肝实质内的管道系统分别结扎。尤其要注意肝静脉系统应妥善结扎或缝扎，在进入下腔静脉之前分别切断结扎肝中静脉、肝右静脉及汇入下腔静脉的若干肝短静脉。切除肝脏时可行肝门阻断，方法如上文所述。

10）整块去除标本：至此切除的肝脏与下腔静脉分离，将肝右叶、部分左内叶、胆囊、胆总管以及肝十二指肠韧带内的软组织整块去除。

11）检查肝脏创面：将保留的肝左叶切面的胆管完全结扎并彻底止血。肝脏切除后的创面暂时用蒸馏水纱垫填塞。

12）胆管空肠吻合：保留第1根空肠血管弓，距Treitz韧带约20cm切断空肠，远端缝合关闭。按照Roux-en-Y胆管空肠吻合术的方法处理空肠，将空肠远侧由横结肠前提起，行左肝管空肠端侧吻合，再行空肠近端与远端的端侧吻合，一般旷置肠襻约50cm。间断缝合关闭空肠襻系膜与横结肠系膜间隙。

13）处理肝脏创面：取出创面填塞的纱垫，检查创面无渗血及漏胆后，用大网膜覆盖肝左叶的断面。

14）引流：在右侧膈下及肝脏断面处放置双套管引流，由腹壁另做戳口引出。

不需做扩大的肝右叶切除，而行肝中叶切除者按照相应的肝脏切除范围做肝切除的操作，其余步骤相同；有必要做胰头十二指肠切除术的病变可按Whipple方式进行操作，在此不做赘述。

4.无法切除的胆囊癌肝转移的外科治疗

胆囊癌肝转移方式多样，有些情况下无法行切除手术，多见于如下。

（1）肝内转移灶广泛。

（2）转移灶过大或侵犯肝门。

（3）肝转移合并其他脏器广泛转移。

（4）全身状况较差，不能耐受肝切除手术。

（5）合并肝硬化等。不能切除的原发性肝癌和其他肝转移癌的治疗方法同样适用于胆囊癌肝转移。主要有经股动脉穿刺插管肝动脉化疗栓塞、经皮B超引导下无水酒精注射等。全身化疗毒性反应大、疗效差，无太大价值。有时手术中发现不能切除的胆囊癌肝转移时，可采用动脉插管和（或）肝动脉选择结扎，也可联合应用门静脉插管化疗，放入皮下埋置式化疗泵。术中病灶微波固化、冷冻治疗等亦可考虑。对于合并肝门或远端胆管侵犯所致的各种梗阻性黄疸，应积极采取多种方式引流术以减轻痛苦，提高生存质量。

二、急性胆囊炎

急性胆囊炎是胆囊发生的急性炎症性疾病，在我国腹部外科急症中位居第二，仅次于急性阑尾炎。

（一）病因

多种因素可导致急性胆囊炎，如胆囊结石、缺血、胃肠道功能紊乱、化学损伤、微生物感染、寄生虫、结缔组织病、过敏性反应等。急性胆囊炎中90%～95%为结石性胆囊炎，5%～10%为非结石性胆囊炎。

（二）病理生理

胆囊结石阻塞胆囊颈或胆囊管是大部分急性结石性胆囊炎的病因，其病变过程与阻塞程度及时间密切相关。结石阻塞不完全且时间较短者，仅表现为胆绞痛，阻塞完全且时间较长者，则发展为急性胆囊炎，按病理特点可分为四期：水肿期为发病初始2～4天，由于黏膜下毛细血管及淋巴管扩张，液体外渗，胆囊壁出现水肿；坏死期为发病后3～5天，随着胆囊内压力逐步升高，胆囊黏膜下小血管内形成血栓，堵塞血流，黏膜可见散在的小出血点及坏死灶；化脓期为发病后7～10天，除局部胆囊壁坏死和化脓，病变常波及胆囊壁全层，形成壁间脓肿甚至胆囊周围脓肿，镜下见有大量中性粒细胞浸润和纤维增生。如果胆囊内压力持续升高，胆囊壁血管因压迫导致血供障碍，出现缺血坏疽，则发展为坏疽性胆囊炎，此时常并发胆囊穿孔；慢性期主要指中度胆囊炎反复发作以后的阶段，镜下特点是黏膜萎缩和胆囊壁纤维化。

严重创伤、重症疾病和大手术后发生的急性非结石性胆囊炎由胆囊的低血流量灌注引起，胆囊黏膜因缺血缺氧损害和高浓度胆汁酸盐的共同作用而发生坏死，继而发生胆囊化脓、坏疽甚至穿孔，病情发展迅速，并发症率和病死率均高。

（三）临床表现

1.症状

急性结石性胆囊炎患者以女性多见，起病前常有高脂饮食的诱因，也有学者认为与劳累、精神因素有关。其首发症状多为右上腹阵发性绞痛，可向右肩背部放射，伴恶心、呕吐、低热。当胆囊炎病变发展时，疼痛转为持续性并有阵发性加重。出现化脓性胆囊炎时，可有寒战、高热。在胆囊周围形成脓肿或发展为坏疽性胆囊炎时，腹痛程度加剧，范围扩大，呼吸活动及体位改变均可诱发腹痛加重，并伴有全身感染症状。约1/3患者可出现轻度黄疸，多与胆囊黏膜受损导致胆色素进入血液循环有关，或因炎症波及肝外胆管阻碍胆汁排出所致。

2.体征

体检可见腹式呼吸受限，右上腹有触痛，局部肌紧张，Murphy征阳性，大部分患者可在右肋缘下扪及肿大且触痛的胆囊。当胆囊与大网膜形成炎症粘连，可在右上腹触及边界欠清、固定压痛的炎症包块。严重时胆囊发生坏疽穿孔，可以出现弥散性腹膜炎体征。

3.实验室检查

主要有白细胞计数和中性粒细胞比值升高，程度与病情严重程度有一定的相关性。当炎症波及肝组织可引起肝细胞功能受损，血清GPT、GOT和碱性磷酸酶（AKP）升高，当血总胆红素升高时，常提示肝功能损害较严重。

4.超声检查

超声检查是目前诊断肝胆道疾病最常用的一线检查方法，对急性结石性胆囊炎诊断的准确率高达85%～90%。超声检查可显示胆囊肿大，囊壁增厚，呈现"双边征"，胆囊内可见结石，胆囊腔内充盈密度不均的回声斑点，胆囊周边可见局限性液性暗区。

5.CT

CT可见胆囊增大，直径常＞5cm；胆囊壁弥散性增厚，厚度＞3mm；增强扫描动脉期明显强化；胆囊内有结石和胆汁沉积物；胆囊四周可见低密度水肿带或积液区。CT扫描可根据肝内外胆管有无扩张、结石影鉴别是否合并肝内外胆管结石。

6.核素扫描检查

可应用于急性胆囊炎的鉴别诊断。经静脉注入mTc-EHIDA，被肝细胞摄取并随胆汁从胆道排泄清除。因急性胆囊炎时多有胆囊管梗阻，故核素扫描时一般胆总管显示而胆囊不显影，若造影能够显示胆囊，可基本排除急性胆囊炎。

（四）诊断

结合临床表现、实验室检查和影像学检查，即可诊断。注意与上消化道溃疡穿孔、

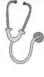 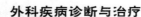

急性胰腺炎、急性阑尾炎、右侧肺炎等疾病鉴别。当合并黄疸时，注意排除继发性胆总管结石。

（五）治疗

1.非手术治疗

为入院后的急诊处理措施，也为随时可能进行的急诊手术做准备。包括禁食，液体支持，解痉止痛，使用覆盖革兰阴性菌和厌氧菌的抗生素，纠正水电解质平衡紊乱，严密观察病情，同时处理糖尿病，心血管疾病等并发症。60%～80%的急性结石性胆囊炎患者可经非手术治疗获得缓解而转入择期手术治疗。而急性非结石性胆囊炎多病情危重，并发症率高，倾向于早期手术治疗。

2.手术治疗

（1）择期手术

对初次发病且症状较轻的年轻患者，或发病已超过72小时但无紧急手术指征者，可选择先行非手术治疗。治疗期间密切观察病情变化，尤其是老年患者，还应注意其他器官的并存疾病，如病情加重，需及时手术。大部分患者通过非手术治疗病情可获得缓解，再行择期手术治疗。

（2）早期手术

对发病在72小时内的急性结石性胆囊炎，经非手术治疗病情无缓解，并出现寒战、高热、腹膜刺激征明显、白细胞计数进行性升高者，应尽早实施手术治疗，以防止胆囊坏疽穿孔及感染扩散。对于60岁以上的老年患者，症状较重者也应早期手术。

（3）紧急手术

对急性结石性胆囊炎并发穿孔应进行紧急手术。术前应尽量纠正低血压、酸中毒、严重低钾血症等急性生理紊乱，对老年患者还应注意处理高血压、糖尿病等并发症，以降低手术病死率。

3.手术方法

（1）腹腔镜胆囊切除术

腹腔镜胆囊切除术（laparoscopic cholcystectomy, LC）为首选术式。术前留置胃管、尿管。

采用气管插管全身麻醉。患者取头高脚低位，左倾15°。切开脐部皮肤1.5cm，用气腹针穿刺腹腔建立气腹，CO_2气腹压力12～14mmHg（1.6～1.9kPa）。经脐部切口放置10mm套管及腹腔镜，先全面探查腹腔。手术采用三孔或四孔法，四孔法除脐部套管外，再分别于剑突下5cm置入10mm套管，右锁骨中线脐水平和腋前线肋缘下5cm各置入5mm套管，三孔法则右锁骨中线和腋前线套管任选其一。

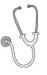

探查胆囊，急性胆囊炎常见胆囊肿大，呈高张力状态。结石嵌顿于胆囊颈部，胆囊壁炎症水肿，甚至化脓、坏疽，与网膜和周围脏器形成粘连。先用吸引器结合电钩分离胆囊周围粘连，电钩使用时一定要位于手术视野中央。

胆囊减压，于胆囊底部做一小切口吸出胆汁减压，尽可能取出颈部嵌顿的结石。

处理胆囊动脉，用电钩切开胆囊浆膜，大部分急性胆囊炎的胆囊动脉已经栓塞并被纤维束包裹，不需刻意骨骼化显露，在钝性分离中碰到索条状结构，紧贴壶腹部以上夹闭切断即可。

处理胆囊管，沿外侧用吸引器钝性剥离寻找胆囊管，尽量远离胆总管，确认颈部与胆囊管连接部后，不必行骨骼化处理，确认"唯一管径"后，靠近胆囊用钛夹或结扎锁夹闭胆囊管后离断。对于增粗的胆囊管可用阶梯施夹法或圈套器处理。胆囊管里有结石嵌顿则需将胆囊管骨骼化，当结石位于胆囊管近、中段时，可在结石远端靠近胆总管侧胆囊管施夹后离断；当结石嵌顿于胆囊管汇入胆总管部时，需剪开胆囊管大半周，用无创伤钳向切口方向挤压，尝试将结石挤出，不能直接钳夹结石，以避免结石碎裂进入胆总管。确认结石完整挤出后，夹闭胆囊管远端。处理胆囊壶腹内侧，急性炎症早期组织水肿不严重，壶腹内侧一般容易剥离。但一些肿大的胆囊壶腹会延伸至胆总管或肝总管后壁形成致密粘连无法分离，此时不能强行剥离，可试行胆囊大部分或次全切除，切除的起始部位应选择壶腹—胆囊管交接稍上方，要保持内侧与后壁的完整，切除胆囊体和底部。残留的壶腹部黏膜仍保留分泌功能，需化学烧灼或电灼毁损，防止术后胆漏，电灼时间宜短。

剥离胆囊，胆囊炎症可波及肝脏，损伤肝脏易出现难以控制的出血，应"宁破胆囊，勿损肝脏"，可允许部分胆囊黏膜残留于胆囊床，予电凝烧灼即可。剥离胆囊后胆囊床渗血广泛，可用纱块压迫稍许，然后电凝止血。单极电凝无效可改用双极电凝。

取出胆囊，将胆囊及结石装入标本袋，由剑突下或脐部套管孔取出，亦可放置引流管后才取出胆囊。遇到巨大结石时，可使用扩张套管。

放引置流管，冲洗手术创面，检查术野无出血、胆漏，于Winslow孔放置引流管，由腋前线套管孔引出并固定。解除气腹并缝合脐部套管孔。

术中遇到下列情况应中转开腹。

1）胆囊组织质地偏硬，不排除癌变可能。

2）胆囊三角呈冰冻状，组织致密难以分离，或稍作分离即出现难以控制的出血。

3）胆囊壶腹内侧粘连紧密，分离后出现胆汁漏，怀疑肝总管、左右肝管损伤。

4）胆囊管—肝总管汇合部巨大结石嵌顿，有Mirrizi综合征可能。

5）胆肠内瘘。

6）胆管解剖变异，异常副肝管等。

术后处理包括继续抗生素治疗，外科营养支持，治疗并存疾病等。24 ～ 48小时后观察无活动性出血、胆漏、肠漏等情况后拔除引流管。

（2）其他手术方法

1）部分胆囊切除术：术中胆囊床分离困难或可能出现大出血者，可采用胆囊部分切除法，残留的胆囊黏膜应彻底电凝烧灼或化学损毁，防止残留上皮恶变、形成胆漏或包裹性脓肿等。

2）超声或CT引导下经皮经肝胆囊穿刺引流术（percutaneous transhepatic gallbladder drainage, PTGD）：适用于心肺疾患严重无法接受胆囊切除术的急性胆囊炎患者，可迅速有效地降低胆囊压力，引流胆囊腔内积液或积脓，待急性期过后再择期手术。禁忌证包括急性非结石性胆囊炎、胆囊周围积液（穿孔可能）和弥散性腹膜炎。穿刺后应严密观察患者，警惕导管脱落、胆汁性腹膜炎、败血症、胸腔积液、肺不张、急性呼吸窘迫等并发症。

（六）几种特殊类型急性胆囊炎

1.急性非结石性胆囊炎

指胆囊有明显的急性炎症但其内无结石，多见于男性及老年患者。病因及发病机制尚未完全清楚，推测发病早期由于胆囊缺血及胆汁淤积，胆囊黏膜因炎症、血供减少而受损，随后细菌经胆道、血液或淋巴途径进入胆囊内繁殖，发生感染。急性非结石性胆囊炎往往出现在严重创伤、烧伤、腹部大手术后、重症急性胰腺炎、脑血管意外等危重患者中，患者常有动脉粥样硬化基础。

由于并存其他严重疾病，急性非结石性胆囊炎容易发生漏诊。在危重患者，特别是老年男性，出现右上腹痛和（或）发热时，应警惕本病发生。及时行B超或CT检查有助于早期诊断。B超影像特点：胆囊肿大，内无结石，胆汁淤积，胆囊壁增厚＞3mm，胆囊周围有积液。当存在肠道积气时，CT更具诊断价值。

本病病理过程与急性结石性胆囊炎相似，但病情发展更快，易出现胆囊坏疽和穿孔。一经确诊，应尽快手术治疗，手术以简单有效为原则。在无绝对禁忌证时，首选腹腔镜胆囊切除术。若病情不允许，在排除胆囊坏疽、穿孔情况下，可考虑局麻行胆囊造瘘术，术后严密观察炎症消退情况，必要时仍需行胆囊切除术。术后给予抗休克，纠正水、电解质及酸碱平衡紊乱等支持治疗，选用广谱抗生素或联合用药，同时予以心肺功能支持，治疗重要脏器功能不全等。

2.急性气肿性胆囊炎

临床上不多见，指急性胆囊炎时胆囊内及其周围组织内有产气细菌大量滋生产生气体积聚，与胆囊侧支循环少、易发生局部组织氧分压低下有关。发病早期，气体主要积聚在胆囊内，随后进入黏膜下层，致使黏膜层剥离，随病情加重气体可扩散至胆囊周围组织，

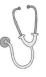

并发败血症。本病易发于老年糖尿病患者，临床表现为重症急性胆囊炎，腹部X线检查及CT有助诊断，可发现胆囊内外有积气。注意与胆肠内瘘，十二指肠括约肌功能紊乱引起的胆囊积气，及上消化道穿孔等疾病相鉴别。气肿性胆囊炎患者病情危重，可并发坏疽、穿孔、肝脓肿、败血症等，病死率较高，15%～25%，应尽早手术治疗，手术治疗原则与急性胆囊炎相同。注意围术期选用对产气杆菌有效的抗生素，如头孢哌酮与灭滴灵联用。

3. 胆囊扭转

指胆囊体以胆囊颈或邻近组织器官为支点发生扭转。胆囊一般由腹膜和结缔组织固定于胆囊床，当胆囊完全游离或系膜较长时，可因胃肠道蠕动、体位突然改变或腹部创伤而发生顺时针或逆时针扭转。病理上主要以血管及胆囊管受压嵌闭为特征，病变严重性与扭转程度及时间密切相关。扭转180°时，胆囊管即扭闭，胆汁淤积，胆囊肿大。超过180°为完全扭转，胆囊静脉受压回流受阻，表现为胆囊肿大，胆囊壁水肿增厚，继而动脉受累，胆囊壁出现坏疽、穿孔。当扭转达360°时，胆囊急性缺血，胆囊肿大，呈暗红甚至黑色，可有急性坏疽，但穿孔发生率较低。

本病临床罕见，误诊率高，扭转三联征有助提示本病如下。

（1）瘦高的老年患者，特别是老年女性，或者合并脊柱畸形。

（2）典型的右上腹痛，伴恶心、呕吐，病程进展迅速。

（3）查体可扪及右上腹肿块，但无全身中毒症状和黄疸，可有体温脉搏分离现象。

扭转胆囊在B超下有特殊影像：胆囊锥形肿大，呈异位漂浮状，胆囊壁增厚。由于胆囊管、胆囊动静脉及胆囊系膜扭转和过度伸展，在胆囊颈的锥形低回声区混杂有多条凌乱的纤细光带，但后方无声影。CT检查见胆囊肿大积液，与肝脏分离。磁共振胆道成像（MRCP）可清晰显示肝外，胆管因胆囊管扭转牵拉呈"V"形。

高度怀疑或确诊胆囊扭转均应及时手术，首选腹腔镜胆囊切除术。因胆囊扭转造成胆囊三角解剖关系扭曲，可先复原正常胆囊位置，以利于保护胆总管。

第六章　小肠、肛肠及阑尾疾病

第一节　小肠疾病

一、肠梗阻

（一）概述

肠梗阻是一种常见的外科急腹症，凡肠内容物不能正常运行或通过发生障碍时称为肠梗阻，一旦肠管发生梗阻不但可以引起肠管本身解剖和功能上的改变，并可导致全身性生理紊乱。在临床上以腹痛、呕吐、腹胀及便秘为主要表现。肠梗阻具有病因复杂、病情多变、发展迅速等特点，若处理不当，后果严重。

按病因分为：机械性肠梗阻、动力性肠梗阻、血运性肠梗阻。按梗阻有无血运障碍分为：单纯性肠梗阻、绞窄性肠梗阻。根据梗阻的部位可分为高位和低位肠梗阻两种，根据梗阻的程度可分为完全性和不完全性肠梗阻，按发展过程快慢可分为急性和慢性肠梗阻。若一段肠管两端均受压且不通畅者称闭襻性肠梗阻，闭襻肠管中的气体和液体无法减压，易发生血运障碍。

1.诊断

（1）症状

1）腹痛：询问腹痛初起的准确时间、腹痛性质、间隔期和持续时间的长短、变化程度与进食和排便的关系、缓解因素、伴发症状等，从中找到确定病因的证据。

2）腹胀：询问腹胀程度、感觉、位置及变化等。

3）呕吐：询问呕吐出现的时间、次数、频度、内容物的量和性质，以及呕吐时与吐后的感觉。

4）排便、排气情况：询问肛门是否停止排便排气、最后一次排便排气的时间及肛门是否有血性或其他色泽粪便排出。

（2）体征

早期单纯性肠梗阻一般无明显全身症状，随病情进展可出现口唇干燥、皮肤无弹性、

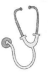

眼窝凹陷、少尿或无尿等脱水表现。发生绞窄时可表现为烦躁不安、发热、脉率快、血压下降、休克等。腹部检查时要显露充分，上自乳头水平，下至股部均应仔细检查。①腹部视诊：可见到腹胀及肠蠕动波。②触诊：单纯性肠梗阻可有轻度压痛，绞窄性肠梗阻可有固定压痛和腹膜刺激征。③叩诊：绞窄性肠梗阻时可出现移动性浊音。④听诊：肠鸣音亢进，可闻及气过水声或金属音，麻痹性肠梗阻时肠鸣音减弱或消失。应常规进行直肠指检。直肠指检若触及肿块，则可能为直肠肿瘤或低位肠腔外肿瘤甚至为肠套叠，若指套染血，应考虑结肠套叠、肠肿瘤、肠绞窄或肠系膜血管栓塞的可能。

（3）检查

直肠指诊应作为常规检查不能忽略。如触及肿块，可能为直肠肿瘤所引起的结肠梗阻、极度发展的肠套叠的套头或低位肠腔外肿瘤。

实验室检查中，血红蛋白及血细胞比容可因脱水、血液浓缩而升高，白细胞计数和中性粒细胞明显增加，多见于绞窄性肠梗阻。全血二氧化碳结合力和血清Na^+、K^+、Cl^-的变化，可反映酸碱失衡和电解质紊乱的状况。呕吐物和粪便检查有大量红细胞或隐血阳性，应考虑肠管有血运障碍。

X线检查：一般在肠梗阻发生4～6h后，即显示出肠腔内气体；立位或侧卧位透视或拍片，可见多数液平面及气胀肠襻。但无上述征象，也不能完全排除肠梗阻的可能。由于肠梗阻的部位不同，X线表现也各有其特点。如在高位小肠梗阻时，空肠黏膜环状皱襞可显示出"鱼肋骨刺状"，回肠黏膜则无此表现；结肠胀气位于腹部周边，显示结肠袋形。当怀疑肠套叠、乙状结肠扭转或结肠肿瘤时，可行钡剂灌肠以助诊断。在小肠梗阻时，忌用胃肠造影的方法，以免加重病情。在病情严重、低血压、休克患者，有时立位平面相可造成直立性虚脱，值得临床医师注意。

（4）诊断要点

1）腹痛、呕吐、腹胀、肛门排气和排便停止几大症状和腹部可见肠型或蠕动波，肠鸣音亢进，压痛和腹肌紧张。

2）机械性肠梗阻具有上述典型临床表现，早期腹胀可不显著。麻痹性肠梗阻无阵发性绞痛等肠蠕动亢进的表现，相反肠蠕动减弱或消失，腹胀显著，而且多继发于腹腔内严重感染、腹膜后出血、腹部大手术后等。

3）有下列表现者，应考虑绞窄性肠梗阻的可能：①发病急，开始即为持续性剧烈腹痛，或在阵发性加重之间仍有持续性疼痛。有时出现腰背部痛，呕吐出现早、剧烈而频繁。②病情发展迅速，早期出现休克，抗休克治疗症状改善不显著。③明显腹膜刺激征，体温上升、脉率快、白细胞计数增高。④腹胀不对称，腹部有局部隆起或触及有压痛的肿块。⑤呕吐物、胃肠减压抽出液、肛门排出物为血性，或腹腔穿刺抽出血性液体。⑥经积极非手术治疗而症状体征无明显改善。⑦腹部X线检查见孤立、突出胀大的肠襻、不因时

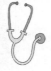

间而改变位置，或有假肿瘤状阴影；若肠间隙增宽，提示有腹腔积液。

4）高位小肠梗阻的特点是呕吐发生早且频繁，腹胀不明显。低位小肠梗阻的特点是腹胀明显，呕吐出现晚而次数少，可吐粪便样内容物。

5）完全性梗阻呕吐频繁，如为低位梗阻腹胀明显，完全停止排气、排便。

（5）鉴别诊断

鉴别诊断主要在于区分肠梗阻的部位、性质与是否存在绞窄病因。疼痛的性质为阵发性伴肠鸣音亢进多提示为机械性梗阻；腹胀明显且肠鸣音减弱提示为麻痹性梗阻；呕吐频繁为高位肠梗阻的表现；病情发展迅速、出现腹膜刺激症状、血流动力学不稳等说明肠绞窄的可能性较大，应引起重视。

2.治疗

肠梗阻的治疗在于缓解症状，恢复肠道的通畅，包括非手术治疗与手术治疗。值得注意的是对患者生命的威胁主要在于肠梗阻带来的全身病理生理变化。因此不论是否采取手术治疗，首先应给予非手术治疗以纠正肠梗阻带来的全身性病理生理紊乱，为手术治疗创造条件。

（1）非手术治疗

主要包括以下措施。

1）胃肠减压：肠梗阻诊断明确后，应立刻进行胃肠减压，以减轻腹胀。胃管保留在胃内，可吸出由肠管逆流到胃内的液体与气体，更主要是可将吞咽带进的气体抽出，减轻肠管膨胀的程度。腹胀减轻后还有利于改善呼吸和循环功能。应用胃肠减压后12h，重复进行X线检查，若小肠内充气减少，结肠充气时，证明肠梗阻有所缓解。

2）纠正水和电解质平衡：根据肠梗阻的部位、梗阻时间的长短以及实验室检查的结果来补充水和电解质。由于呕吐与胃肠减压所丢失的液体与细胞外液相似，需补充的液体以等渗液为主。绞窄性肠梗阻或晚期的单纯性肠梗阻患者，常有大量血浆和血液的丢失，还需补充血浆和全血。

3）抗生素：单纯性肠梗阻一般不需使用抗生素。绞窄性肠梗阻时则需使用，可减少细菌繁殖，预防切口及肺部感染。

4）对症治疗：单纯性肠梗阻患者可经胃管注入液状石蜡、花生油或通便泻下的中药，疼痛剧烈患者可应用解痉剂。

（2）手术疗法

绞窄性肠梗阻、肿瘤及先天性肠道畸形引起的肠梗阻，以及非手术治疗无效患者均应手术治疗。手术的原则和目的是：在最短的时间内，以最简单的方法解除梗阻或恢复肠腔的通畅。手术方式的选择应根据病因、病理变化、梗阻部位、梗阻程度和患者全身情况而定。手术可归纳为如下4种。

1）解除引起梗阻的原因：如粘连松解术、肠套叠整复或肠扭转复位术等。

2）肠切除吻合术：如肠管因肿瘤、炎症性狭窄等，或局部肠襻坏死，应行肠切除吻合术。梗阻原因解除后，判断肠管有无生机至关重要。如果肠壁已呈暗红色，失去光泽和弹性，无蠕动能力，对刺激无收缩反应，肠系膜终末动脉无搏动，则表示已发生肠坏死，应行肠切除。如有可疑，可用0.5%普鲁卡因或0.5%利多卡因肠系膜根部封闭，温盐水纱布热湿敷，将其放入腹腔20 ~ 30 min，若见肠壁颜色和光泽好转，肠系膜终末动脉搏动出现，则说明肠管仍有生机。否则，即表明肠管已坏死。

3）短路手术：当引起梗阻的原因既不能简单解除，又不能切除时，可行梗阻近端与远端肠襻的短路手术。

4）肠造口或肠外置术：如患者病情危重，不能耐受复杂手术，可用此类术式解除梗阻。该手术主要适用于低位肠梗阻，如急性结肠梗阻，一般采用梗阻近侧肠造口，以解除梗阻；也适用于麻痹性或痉挛性肠梗阻，蛔虫或粪块堵塞引起的肠梗阻，炎症引起的不完全性肠梗阻，肠套叠早期等。在治疗过程中应严密观察，如症状、体征不见好转或反而加重，应改为手术治疗。除前述基础疗法外，还包括中药治疗、口服或胃肠道灌注植物油、针刺疗法，以及根据不同病因采用低压空气或钡灌肠，经乙状结肠镜插管，颠簸疗法等各种方法。

（二）粘连性肠梗阻

粘连性肠梗阻比较常见，占全部肠梗阻病例的40% ~ 50%。其中先天性腹腔内粘连（如美克耳憩室的系带、胎粪性腹膜炎）所致者极少，而以后天性腹腔内粘连为最多，好发于腹腔内手术、感染、肿瘤、腹部损伤，腹内出血或异物残留最多见。

1.临床表现

粘连性肠梗阻大多有腹部手术史，发生时间可以在术后几周到数年之久，有的甚至数十年。可有多次反复发作。大部分粘连性肠梗阻发生在回肠且为单纯性，临床表现同一般小肠梗阻。

2.诊断要点

（1）多有腹腔手术、创伤或感染病史。

（2）以往有慢性肠梗阻症状和多次急性发作史。

（3）突发性典型的机械性肠梗阻表现。

值得注意的是，手术后早期（5 ~ 7 d）即可出现粘连性肠梗阻，应与术后肠麻痹恢复期的肠蠕动功能失调相鉴别。其鉴别要点：①术后肠麻痹是术后的持续表现，多在术后3 ~ 4 d内恢复，当自肛门排气排便后，症状便自行消失。而粘连性肠梗阻则常常先有肛门排便排气后又停止，并伴有绞痛和肠鸣音亢进。②腹部X线，肠麻痹时全部肠道均有积

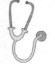

气，而粘连性梗阻积气积液仅限于梗阻以上的肠管。

3.治疗

粘连性肠梗阻应尽量避免反复手术治疗。若是单纯性梗阻，应首先选择基础治疗，如基础治疗无效或怀疑有绞窄时，宜及时做手术探查。

（1）全面探查，不满足于一处或几处梗阻的发现。

（2）以钝性分离为主，减少损伤。

（3）对于粘连广泛，分离后有较多粗糙面者，可行部分或全部小肠排列术。

手术方式可根据病变情况采用粘连松解或束带切断术，有肠坏死者，应行肠切除吻合术。

4.注意事项

（1）粘连性肠梗阻

粘连性肠梗阻多数为单纯性肠梗阻，一般采用禁食、胃肠减压、输液、防治感染等非手术方法，尽可能避免手术治疗，以减少手术后再粘连。

（2）腹腔内粘连

腹腔内粘连是浆膜对损伤和炎症正常生理反应，故在腹腔手术中采用一些方法尽可能减少损伤和炎症，以减少粘连性肠梗阻的发生。手术中仔细止血，不做大块结扎，防止浆膜面暴露干燥和异物残留等。

（3）使用抗粘连药物或材料

如胰蛋白酶、右旋糖酐、透明质酸酶等。

（4）加强术后处理，促使肠功能恢复

如早期下床活动，使用促进肠蠕动药物。

（三）肠扭转

肠扭转是一段肠襻沿其系膜长轴旋转而造成的闭襻型肠梗阻。由于肠系膜血管受压，因而也属于绞窄性肠梗阻。常常是因为肠襻及其系膜过长，系膜根部附着处过窄或粘连收缩，并因肠内容重量骤增，肠管动力异常，以及突然改变体位等诱发因素而引起。扭转程度轻者在360°以下，严重的可达2～3转。常见的扭转部位有部分小肠，全部小肠和乙状结肠。

1.临床表现

肠扭转表现为急性机械性肠梗阻，但部位不同，临床特点各异。

（1）小肠扭转

小肠扭转多见于青壮年。常有饱食后剧烈活动等诱因。发生于儿童者多与先天性肠旋转不良等有关。表现为突然发生的剧烈腹部绞痛，阵发性加重，常牵涉腰背部，患者喜蜷曲卧位，不敢仰卧；呕吐频繁，腹胀不显著或某一部位特别明显。腹部有时可扪及扩张肠襻，病情发展迅速，易发生休克。腹部平片可见到闭襻的肠管，空肠、回肠换位或排列成多种形态的小跨度蜷曲肠襻等特有征象。

（2）乙状结肠扭转

乙状结肠扭转多见于男性老年人，常有便秘习惯或以往有多次腹痛发作经排便、排气后缓解的病史。临床表现为腹痛、腹胀、呕吐一般不明显。低压灌肠时进入液体量往往不足500mL。钡剂灌肠造影可明确诊断，在扭转部位钡剂受阻，钡影尖端呈"鸟嘴"状改变。

2.治疗

肠扭转可在短期内致肠绞窄、坏死，病死率为15%～40%，应及时手术治疗。

（1）扭转复位术

将扭转的肠管复位，并解决引起扭转的解剖学异常。

（2）肠切除术

适宜肠坏死的病例。

3.注意事项

（1）肠扭转早期除一般治疗外，可行手术复位。

（2）肠扭转是一种闭襻性肠梗阻，易引起绞窄，造成肠坏死、肠穿孔，宜早期手术较为安全。

（3）早期乙状结肠扭转可行肛管复位，在乙状结肠镜下插入细肛管，排出扩张肠曲内气体，并保留3～4d，以利于肠功能恢复。

（四）肠套叠

一段肠管套入邻近的肠腔内称为肠套叠。多为近侧端套入远侧端。根据套入部位可分为小肠-小肠型、回肠-结肠型和结肠-结肠型。

临床上将肠套叠分为儿童型和成人型两大类。儿童型肠套叠占儿童肠梗阻的首位，多发生于2岁以内的肥胖婴儿，男孩多于女孩，与肠功能失调，蠕动异常有关。成人型肠套叠多为继发性，可继发于肠息肉、肠肿瘤等，两类肠套叠在临床表现及治疗上均有显著不同。

1.临床表现

儿童型肠套叠是小儿肠梗阻的常见病因，80%发生于2岁以下儿童。最多见的为回肠末端套入结肠。

（1）腹痛

患儿常突然发作剧烈的阵发性腹痛，阵发性哭闹，反复发作后出现精神萎靡、嗜睡。

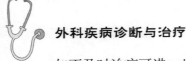

如不及时治疗可进一步出现休克。

（2）呕吐

早期为胃内容物，继之有胆汁或肠内容物。

（3）血便

大便呈果酱样。

（4）腹部肿块

大多数患儿可在腹部扪及腊肠样肿块，表面光滑，稍可活动，稍有压痛，位于脐右上方。

成人型肠套叠多表现为慢性反复发作，其发生原因常与肠息肉、肿瘤等病变有关。主要症状是阵发性腹痛，在腹痛发作时约60%的患者可扪及腹部肿块，并有不完全性肠梗阻表现，但往往可自行缓解。

2.诊断要点

（1）儿童型肠套叠

根据三大典型症状，腹痛、血便和腹部肿块等表现，一般可明确诊断，如有怀疑可做诊断性空气灌肠或钡剂灌肠造影。X线下可见到套叠的肠管钡影呈"杯口"状，甚至呈"弹簧状"阴影。

（2）成人型肠套叠

成人中发现质硬、光滑、稍能推动的腹部肿块，伴有不完全性肠梗阻表现要考虑本病。应做钡灌肠造影或钡剂上消化道造影检查，可明确诊断并了解所发生的原因。

3.治疗

（1）儿童型肠套叠以非手术疗法为主。

1）空气灌肠：适用于病程在48h以内，腹不胀、腹肌不紧张的回肠-结肠型套叠。应用此法有近90%的患儿可获得复位。方法是将气囊导尿管插入肛门，让气囊充气堵住肛门，然后向肠腔内充气，压力为8kPa ~ 13kPa，在X线透视下，可见到套叠的肠管逐步消失，有空气进入回肠。

2）手术治疗：适用于空气灌肠复位失败、并发肠穿孔腹膜炎或病程超过48h者。术时注意将套入的肠管轻轻挤出，避免直接牵拉。如肠管已有坏死或手法不能复位宜做肠切除吻合。

（2）成人型肠套叠

由于成人肠套叠多属继发，原则上应手术治疗，根据病变情况做相应的手术处理。

4.注意事项

（1）儿童型肠套叠早期可采用非手术疗法，如禁食、输液、控制感染。

（2）行空气灌肠疗法时，应在X线透视下严密观察肠套叠复位全过程。术者可用手

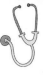

轻轻按摩套叠部位以利复位。复位后，腹部变软无压痛，肿块消失，小儿常安静入睡。继而可排气排便，便色渐变成正常。

（3）行空气灌肠疗法前，需皮下或肌内注射阿托品0.3～0.5 mg，以解除痉挛镇痛；个别异常躁动患儿，可用基础麻醉。

二、黑斑息肉病

黑斑息肉病是一种少见的家族性疾病。其特点是口腔黏膜、口唇、双侧手掌和足底有色素沉着以及胃肠有多发息肉。是一种显性遗传病，有很高的外显率，男性和女性都可携带基因。肠息肉和黑斑由单一的多显性基因所引起，临床上仅半数患者有家族史。

（一）病理

（1）息肉为错构瘤。
（2）组织学上除正常的肠黏膜腺体外，可见到腺瘤性息肉中所没有的平滑肌成分。
（3）从黏膜肌层分叉如树枝样长入息肉内。
（4）黑斑最常见于唇部、口腔黏膜和手指，足趾、肛周、手掌和足底也可见到。
（5）息肉可发生在胃至直肠的任何部位。以空回肠最多见。

（二）临床表现

（1）反复发作腹部绞痛，为肠息肉引起肠套叠所致。
（2）便血，为息肉糜烂引起出血。
（3）部分患者可扪及肿块。
（4）唇、口腔黏膜、手掌、足底多发性黑斑为本病特征。

（三）诊断

1.X线检查
可行胃肠道钡餐或小肠灌钡法证实胃肠道有无息肉。

2.纤维内镜检查
对结肠直肠或胃息肉可行纤维结肠镜或胃镜检查以了解息肉的大小、分布、数目，并可做病理检查。

（四）治疗

1.观察
由于息肉分布较广泛，难以将息肉全部切除，而且极少癌变，故对没有明显症状的患者可以长期观察。

2.手术治疗

手术的目的是解除临床症状而不是根治。

（1）手术适应证

1）肠套叠合并有明显的肠梗阻。

2）反复出现较大的肠道出血。

3）发现有个别孤立较大的息肉或多发性息肉密集于某一肠段，且有反复发作腹部剧烈疼痛。

（2）手术方式

1）并发肠套叠急诊手术如无肠坏死可行肠套叠复位术，尽可能做息肉切除，已有肠坏死者则行肠切除吻合术。

2）出血较大的息肉应予以摘除。

3）息肉大于2cm者，手术探查，分别切开息肉段肠壁摘除息肉。

3.内镜治疗

对于胃、大肠的息肉，可用内镜在检查的同时予以摘除或电灼。

4.黑斑的治疗

唇部黑斑有碍美容，如患者要求手术，可以刮除。其他部位黑斑可以不治。

三、短肠综合征

短肠综合征系指小肠广泛切除后的严重吸收不良（腹泻、脂肪泻、体重减轻、营养不良等）综合征。一般认为小肠切除70%以上，或切除小肠50%且同时切除回盲瓣，或成人保留小肠不足120 cm谓之小肠广泛切除。小肠大量切除常见的病因有急性肠扭转、坏死性肠炎、绞窄性疝、肠系膜上动脉栓塞、肠系膜上静脉血栓形成、肿瘤、Crohn病、外伤等。

（一）诊断

1.临床表现

短肠综合征患者的临床表现和严重程度随残留肠管的部位、长度及有无回盲瓣的存留而异，主要有以下几方面表现。

（1）严重的腹泻和脂肪泻。

（2）水、电解质平衡失调、酸中毒、多种维生素缺乏。

（3）严重营养不良、疲乏无力、体重下降、手足搐搦、骨痛、骨软化、紫癜及周围神经病变，乃至精神症状。

（4）免疫功能低下。

（5）胃酸分泌亢进表现，胃部烧灼感、恶心、呕吐。

（6）短肠综合征患者后期可出现泌尿系结石、胆系结石等。

2.辅助检查

（1）血液检查

可有贫血和血清K^+、Na^+、钙离子、镁离子、清蛋白、胆固醇等浓度降低，以及凝血酶原时间延长。

（2）小肠功能检查

粪脂定量测定、血清胡萝卜素测定、维生素B_2吸收试验、D-木糖吸收试验等。

（3）胆盐浓度测定

血中结合胆盐浓度下降甚至缺乏。

（4）X线小肠钡剂造影

可估计和观察剩余小肠的长度及代偿功能。

（二）治疗方法

1.非手术治疗

（1）第1期治疗

1）禁食、全肠外营养治疗，纠治水、电解质和酸碱平衡失调。补充必需的营养物质，使肠道得到充分的休息。

2）抑制高胃酸分泌：可静脉滴注莫替丁、奥美拉唑等。用碳酸钙中和胃酸和游离脂肪酸。

3）抑制肠蠕动、减轻腹泻：可酌情选用洛哌丁胺、思密达、考来烯胺每次4～5g，每日3次。

4）消胆胺：结合胆盐，消除胆盐对结肠的刺激。

（2）第2期治疗

为防止肠黏膜萎缩，宜早期开始肠内营养治疗。应给予碳水化合物、高蛋白、低脂肪及含有充分的微量元素和维生素的要素饮食。同时根据口服营养的情况，继续给予静脉营养支持补充。暂禁用乳糖制品。有高草酸尿患者，可限制水果、蔬菜入量。如残肠内有过多细菌生长者，可用氨苄西林、甲硝唑等抗生素治疗。

（3）第3期治疗

经口摄入的食物以患者可以耐受的程度进行调整。既要保证热量和营养充分，而又不引起腹泻为原则。饮食以高糖、高蛋白、低脂半流或软食为主。避免高渗饮料，补充矿物质和维生素。患者终身需小心调节饮食并置于医师的监护之下。

2.手术治疗

术后持续吸收不良而严格非手术治疗效果不佳时，可考虑手术。应当指出，不应在广泛小肠切除的同时做短肠的补救性手术，因对残存小肠的代偿功能难以足够估计，且在肠切除时做这类手术将会抑制小肠的适应性改变。一般宜在前次手术6～12个月以后再考虑。手术方式分延缓小肠排空、增加吸收面积及小肠移植3类。小肠延长术、肠黏膜替补术等增加吸收面积的术式尚处于研究阶段，小肠移植也远非确切的治疗手段。目前临床多用且有效的为多种延缓小肠排空手术。

（1）逆蠕动小肠段间置术：取带蒂残肠末段10cm，反转后吻合。

（2）小肠人工瓣膜成形术：利用肠管自身套叠或制作残端乳头形成一抵挡肠内容通过的瓣膜样结构。

（3）建立再循环肠襻。

（4）顺蠕动结肠段间置术：切取带蒂结肠段15～20cm，按顺蠕动方向间置于小肠中。

第二节　肛肠外科疾病

一、痔

（一）概述

痔是一种可能与排便及直立体位有关的正常情况，男女老幼皆可得病，其中20岁以上的成年人占大多数。据国内有关文献报道，痔疮患者约占受检人群的46.3%，民间有"十人九痔"之说。

学界普遍认可的定义为：痔是直肠末端黏膜下和肛管皮肤下的直肠静脉丛发生扩大、曲张所形成的柔软静脉血管团。

中华医学会对痔的最新定义为：痔是肛垫病理性肥大、移位及肛周皮下血管丛血流淤滞形成的局部团块。肛垫是肛门直肠正常解剖的一部分，普遍存在于各年龄、性别及各种族人群中。随着年龄的增长，每个人都可能患有痔疮。痔不能认为是一种病，只有合并出血、脱垂、疼痛、嵌顿等症状时，才能称为痔病或痔疮病，也有人称之为症状性痔。目前一般所指的痔疮都是已经有临床症状的痔，即痔病。

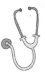

（二）病因

虽然痔的生成与诸多因素有关，但至今仍不能很好地解释痔的发生，因而产生了许多有关痔的生成学说，主要有以下四种。

1.静脉曲张学说

静脉曲张学说认为因人体直立、痔静脉缺少瓣膜、括约肌痉挛及粪便嵌塞等，导致肛门直肠静脉回流障碍，痔静脉曲张而形成痔。

2.血管增生学说

血管增生学说认为齿线以上的黏膜下组织含有大量的窦状血管、平滑肌、弹力纤维和结缔组织等，组成直肠海绵体，随着年龄增长会出现增生、肥大而形成痔。

3.肛垫下移学说

齿线以上的黏膜及黏膜下存在着静脉丛、Treitz肌、结缔组织，统称为"肛垫"，是正常的解剖组织。认为当"肛垫"增生、肥大，或因与肛门直肠壁的支持固定发生改变而松弛，或肛门括约肌的紧张度发生改变，使得肛垫向下移位而成本病。

4.肛管狭窄学说

肛管狭窄学说认为纤维带收缩造成肛管狭窄，致使粪便通过时括约肌不能完全松弛，粪便只能在压力下被挤出，因而痔静脉丛在纤维带与粪块之间受到挤压，引起痔静脉扩张而成痔。

发生痔疮的确切病因目前认识尚不一致，但主要与解剖学因素、饮食因素、遗传因素、妊娠与分娩、职业与年龄、体位、便秘、机械性损伤、炎症等密切相关。

（三）分类

根据发病部位的不同，痔又可分为内痔、外痔和混合痔。

1.内痔

发生于肛管齿线以上，直肠末端黏膜下的痔内静脉丛扩大、曲张所形成的柔软静脉血管团块，称为内痔，又称"里痔"。内痔是肛管直肠病中最常见的疾病，好发于截石位的3、7、11点处。其临床特点是便血，痔核脱出，肛门不适感，多发生于成年人，婴幼儿罕见。

（1）临床表现

1）便血：为本病最常见的症状，多在排便时出现手纸染血，甚者可出现点滴状或喷射状出血，血液与大便不相混合，颜色鲜红，多无疼痛，呈间歇性发作，常因饮酒、疲劳、便秘、腹泻等诱因使症状加重。

2）脱出：随着病程延长，痔核会逐步增大，可在排便时脱出肛门外，脱出物颜色鲜

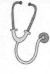

红或灰白，若不及时回纳，局部肿胀可加剧。

3）肛周潮湿、瘙痒：痔核反复脱出，肛门括约肌松弛，常有分泌物溢于肛门外，故自感肛门潮湿。分泌物长期刺激肛周皮肤，易引起肛周湿疹，瘙痒不适。

4）疼痛：脱出的内痔发生嵌顿，引起水肿，形成血栓，致糜烂坏死，可有剧烈疼痛。

5）便秘：常因恐惧出血，人为地控制排便，引起排便习惯的改变，或造成习惯性便秘。长期便秘或粪便干燥，容易擦伤痔核表面黏膜，引发内痔出血，二者互为因果，导致病情加重。

如出现长时间、大量的出血，又未进行正确、及时、有效的治疗，常可引起失血性贫血，出现头晕、乏力、面色苍白等症状。肛门内痔核脱出，如不能及时自行或手法复位，易导致脱出物肿胀、疼痛加剧，发生嵌顿，甚则血栓形成或水肿，经常摩擦刺激，可引起局部破损、糜烂、渗出味臭等。

（2）检查方法

1）直肠指检：早期内痔因痔核柔软，做直肠指检时一般不易触及。如痔核反复脱出，其表面纤维化，可触及包块隆起。

2）肛门镜检查：通常在肛门视诊、直肠指检后进行，重点观察内痔的部位、大小、数目、色泽、溃疡和出血点等情况。检查时应遵循规律，逐一进行，不可遗漏，检查完毕后及时记录。

3）内镜检查：对于肛门镜检查不满意，不能明确诊断者，可采用内镜检查，目前常用的有乙状结肠镜和电子结肠镜等。

如需施行手术等特殊治疗时，应进行血常规、尿常规、肝肾功能、凝血四项、心电图和X线胸透等检查。

（3）疾病分期

根据中华医学会外科学组《痔诊治暂行标准》将本病分为四期。

Ⅰ期内痔：便时带血、滴血或喷射状出血，无内痔脱出，便后出血可自行停止。

Ⅱ期内痔：便时带血、滴血或喷射状出血，伴内痔脱出，便后可自行回纳。

Ⅲ期内痔：便时带血、滴血，伴内痔脱出或久站、咳嗽、劳累、负重时内痔脱出，须用手回纳。

Ⅳ期内痔：痔脱出不能回纳，内痔可伴发绞窄、嵌顿。

2.外痔

外痔是指发生于肛管齿线之下，由痔外静脉丛扩大曲张或痔外静脉丛破裂或反复炎症纤维增生而成的疾病。可发生于任何年龄，其临床特点是自觉肛门坠胀、疼痛、有异物感。

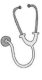

由于临床症状、病理特点及其过程不同，本型可分为结缔组织性外痔、静脉曲张性外痔、炎性外痔和血栓性外痔等。

（1）炎性外痔

肛缘皮肤破损或感染后，呈红、肿、热、痛的炎性表现。

（2）血栓性外痔

血栓性外痔好发于肛缘外截石位3、9点，以中年男性居多。肛缘皮下突发青紫色肿块，局部皮肤水肿，肿块初起尚软，疼痛剧烈，逐渐变硬，活动性好，可移动，分界清晰，触痛明显。

（3）静脉曲张性外痔

排便时或久蹲，肛缘皮下有柔软青紫色团块隆起，可伴有坠胀感，团块物按压后可消失。

（4）结缔组织性外痔

肛门边缘处赘生皮瓣，逐渐增大，质地柔软，一般无疼痛，不出血，仅觉肛门有异物感，偶有染毒而肿胀时，才觉疼痛，肿胀消失后，赘皮依然存在。

3.混合痔

混合痔是指内、外痔静脉丛曲张，相互沟通吻合，使内痔部分和外痔部分形成一整体者，多发生于肛门截石位3、7、11点位处，以11点处更为多见，兼有内痔、外痔的双重表现。本病临床表现为在肛管内齿线上下同见内痔、外痔的有关内容。

（四）痔的治疗

痔的治疗方法多样，包括药物内治、局部外治和手术治疗。一般来讲，内治法和外治法属于保守治疗的方法，主要以控制和消除临床症状为主；对于严重的痔可采用手术方法治疗，但应严格掌握适应证，选择合适的手术方法。目前，临床上痔的治疗比较倾向于以药物为主的非手术治疗。有症状的痔80%以上可经非手术疗法消除症状，其在治疗上占很重要的地位。

1.口服药物

口服的中成药按功能主治不同可分为四种类型：①泻火凉血药。②清热、祛风、利湿药。③润燥、滋阴、清热药。④养血、益气、固脱药。

中药内服确实可以改善痔的某些症状，如出血、下坠等，但从目前情况看来，因这种方法不方便，患者并不乐意接受，反而在汤药的基础上改进剂型发展起来的中成药更能够适合患者的需要。目前临床上经常用到的内服的中西成药有：槐角丸、化痔丸（片）、痔速宁、痔根断（德国）、消脱止（草木樨浸流膏片）（日本）、痔思疗（英国）、爱脉朗（地奥斯明片）（法国）、七叶皂甙（迈之灵、欧开）、痔特佳胶囊等，这些药的共同特点是具有润肠通便、活血止痛的作用。另外，单纯止血的药物也可配合应用，如三七粉、云南白药、白及粉、维生素K、维生素C等。

2.外治法

痔疮一般是局部症状，临床首先以局部对症治疗为主。

（1）熏洗法

熏洗法为中医治痔的特色之一。根据熏洗药的作用不同，可分为清热解毒类、活血消肿类、燥湿收敛类等，既可作为保守疗法，又可用于手术后治疗。目前各地医院大都有自己行之有效的外洗药，种类繁多。常用的方剂有祛毒汤、苦参汤等。

（2）外敷法

膏剂最常应用，临床有九华膏、马应龙麝香痔疮膏、龙珠软膏、肛泰软膏、湿润烧伤膏、海普林软膏、四黄膏、金黄膏、化痔膏、红霉素软膏、四环素软膏、磺胺软膏、复方鱼黄软膏、乳酸依沙吖啶软膏等多种膏剂。这些药物多具有润滑、消肿、止痛、止血的作用，应用起来比较方便。也可以配合中西药粉剂如云南白药、甲硝唑、珍珠粉等，中医称之为掺法，适用于各期内痔及手术后换药。

（3）塞药法

栓剂是肛门给药，与口服药相比具有一定优点，还可以防止胃酸和消化道酶对药物的破坏，免除药物对胃黏膜的直接刺激，减轻了肝脏的负担。同时由于直接作用于痔疮部位，吸收比口服药快得多，效果也能得到更大发挥。因此，栓剂治疗痔疮药物的应用较普遍，如马应龙麝香痔疮栓、普济痔疮栓、肛泰栓、解泰栓、太宁栓（角菜酸酯）、消炎痛栓（吲哚美辛）、痔疮宁栓（美辛唑酮）等，适用于各期内痔，具有清热消肿、止痛止血等作用。

目前较常用的肚脐贴药是荣昌肛泰。荣昌肛泰的主要成分为地榆（炭）、冰片等，功效为凉血止血、清热解毒、收湿敛疮、消肿止痛。现代药理研究认为，其具有抗炎、止血、镇痛等作用，用于内痔、外痔、混合痔等肛门疾病的辅助治疗及预防。用法：首先洗净脐部周围的皮肤，擦干，然后将贴有药片的无纺胶布与PVC片分离，将药片对准肚脐中心，粘贴牢固。每次1片，每天1次。

3.注射疗法

按其所起的作用不同，主要有硬化萎缩和坏死枯脱两种方法。由于坏死枯脱疗法在术后常有大出血、感染、肛管直肠狭窄等并发症，故目前普遍采用的是内痔硬化剂注射疗法。

通过对内痔注射硬化剂造成局部无菌性炎症，导致黏膜下组织纤维化，将脱出的肛垫黏附在肌面上而不再出血或脱出，从而达到使痔萎缩的目的。

适应证：Ⅰ、Ⅱ、Ⅲ期内痔；内痔兼有贫血者；混合痔的内痔部分。

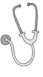

常用药物：消痔灵注射液、5%～10%苯酚甘油、5%鱼肝油酸钠、4%～6%明矾液等。

消痔灵注射液的操作要点：

（1）第一步

痔上动脉的右前、右后和左侧支周围的注射。先在直肠上动脉右前分支的痔核上端进针到黏膜下层深部后注药，边退针边注药。左侧、右后痔核上端分别注药。三处共注药12mL。

（2）第二、三步

痔的黏膜下层和黏膜固有层注射。先在右前痔核中心进针，针尖触及肌层时，针尖有肌性抵抗感，稍抬起针尖，切勿刺入肌层，开始注药。注药量稍大于原来痔核的体积，即完成第二步注射。然后缓慢退针，到黏膜固有层的过程中再注药，药量是第二步的1/3，即完成第二步注射。同法注射有后、左侧痔核。三次共注药12～15mL。

（3）第四步

窦状静脉区即痔核下界的注射。先在右前痔核下端的齿状线上方0.1cm处进针，针尖进入黏膜下层最深部，再边退针边注药。同法注射右后和左侧，三处共注药9～12mL。

注意事项：注射前排净大便，清洗肛周。注射结束后用手指反复揉压注药部位，使药液均匀散开；注意注射部位过浅可引起黏膜溃烂，过深则易引起肌层组织发生硬化。注射后当天避免过多活动，并控制排便1～2d，3d后应保持大便通畅。应用适当抗生素预防感染。必要时两周后再重复注药一次。

4.插药疗法（枯痔钉疗法）

枯痔钉具有腐蚀作用，能使痔核干枯坏死，达到痊愈的目的。本方法具有疗效确实、操作简单等优点，但对痔面呈灰白色（纤维化）、质较硬的Ⅲ期内痔疗效较差。枯痔钉分含砒、不含砒两种，适用于各期内痔及混合痔的内痔部分，可引起痔核异物炎症反应，现临床应用较少。

5.结扎疗法

除丝线结扎外，也可用药制丝线、纸裹药线缠扎痔核根部，以阻断痔核的气血流通，使痔核坏死脱落，遗留创面修复自愈。随着结扎疗法的日趋完善，疗效也显著提高。目前临床应用广泛，常用的有贯穿结扎法和胶圈套扎法。

（1）贯穿结扎法

适用于Ⅱ、Ⅲ期内痔，对纤维型内痔更为适宜。

操作要点：①麻醉后，常规消毒肛管及直肠下段，暴露痔核。②弯血管钳夹住痔核基底部，用左手向肛外同一方向牵引，右手用持针钳夹住已穿有丝线的缝针，从痔核基底部中央稍偏上穿过。将已贯穿痔核的双线交叉放置，并用剪刀沿齿线剪一浅表裂缝，再分端进行"8"字形结扎或做"回"字形结扎。③将存留在肛外的线端剪去，将痔核送回肛内，无菌纱布覆盖固定。④缝针穿过痔核基底部时，不可穿入肌层，否则结扎后可引起肌肉层坏死或并发肛门直肠周围脓肿。

（2）胶圈套扎法

本法是通过器械将小乳胶圈套入痔核根部，利用胶团较强的弹性阻止血液循环，促使痔核缺血、坏死、脱落，从而治愈内痔。

操作要点：①取骑伏位或截石位，常规消毒、铺巾。插入肛镜，消毒直肠与肛管，显露齿状线和内痔。②将负压吸引接头与外源负压抽吸系统相接；确认负压释放开关处于开放状态。③经肛镜置入枪管，管口对准目标，在负压抽吸下组织被吸入枪管内，扳动转轮，释放胶团。④部分患者术后有坠胀感，经对症治疗可缓解。如偶遇术后出血，宜在肛镜下做重新套扎止血或缝合止血，适用于Ⅱ、Ⅲ期内痔及混合痔的内痔部分；对PPH或其他疗法治疗后痔块或肛垫回缩不全者，可采用本法做补充治疗；其他如直肠息肉、直肠血管瘤（血管畸形）等。

禁忌证：外痔；混合痔的外痔部分；肛乳头肥大（特别提醒：千万不要把肛乳头肥大误认为息肉或内痔而进行套扎）。

优点：全部操作自动化，因而省时、省力、实用、简便；单独一人即可完成手术；耗时仅5 ~ 10min；无须麻醉，无须住院，价格便宜；痛苦轻微。欧美许多临床研究表明，在所有非手术疗法中，胶圈套扎的疗效最好，其疗效仅次于手术治疗。

6.注射加结扎疗法

适用于各期内痔同时并存者。一般先进行贯穿结扎，然后行注射术。详细内容和步骤请参阅贯穿结扎法和注射疗法的有关内容。

7.冷冻疗法

使用冷冻机，液态氮作冷冻剂，把冷冻探头降温至-196℃以下，在肛门镜下，把痔核吸引出来，把探头紧扣于痔核，在2 ~ 3min内，把痔核冻成块，让其坏死、脱落。

8.PPH微创手术方法

PPH痔疮手术，又称为"痔上黏膜环切术"，这是一种以肛垫病变引起痔疮这一发病机制的新认识为理论根据的新技术。PPH手术是用一种称为"PPH吻合器"的特殊器械，将痔上方的直肠黏膜脱垂带做环形切除。

（1）PPH痔疮手术的适用范围

一次性使用肛痔吻合器适用于Ⅲ、Ⅳ期脱垂内痔及直肠黏膜脱垂的治疗。

技术优势：微创PPH手术和传统手术治痔疮的对比如下。

传统手术：不同类型的痔疮治疗方法不尽相同。诸如药物疗法、注射疗法、枯痔钉疗法、套扎疗法、冷冻疗法、红外线照射疗法、微波疗法、射频疗法、手术疗法等，药物对痔的治疗效果不佳，用得最多的是手术切除，效果也好。但传统手术过程长，伤口愈合慢，并发症多，很难避免，给患者带来了一定的痛苦，轻者疼痛、渗血、发热、小便困难，重者肛门狭窄、大便失禁。

PPH手术优势：

1）安全：无须切除肛垫，最大程度保留肛门正常功能，避免肛门狭窄、肛门失禁等并发症。

2）无痛：将脱出肛门的痔疮拉回原位，同时截断向痔疮提供血液的血管，不损伤肛周皮肤，故术后几乎无疼痛。

3）创伤小、恢复快：吻合器环形切除黏膜为非开放性伤口，出血少，免除术后换药烦恼，可很快恢复正常生活。

（2）PPH痔疮手术机理

内痔治疗的传统方法包括硬化剂注射、橡皮圈套扎以及各种形式的手术切除术等。这些方法均是针对痔本身进行治疗，旨在使痔核缩小或消失。吻合器环形痔切除术在治疗理论上与传统方法完全不同，一方面避免损伤肛周皮肤引起术后疼痛，另一方面保留了肛垫的完整性，避免术后出现精细排便障碍。PPH手术方法的机理是在脱垂内痔上缘的地方环形切除直肠下端肠壁的黏膜和黏膜下层组织，并在切除的同时对远近端黏膜进行吻合，使脱垂的内痔及黏膜被向上悬吊和牵拉，不再脱垂。同时，由于黏膜下层来自直肠上动脉供给痔的动脉被切断，术后痔血供减少，因此，该手术的确切名称应为：痔上黏膜及黏膜下层环切肛垫悬吊术。

（3）产品的机理特点

一次性使用肛痔吻合器是PPH手术器械。PPH手术方法的机理是在脱垂内痔的上方近内痔上缘的地方环形切除直肠下端肠壁的黏膜和黏膜下层组织，并在切除的同时对远近端黏膜进行吻合，使脱垂的内痔及黏膜被向上悬吊和牵拉，不再脱垂。同时由于位于黏膜下层来自直肠上动脉供给痔的动脉被切断，术后痔血供减少，趋于变小保留具有精细辨别能力的肛垫组织，恢复直肠下端正常解剖结构，术后患者创伤小，疼痛轻，恢复快，并发症少。

（4）手术步骤

第一步：用一个特制的圆形肛管扩张器导入肛门内部，使痔脱垂或肛管黏膜脱垂部分复位。

第二步：移去扩张器的内心，导入肛镜缝扎器，根据程度缝合脱垂黏膜。这一步被称为"制作荷包"，荷包的情况可以根据痔脱垂情况而定。

第三步：旋开圆形痔吻合器，使其钉转头深入到荷包线上端，然后将缝线打结。

第四步：拉动缝线，使脱垂黏膜层置入吻合器的空腔中，闭合吻合器，由于吻合器有锋利的刀及缝合系统，确定位置后将脱垂黏膜切除。静止30s以缝合止血。将扩张器和吻

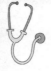

合器取出。

（5）产品的结构特点

为便于缝扎荷包，将钛钉座组件和吻合器器身设计成相互分离的结构形式，吻切时再将两者对接，操作方便。

二、肛隐窝炎

（一）概述

肛隐窝炎是肛窦、肛门瓣发生急、慢性的炎症性疾病，又称肛窦炎。由于炎症的慢性刺激，常并发肛乳头炎、肛乳头肥大。其临床特点是肛门部不适、潮湿、疼痛、有分泌物。由于症状较轻，又处在肛管内部，易被患者和医生所忽视。肛隐窝炎是引起肛肠疾患的主要感染灶，据统计约85%的肛周脓肿、肛瘘、肛裂、肛乳头瘤等是由肛窦感染所引起的，因此对本病进行早期诊断、治疗有积极意义。

（二）肛隐窝炎的病因病机

西医学认为肛隐窝炎的病因是由于肛门的解剖特点而至肛窦容易发生炎症。肛窦的结构呈杯状，开口朝上，不仅引流差，而且易于积存粪渣及细菌，使肛腺分泌受阻。易使细菌繁殖，细菌从其底部侵入到肛腺，造成肛窦的炎症，继而发生其他肛肠疾患。其病理改变表现多为局部水肿、充血和组织增生。

（三）诊断

1.临床表现

本病可以发生于任何年龄，以青壮年为主，女性多于男性。

（1）肛门部不适：患者初期无明显症状，但往往有排便不尽感、肛内异物感和下坠感，严重者伴有里急后重感。

（2）疼痛：可有刺痛，排便时因粪便压迫肛窦，可感觉肛门疼痛加重，一般不甚剧烈，数分钟内消失。若括约肌受炎症刺激而挛缩则疼痛加剧，常可出现短时间阵发性刺痛，或疼痛持续数小时，严重者可波及臀部和股后侧。

（3）潮湿、分泌物：由于肛窦、肛门瓣的炎症致分泌物增加；周围组织炎性水肿，产生肛门闭锁不全性渗出，使肛门潮湿瘙痒。急性期常伴发便秘，粪便常带少许黏液，此黏液在粪便前流出，有时混有血丝。若并发肛乳头肥大，并从肛门脱出，可使肛门潮湿，加重瘙痒。

2.其他辅助检查

（1）直肠指检：可发现肛口紧缩感；肛内有灼热感；肛窦发炎处有明显压痛、硬结或凹陷，可触摸到肿大、压痛的肛乳头。

（2）肛镜：可见到发炎的肛窦及肛门瓣充血、水肿，肛乳头肿大，隐窝口有脓性分泌液或有红色肉芽肿胀。

（3）探针检查：用探针探查肛窦时，可探入较深部位，并有脓液排出。

（四）肛隐窝炎的治疗

本病的治疗可分为保守治疗和手术治疗。早期以清湿利热，泻火解毒为主，必要时可加用抗生素。如本病反复发作，形成局部脓肿时，应采用手术方能治愈。

1.手术疗法

肛窦内已成脓者，或伴有肛乳头肥大、隐性瘘管者，宜手术治疗。

（1）切开引流法

切开引流法适用于单纯肛隐窝炎已成脓或有隐性瘘管者。

（2）切除法

切除法适用于肛隐窝炎伴有肛乳头肥大者。

2.其他疗法

（1）抗生素

肛隐窝炎一般多为大肠杆菌感染所致，也有变形杆菌、结核杆菌等。可根据感染细菌种类的不同，给予相应的药物，必要时可做药敏试验。

（2）物理疗法

采用微波治疗仪治疗：将涂上液状石蜡的微波探头插入肛门6～7cm，功率为25W，30 min/次，1次/d，1周为一个疗程。理疗头要固定在适当位置，调节剂量使患者感觉温热舒适为宜，不应有烧灼感。

RM-Ⅲ型肛肠腔内治疗仪治疗肛隐窝炎，将涂有九华膏的探头缓慢导入肛门4～7cm后，旋磁振动按摩自动设置为第五档，根据患者感受调节振动幅度和温度高低，以患者能承受和感觉舒适为宜，30min/次，1次/d，设定温度44℃，7次为一个疗程。

（五）肛隐窝炎的预防

本病初期治疗得当，多可痊愈。若早期未能及时治疗，或治疗不当症状未得到控制可继发肛周脓肿、肛瘘、肛裂、肛乳头瘤等疾病。

（1）保持排便通畅及肛门清洁。

（2）及时治疗便秘、腹泻等疾病。

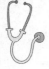

（3）肛门有痔疮、肛裂、肛瘘病变时应及时治疗。

（六）进展与前景

现代医学对肛隐窝炎的治疗除了用甲硝唑、奥硝唑等塞肛抗感染治疗外，主要以手术治疗为主。长期使用甲硝唑、奥硝唑等药有毒副作用大、容易产生耐药、远期疗效不能肯定、容易复发等缺点。手术治疗肛隐窝炎，一般这种肛隐窝炎常伴有其他并发症及继发性病变，可以说此时的肛隐窝炎已经发展了"下线"，错失了早期诊断与早期治疗的重要意义。

三、肛门直肠周围脓肿

（一）概述

肛门直肠周围脓肿，临床常简称肛周脓肿，是指肛门腺感染、化脓蔓延至肛管直肠形成的脓肿，相当于两医学肛管直肠周围间隙发生急、慢性感染而形成的脓肿。其特点是多见于20～40岁青壮年，多数发病急剧，疼痛剧烈，件有高热。其属临床急症，宜尽早治疗，以免病情加重。

（二）病因病机

本病主要由肛腺感染所致。临床上大多数肛管直肠脓肿的发生与肛腺感染化脓有密切关系，少数由于异物外伤或会阴手术处理不当，肛门旁手术感染，皮脂腺囊肿失治、误治，骶尾骨结核或骨髓炎等化脓可继发肛周间隙脓肿。

（三）肛周脓肿的诊断及分类

1.临床表现

本病男性多于女性，尤以青壮年为主。先感到肛门周围有一肿块，轻微疼痛，或感肛内刺痛或坠胀作痛，继则疼痛加剧，肛门周围肿块增大，红肿触痛，质较硬，伴有不同程度的发热、倦怠、食欲缺乏、大便秘结等症状。往往1周左右局部可形成脓肿，脓肿形成后局部可有波动感。如自行溃破或切开后可流出黄白色脓液，此后疼痛可逐渐缓解或消失，体温下降，其他症状亦随之缓解。

由于脓肿的部位和深浅不同，症状也有差异。如肛提肌以上的间隙脓肿，位置深隐，全身症状重而局部症状轻；肛提肌以下的间隙脓肿，部位浅，局部红肿热痛明显而全身症状较轻。

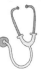

（1）肛门旁皮下脓肿

发生于肛门周围皮下组织内，最为常见。脓肿一般较小，全身症状不明显，局部疼痛较重，多呈持续性或搏动性疼痛。肛旁有明显红肿、硬结、触痛，如已化脓则有波动感，如脓肿位于前侧可出现排尿困难。检查可见肛门一侧有一界限不明显的微红色突起包块，触痛明显。

（2）坐骨直肠间隙脓肿

发生于肛门与坐骨结节之间，位于坐骨直肠间隙内，脓肿范围广而深。初期仅感肛门部不适或微痛、酸胀感。全身中毒症状明显，有高热、寒战、头痛、乏力、小便困难、食欲缺乏。继而局部症状加重，患处肛门一侧出现皮肤肿胀、发红、肿痛，脓肿形成后为跳痛。在排便、咳嗽、行走时疼痛加剧，甚至坐卧不宁。触诊局部有硬结和明显压痛。肛门指诊患者坐骨直肠间隙所对应的肛管或直肠壁有压痛和波动感。

（3）骨盆直肠间隙脓肿

位于肛提肌以上，腹膜以下。多因坐骨直肠间隙脓肿，未及时手术引流，脓液向上穿透肛提肌而形成。也可直接由肛窦、肛腺炎症扩散而形成。由于脓肿深隐，因此全身感染症状重，而肛门局部症状则不明显，常有会阴部沉重下坠，有里急后重感，排便时加重，下腹部疼痛。由于脓肿部位深，自行破溃所需时间较长，指诊可在直肠壁上触及肿块隆起，有压痛及波动感。

（4）直肠后间隙脓肿

排便不适是较早出现的症状。初期有恶寒发热，直肠内有明显坠胀感，肛门会阴部下坠及钝性疼痛并可放射至下肢。病变继续发展，全身症状可加重，在尾骨与肛门之间有明显深压痛。肛内指诊可在肛管后、肛管直肠环水平面以下触及局限性硬结或肿块，并可触及波动感。

（5）直肠黏膜下脓肿

位于直肠黏膜与内括约肌之间的黏膜下间隙内。初期症状常有直肠部沉重或饱满感，排便或步行时疼痛明显。一般全身症状较明显，而肛门局部无明显症状，肛内指检在黏膜下可触及表浅之肿块，有压痛及波动感。

（6）结核性肛周脓肿

常常起病缓慢，肿痛较轻，脓成溃破或切开后流出之脓液清稀或伴干酪样物，常伴有低热、盗汗、颧红、形体消瘦等症。

2.其他辅助检查

（1）实验室检查

根据白细胞总数及分类计数，可判断感染的程度。

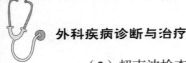

（2）超声波检查

有助于了解脓肿的大小、位置及与肛管直肠的联系。

（3）病理检查

取脓腔壁组织送检，可确定病变性质。

（4）脓腔穿刺

对于脓肿部位较深，难以判断是否已成脓，可在局麻下用粗腰椎穿刺针在脓肿中心处或压痛最明显处刺入抽吸，如有脓液抽出即可确诊。

（5）CT检查

对于反复发作的患者，应进行CT检查，以明确病变的具体部位和大小等情况。

（四）肛周脓肿的治疗

肛门直肠周围脓肿的治疗原则，主要是控制感染扩散，减轻患者的痛苦。少数肛周脓肿用抗生素、热水坐浴及局部理疗等可以消散，但多数需要手术治疗。在脓肿未形成时，即在肛隐窝炎时，尚可考虑保守疗法，应用有效的抗生素静脉滴注或灌肠，用中药辨证施治，局部栓剂的使用和中药坐浴等，能够取得较为理想的效果。一旦脓肿形成，最积极的方法是及时切开引流。有学者指出，肛周脓肿手术不可避免，不必等待出现局部波动感，以免炎症扩散，切开引流的切口虽然不同，但以使脓液充分通畅引流为目的。由于原发病灶多数是在肛管齿状线区的肛隐窝处的肛腺，因此内口的寻找和切除极为重要。

需要特别强调，在急性炎症中，找内口有困难时，不应盲目寻找，以免炎症蔓延或形成假道，仅做切开排脓，待形成肛瘘后，再做肛瘘手术。

手术方式分为两种：一种是单纯脓肿切开引流，形成肛瘘后二期手术治疗；另一种是一次性手术，即脓肿切开引流的同时一并处理内口，避免形成肛瘘。两种手术各有利弊，单纯切开引流后形成肛瘘的机会非常高，仍需再次手术。采用哪种术式要根据术中切开脓腔后是否找到内口、脓肿的位置、患者全身状态及术者的经验水平等具体情况决定，不要事先就武断地决定术式。

（五）各间隙肛周脓肿的特点与治疗

1.非瘘管性肛周脓肿

非瘘管性肛周脓肿主要包括肛旁皮内脓肿、肛旁皮下脓肿、直肠黏膜下脓肿、骨盆直肠间隙脓肿和直肠后间隙脓肿等5类。治疗要点是选择合理的切口，进行肛内外的充分引流，根据感染特点适当应用抗生素。

（1）肛旁皮内脓肿

肛旁皮内脓肿是非肛腺性的，与其他部位皮肤的脓肿基本相同，主要是由皮肤的毛囊或皮脂腺感染所致。未化脓前用碘酊外涂即可治愈。较大者给予热敷或热水坐浴，促使化脓。成脓者摘去脓头，或用牙签蘸少许苯酚烧灼即可。治疗方法较多，治疗相对简单。

（2）肛旁皮下脓肿

非瘘管性肛旁皮下脓肿多是由皮内脓肿发展而来，只是较肛旁皮内脓肿范围大，疼痛明显。最好的治疗方法是切开引流术，一般治疗同肛旁皮内脓肿。形成肛瘘的肛旁皮下脓肿称为瘘管性肛旁皮下脓肿，是由肛腺感染所致。

（3）直肠黏膜下脓肿

直肠下段黏膜下脓肿，多是由于痔核注射药物或插药不当所致，一般不会引起肛瘘。临床也有由于注射药物过深，肠壁破溃，造成盆腔脓肿的病例，此治疗相对复杂，应该有足够的警惕。直肠黏膜下脓肿的治疗以保守疗法为主，应用大剂量有效抗生素效果良好。目前主要采用头孢曲松钠、甲硝唑联合静脉滴注，或喹诺酮类药物静脉滴注等，也可直接切开或挂线。若延误治疗，临床常形成内口瘘，但很少有涉及其他肛周间隙的，治疗相对简单。

（4）骨盆直肠间隙脓肿

骨盆直肠间隙脓肿主要的原因是腹腔内的感染及盆腔脏器的感染，虽然有许多参考书认为，与肛管直肠周围脓肿有相同的原因，但这显然不是主要的，也就是说骨盆直肠间隙脓肿绝大部分不是因肛腺感染引起的。骨盆直肠间隙脓肿早期常有延误诊断，因为早期患者仅有直肠的重坠感，或排便时肛管不适，重者有大便频或排便不尽感，小便不畅。

骨盆直肠间隙脓肿一经确诊，须及时引流。引流的途径有二：一是通过直肠壁引流入直肠腔内；二是通过皮肤引流至体外。目前认为，后者较好，因为内引流由于肛门括约肌的作用，经常存在一定的压力，使引流不畅，同时脓腔内经常遭受到粪便的污染，可能延长引流时间，故不可取。运用肛外引流，手术的成功率也仅在50%左右，另一半则形成肛瘘，有人认为其原因是不容易找到内口。难以治愈的原因是引流不畅，一个位置较高的脓肿，很难用一个经过肛门括约肌引流口能够解决问题。目前倡导的多门引流就能够解决这个问题，如对口引流术。

（5）直肠后间隙脓肿

直肠后间隙与骨盆直肠间隙基本处在同一水平面上，只是被直肠侧韧带隔开，故直肠后间隙脓肿与骨盆直肠间隙脓肿相似，一般不是肛腺感染所致，除手术感染的原因外，也应考虑到骶尾骨结核、骶前囊肿的可能。该类脓肿临床较少见。治疗有两条途径，即肛内引流或体外引流，以后者较好。由该类脓肿治疗不当形成的肛瘘有其特殊性，临床治疗困难，且经常复发。

2.瘘管性肛周脓肿

（1）肛旁皮下脓肿

多数肛旁皮下脓肿是由肛管破损如肛裂，肛隐窝炎等病引起。感染经外括约肌的皮下部向外蔓延，形成皮下间隙脓肿，其中包括了肛管前后浅间隙脓肿，临床最为常见。内口一般在肛隐窝处，也有少部分在括约肌间沟处。治疗方法最好是切开引流。若能在手术时找到明显内口，应将其与外口一并切开，否则可形成肛瘘。若不能找到内口，约有一半可能形成肛瘘。肛瘘的手术应在瘘管形成3周后进行，可以减少肛门局部的损伤。临床也可见到肛旁皮下脓肿单纯切开多年不再复发的患者。

（2）直肠壁内脓肿

直肠壁内脓肿包括直肠下段黏膜下脓肿和位于直肠纵肌和环肌之间脓肿，主要由肛隐窝炎或肛腺感染上行引起。脓肿自行破溃后常形成内口瘘。直肠下段黏膜下脓肿治疗已如前述。位于直肠纵肌和环肌之间的脓肿通常采用从内口向上切开或挂线的手术，可达到治愈目的。

（3）坐骨直肠窝脓肿

坐骨直肠窝脓肿临床最常见，症状表现较重。一侧坐骨直肠窝的容量有40～90mL，两侧可经肛门前后间隙相通。其特点是这类脓肿的内口多在肛管齿状线附近，肛管后深间隙的脓肿在初期症状不太明显，肛管后间隙容积较小，当脓液蓄积到一定程度时，即由肛管后间隙流向两侧或一侧坐骨直肠窝，形成蹄铁形或半蹄铁形脓肿。该脓肿向上穿破肛提肌形成骨盆直肠间隙或直肠后间隙脓肿的可能性极小，故不必人为地向较高位置进行探查。切开引流术仍是最好的选择。若手术经验不足，最安全的方法是手术分期进行，即先切开引流，后行肛瘘手术。

（4）肛管后深间隙脓肿

肛管后深间隙脓肿多是由位于后位肛隐窝的肛腺感染所致。由于肛管后深间隙的特性，形成脓肿后，很快与一侧或两侧的坐骨直肠窝相通，造成坐骨直肠窝脓肿。临床常与单纯坐骨直肠窝脓肿混淆。最大的鉴别点在于前者可形成高位蹄铁形肛瘘，而后者只是形成低位肛瘘。肛管后深间隙脓肿的治疗也有其特殊性，因为其下界为肛尾韧带，肛门正后位的切开引流应注意保护此韧带。一般采用肛管后间隙两侧的引流及相应坐骨直肠窝的引流，临床效果极好。

3.特殊类型的肛周脓肿

（1）外伤性肛周脓肿

外伤性肛周脓肿指因肛门周围外伤而导致的肛门周围间隙的化脓性感染，可以形成窦道，也可以形成与直肠相通的肛瘘。这类肛瘘的内口并不局限于肛隐窝处，可在肛管直肠的任何位置。治疗方法多根据创口的特点，采用消创、切开引流、挂线等治疗。

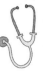

（2）异物性肛周脓肿

异物性肛周脓肿多是由于误服或肛门周围刺入异物造成的肛周脓肿。常见的异物有误服的鱼骨、鸡骨，刺入肛门的竹刺、针、玻璃碎片及其他小的金属物等。另外有报道蛲虫致肛周脓肿，是由于蛲虫经肛隐窝窜入肛腺内死亡、溃烂，导致肠道致病菌感染而致。治疗主要采用切开引流、取出异物等方法。

（3）糖尿病性肛周脓肿

肛周脓肿是糖尿病的并发症之一，脓肿常呈多发性，脓液稀薄。单纯切开引流难以治愈，应积极治疗糖尿病，一般使血糖控制在8mm/L左右，可以不影响创口愈合。但该类患者一次治愈后，常有复发，临床应注意。

（4）白血病性肛周脓肿

白血病由于疾病特点及化疗原因，使全身抗感染能力下降，容易导致肛周脓肿的发生。该类脓肿可以扩散到整个肛周，控制、治疗相对较难。在条件许可的情况下，应暂时停用化疗，应用大量抗生素或中药辨证内服、外洗，可取得一定效果。

（5）结核性肛周脓肿

结核性肛周脓肿可分为继发和原发两种。多数继发于开放性肺结核或邻近器官的结核，经血行、淋巴播散或脓液流注感染。原发性肛门、直肠结核极少见，一般是由于肛门皮肤或直肠黏膜有损伤后，全身和局部免疫功能下降，加上误食或误饮含有大量结核菌的食物或饮料，导致结核杆菌在肛门、直肠部位生长和繁殖，形成结核性肛周脓肿。该脓肿的临床特点是：容易自行破溃烂，创口平塌、凹陷，分泌物稀薄，创口周围也可有结节样增生，常反复发作。一般经过X线胸片、病理检查、脓液涂片、痰培养、PPD结核菌DNA检测等，可以确诊。治疗原则主要是合理的抗结核治疗。若需手术应在抗结核治疗使病情稳定或强化治疗2～4周后进行。

（6）Founier综合征及会阴部坏死性筋膜炎

Founier综合征及会阴部坏死性筋膜炎与肛门疾病关系密切，为混合感染，常表现为肛周脓肿的症状。按肛周脓肿切开引流常不能使病情得到控制，且迅速向肛周及会阴、阴囊部扩散。确诊后应迅速治疗，广泛、彻底清除坏死病灶，大剂量应用有效抗生素控制感染。该病来势凶险，可有生命危险，临床应高度重视。

（7）肛周脓肿致其他疾病

综合临床报道，高位肛周脓肿可导致阴囊脓肿及右下腹壁脓肿，肛周脓肿可并发肝脓肿等。

（六）肛周脓肿的预防

肛门直肠周围脓肿给患者带来了巨大的痛苦，为了免受疾病的侵害及减轻痛苦，应注

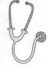

意以下事项：

（1）积极防治其他肛肠疾病，如肛窦炎、肛乳头肥大、肛裂、炎性痔、直肠炎等，一旦发现能及时、正确、有效地治疗，以避免和减少肛周感染、脓肿和肛瘘的发生。

（2）防治便秘和腹泻，对预防肛门直肠周围感染有重要意义，它能避免和减少肛门直肠区的黏膜和上皮组织的损伤或炎症，可降低脓肿与肛瘘的发病率。

（3）及时治疗可引起肛门直肠周围脓肿的全身性疾病，如溃疡性结肠炎、肠结核、克罗恩病等。

（4）保持肛门部清洁卫生，勤换内裤，坚持每日便后清洗肛门，对预防感染有积极作用。

（5）平时积极锻炼身体，增强体质，能增进和改善肛门部血液循环，使局部的抗病能力提高，能预防感染的发生。

（6）一旦发生肛门直肠周围感染，应及早到正规医院诊治，并采用有效的抗感染措施，包括全身及局部的治疗，可防止炎症蔓延、扩散，切勿轻信游医所谓"祖传"的宣传而延误诊断及治疗。

四、肛瘘

（一）概述

肛瘘是指直肠或肛管与周围皮肤相通所形成的瘘管，中医称为肛漏。本病可发生于各种年龄和不同性别，但以成年人为多见，婴幼儿亦可发病，男性多于女性。发病率占肛管直肠疾病的10%～20%。通常有肛门周围脓肿反复发作史并有自行溃破或曾作切开引流的病史。

肛瘘一般由原发性内口、瘘管和继发性外口三部分组成，也有仅具内口或外口者。内口为原发性，绝大多数在肛管齿线处的肛窦内；外口是继发的，在肛门周围皮肤上，可不止一个，瘘管可以穿过内、外括约肌和肛提肌向直肠、肛管周围间隙穿通。也有少数病例的肛门直肠瘘是由其他疾病并发直肠周围脓肿溃破后而形成的，如溃疡性结肠炎、多发性化脓性汗腺炎、克罗恩病、直肠癌等。

肛瘘多是肛周脓肿的后遗症。临床上从感染细菌的类型角度可分为结核性和化脓性两类。其特点是以局部反复流脓、疼痛、瘙痒为主要症状，并可触及或探及瘘管通到直肠。

（二）病因病机

肛瘘的形成可能与性激素分泌旺盛以及肛腺排泄不畅引起感染有关。少数肛瘘可由结核、溃疡性结肠炎、克罗恩病等引起。其他如直肠、肛管外伤继发感染，或直肠、肛管的

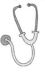

恶性肿瘤溃破等也可形成肛瘘。

通常认为肛瘘的形成过程分为3个阶段，即肛隐窝炎阶段、感染扩散后形成肛管直肠周围脓肿阶段、脓肿引流后形成肛瘘阶段。肛瘘与肛周脓肿分别属于肛周间隙化脓性感染的两个病理阶段，急性期为肛周脓肿，慢性期为肛瘘。

（三）肛瘘诊断及分类

1.临床表现

肛瘘形成初期是以脓肿、炎症为主，炎症消退，瘘管逐渐形成，局部症状逐渐减轻。但复杂性肛瘘或有急性感染时，局部有明显的炎症反应，并伴有全身症状。

（1）症状

1）分泌物：肛门部有间歇性或持续性流脓，久不收口。初期流脓较多，有粪臭味，色黄而稠；时间较久，则脓水渐少，稀淡如水，或时有时无，呈间歇性流脓；若过于疲劳，则脓水增多，有时可有粪便流出；若脓液已少而突然又增多，兼有肛门部疼痛者，常表示有急性感染或有新的支管形成。

2）疼痛：当瘘管通畅时，一般无疼痛感，仅觉肛门口坠胀。若外口暂时闭合，脓液积聚，可出现局部疼痛，并可伴发热、畏寒等全身症状；外口破溃脓水流出后，症状可迅速减轻或消失。有时可因内口较大，粪便流入管道而引起疼痛，尤其是在排便时疼痛加剧。

3）瘙痒：由于脓液不断浸渍肛门周围皮肤而引起瘙痒，肛周潮湿不适，皮肤变色、表皮脱落，纤维组织增生和增厚，有时形成湿疹。

4）排便不畅：复杂性肛瘘久不收口，可引起肛门直肠周围形成大的纤维化瘢痕或环状的条索，影响肛门的舒张和闭合，大便时感到困难，有便意不尽的感觉。

5）全身症状：一般无全身症状。并发肛周脓肿时可有恶寒、发热等症状。复杂性肛瘘反复发作，长期流脓血，可出现形体消瘦、精神萎靡。结核性肛瘘常伴有结核活动病灶，则有两颊潮红、低热等症状。

（2）体征

1）视诊：可见外口，外口凸起较小者多为化脓性；外口较大，凹陷，周围皮肤暗紫，皮下有潜行性空腔者，应考虑复杂性或结核性肛瘘。有时按压瘘管，可有脓性分泌物从外口处溢出。查看脓液的多少、稠厚或稀薄、颜色、气味和通畅程度，对肛瘘的性质及程度等有一定的鉴别诊断意义。

2）触诊：通过触摸可了解肛瘘管道的深浅，走向和确定内口的位置。低位肛瘘可在肛周皮下触及硬索，高位或结核性者一般不易触及。指诊在齿线附近触及硬结或凹陷，多为内口所在。

2.其他辅助检查

（1）肛门镜检查

主要观察肛隐窝有无充血、凹陷、流脓，多在发炎的肛隐窝内。

（2）球头探针检查

可进一步明确肛瘘管道之深浅、定向和内口情况。

（3）染色检查

肛内放置一块干纱布，将亚甲蓝溶液从外口注入，如内口未闭合，则纱布着色，即能帮助找到内口的位置。

（4）碘油造影

可显示瘘管的方向、深度、长度以及管道是否弯曲、有无分支、与肛管直肠是否相通、内口与肛管直肠环的关系等。

（5）腔内超声

对发现瘘管及其支管，确定内口位置，检测括约肌的损伤程度及诊断克罗恩病引起的肛门直肠瘘等方面有显著的优势。

（6）螺旋CT

该技术多应用于高位、复杂性肛瘘检查，三维重建后取得的立体图像能清晰显示瘘管行径，并通过图像处理可以提供直观资料。

（7）核磁共振检查

主要对确定高位、复杂性肛瘘内口位置、支管数量、主管、走行、瘘管、周围组织结构关系以及肛门内外括约肌等有重要意义。

3.疾病分类

1）单纯性肛瘘：是指肛门旁皮肤仅有一个外口。直通人齿线上肛隐窝之内口者，称为内外瘘，又叫完全瘘；若只有外口而无内口，称为外肛瘘，又叫外盲瘘；若只有内口与瘘管相通，而无外口的，称为内肛瘘，又叫内盲瘘。

2）复杂性肛瘘：是指在肛门内、外有两个以上的开口；或管道穿通两个以上间隙；或管道多而支管横生；或管道绕肛门而生，形如马路者，称为马蹄型肛瘘。

（四）肛瘘的发展规律

索罗门氏定律将肛门两侧的坐骨结节画一横线，当瘘管外口在横线之前，距离肛缘4cm以内，内口在齿线处与外口位置相对，其管道多为直行；若外口在距离肛缘4cm以外，或外口在横线之后，内口多在后正中齿线处，其瘘管多弯曲或呈马蹄形。这一规律对肛瘘内口的确定及治疗有重要价值。

（五）肛瘘的诊断

一般有肛周脓肿病史，病灶有外口、管道、内口等体征即可诊断。肛瘘的诊断中，最重要的一环就是应了解肛瘘内口的部位、数目、管道走行与肛门括约肌的关系、病变的性质和程度，肛门括约肌功能及全身情况，才能更好地做出正确的诊断，以指导治疗。

（六）肛瘘的治疗

肛瘘的治疗一般分为非手术治疗和手术治疗。非手术治疗主要用于控制感染，减轻症状，控制发展，但不能彻底治愈。或一时相对治愈，但很容易复发。

手术治疗的目的是为了清除感染的肛门腺，将接管内感染的异物清除，这是治疗的关键。但对于侵犯肛门括约功能，特别是对病变累及肛管直肠环的肛瘘，在治疗上一定要正确处理，以免肛门失禁等后遗症的产生。

本病以手术治疗为主。将瘘管全部切开，必要时可将瘘管周围的瘢痕组织做适当修剪，使之引流通畅，创口逐渐愈合。手术成败的关键，在于正确地找到内口，并将内口切开或切除，否则创口就不能愈合即使暂时愈合，日久又会复发。

有人总结肛瘘手术成功的关键在于：①必须正确地找到瘘管内口，并完全切开或彻底切除，否则将不能治愈。②整个瘘管必须从外口至内口完全切开或切除，否则伤口不能愈合或即使愈合也会复发。③手术中必须防止对肛门括约肌特别是肛管直肠环的过度损伤，否则易造成肛门失禁。④接管切除或切开后的伤口换药必须使创面从底部开始生长，防止创口边缘粘连愈合（桥形愈合或假性愈合），避免再次形成瘘管。目前常用的手术疗法，有挂线疗法、切开疗法、切开与挂线相结合等。

1.挂线疗法

挂线疗法的机理是利用结扎线的机械作用，以其紧缚所产生的压力或收缩力，使局部组织的血液循环受阻，而发生缺血性坏死，缓慢切开，给断端以生长和与周围组织产生炎症性粘连的机会，从而防止肛管直肠环突然断裂回缩而引起的肛门失禁。目前多以橡皮筋代替丝线，可缩短疗程，减轻术后疼痛。适用于低位肛瘘，或肛管直肠环未纤维化的高位肛瘘和脓肿者。禁忌证：肛门周围有皮肤病患者；有严重的肺结核病、梅毒或极度虚弱者；有癌症者。

操作要点：①先在球头探针尾端缚扎一橡皮筋，在肛管齿线附近找到内口。②将探针头从瘘管外口轻轻向内探入，食指伸入肛管，摸查到探针球头后，将探针弯曲，从肛门口拉出将探针从瘘管内口完全拉出，使橡皮筋经过瘘管外口进入瘘管，提起橡皮筋。③切开瘘管内外门之间的皮肤及皮下组织。④拉紧橡皮筋，紧贴皮下切口用止血钳夹住，在止血钳下方用粗丝线收紧橡皮筋，并以双重结结扎，然后在结扎线外1.5 cm处剪去多余的橡皮

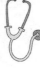

筋，松开止血钳。⑤创口用纱条压迫止血，外垫纱布，宽胶布压迫或丁字带固定。

2.切开疗法

适用于低位单纯性肛瘘和低位复杂性肛瘘。对高位肛瘘切开时，必须配合挂线疗法，以免造成肛门失禁。禁忌证：同挂线疗法。

操作要点：①先探查确定内口。②由外口经瘘管穿入探针，从内口拉出。③沿探针方向切开外口、瘘管、内括约肌皮下部和内口，创口开放。④修剪创面两侧的皮肤和皮下组织，形成一口宽底小的创面。⑤对多个外口及管道者，要一一切开。⑥创口用纱条压迫止血，外垫纱布，宽胶布压迫或丁字带固定。

3.切开与挂线方法

操作要点：①经指诊、探针、肛门镜检查，查清管道走行和内口位置。②高位肛瘘的低位部分（外括约肌皮下层和内括约肌）先予以切开，同时切开肛瘘的管道和空腔，搔刮和清除腐肉。③对高位部分（外括约肌深层和耻骨直肠肌与内口相通的管道）采用挂线方法，即用探针从高位管道至内口穿出，在探针头结扎一粗丝线，再用粗丝线末端结扎一橡皮筋，然后将探针从管道退出，使橡皮筋留在管道内，根据具体病变，决定拉紧橡皮筋的程度。

4.脱管法

对于瘘管的处理除切除外，我国还有脱管法，主要有中药插药脱管、器械脱管、激光脱管和冷冻脱管等。中药插药脱管是用细绵纸包裹具有腐蚀性的药物搓成药捻或加上适当的赋形剂制成药钉、药捧插入瘘管中，使管壁腐蚀脱落，以达到治愈目的。常用的药物有红升丹、白降丹、枯痔散等。现代医学器械脱管，有手转式有齿脱管刀、手推式脱管刀、电动软轴可变向瘘管脱管器，主要适用于管道较直的低位肛瘘。激光脱管利用的是二氧化碳激光束，使瘘管全部汽化，具有出血少、不易感染等优点，适用于管道较直的肛瘘。冷冻脱管则利用液氮作制冷剂使瘘管冷冻液化，具有操作简便、损伤轻、痛苦小等优点，尤其适用于低位单纯性肛瘘和小儿肛瘘。但上述脱管法术后均有局部水肿、渗液多的不良反应。有人在脱管的基础上，结合缝合或药物封闭内口、挂线等治疗高位肛瘘，取得较好疗效。

第三节　阑尾疾病

一、急性阑尾炎

急性阑尾炎是腹部外科中最为常见的疾病之一，大多数患者能及时就医，获得良好的治疗效果。但是，有时诊断相当困难，处理不当时可发生一些严重的并发症。到目前为止，急性阑尾炎仍有0.1%～0.5%的病死率，因此如何提高疗效，减少误诊，仍然值得重视。

（一）诊断

1.临床表现

大多数急性阑尾炎患者不论病理学类型如何，早期的临床症状都很相似，诊断并无困难，大都能得到及时和正确的处理。

（1）症状

症状主要表现为腹部疼痛，胃肠道反应和全身反应。

1）腹痛：迫使急性阑尾炎患者及早就医的主要原因就是腹痛，除极少数合并有横贯性脊髓炎的患者外，都有腹痛存在。

2）胃肠道的反应：恶心、呕吐最为常见，早期的呕吐多为反射性，常发生在腹痛的高峰期，呕吐物为食物残渣和胃液，晚期的呕吐则与腹膜炎有关。约1/3的患者有便秘或腹泻的症状，腹痛早期的大便次数增多，可能是肠蠕动增强的结果。盆位阑尾炎时，阑尾的尖端直接刺激直肠壁也可伴便次增多，而阑尾穿孔后的盆腔脓肿，不仅便次多，甚至会出现里急后重。

3）全身反应：急性阑尾炎初期，部分患者自觉全身疲乏，四肢无力，或头痛、头晕。病程中觉发热，单纯性阑尾炎的体温多在37.5℃～38℃，化脓性和穿孔性阑尾炎时，体温较高，可达39℃左右，极少数患者出现寒战高热，体温可升到40℃以上。

（2）体征

急性阑尾炎腹部检查时，常出现的体征有腹部压痛，腹肌紧张和反跳痛等，这些直接的炎症的体征是诊断阑尾炎的主要依据。另外在一部分患者还会出现一些间接的体征如腰大肌征等，对判断发炎阑尾的部位有一定的帮助。

1）步态与姿势

患者喜采取上身前弯且稍向患侧倾斜的姿势，或以右手轻扶右下腹部，减轻腹肌的动度来减轻腹痛，而且走路时步态也缓慢。这些特点，在患者就诊时即可发现。

2）腹部体征

有时需连续观察，多次比较才能做出较准确的判断。

①腹部外形与动度：急性阑尾炎发病数小时后，查体时就能发现下腹部呼吸运动稍受限，穿孔后伴弥漫性腹膜炎时，全腹部动度可完全消失，并逐渐出现腹部膨胀。

②腹膜刺激征：包括腹部压痛，肌紧张和反跳痛。尽管各患者之间腹膜刺激征在程度上有差异，但几乎所有的患者均有腹部压痛。

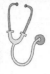

③右下腹压痛：压痛是最常见和最重要的体征，当感染还局限于阑尾腔以内，患者尚觉上腹部或脐周疼痛时，右下腹就有压痛存在。感染波及阑尾周围组织时，右下腹压痛的范围也随之扩大，压痛的程度也加重。穿孔性阑尾炎合并弥漫性腹膜炎时，虽然全腹都有压痛，但仍以感染最重的右下腹最为明显。盲肠后或腹膜后的阑尾炎，前腹壁的压痛可能较轻。

④腹肌紧张：约有70%的患者右下腹有肌紧张存在。一般认为腹肌紧张是由于感染扩散到阑尾壁以外，局部的壁层腹膜受到炎症刺激的结果，多见于化脓性和穿孔性阑尾炎，是机体的一种不受意识支配的防御性反应。腹肌紧张常和腹部压痛同时存在，范围和程度上两者也大体一致。肥胖者、多产妇和年老体弱的患者，因腹肌软弱，肌紧张常不明显。

⑤反跳痛：急性阑尾炎的患者可出现反跳痛，以右下腹较常见，如取得患者的合作，右下腹反跳痛阳性，表示腹膜炎肯定存在。当阑尾的位置在腹腔的深处，压痛和肌紧张都较轻时，而反跳痛却明显者，也表示腹腔深部有感染存在。

⑥右下腹压痛点：传统的教材上，对急性阑尾炎的局部压痛点的具体位置都进行了介绍，并把局部压痛点阳性列为阑尾炎的体征之一。虽然各位学者提出的阑尾炎压痛点都是以阑尾根部在体表的投影为基础，由于总结的资料不尽相同，所推荐的局部压痛点的位置也不完全一致。临床实践证实，各压痛点的阳性率差异很大，因此仅靠某一压痛点的有无来确诊急性阑尾炎是不切实际的。更多的医师相信，右下腹部固定压痛区的存在，要比压痛点的阳性更有诊断价值。

（3）间接体征

1）罗氏征（又称间接压痛）。患者仰卧位，检查者用手掌按压左下腹部，或沿降结肠向上腹用力推挤，如右下腹疼痛加重即为阳性；或用力的方向是朝右下腹部，出现同样结果时也为阳性，迅速松去按压力量的同时疼痛反而加重，更能说明右下腹有炎症存在。关于阳性结果的机制，目前的解释是：前者是因压力将左结肠内的气体向右结肠传导，最后冲击到盲肠，并进入发炎的阑尾腔，引起疼痛加重；后者是借助于下腹部的小肠袢将压力传导到右下腹，使发炎的阑尾受到挤压。关于罗氏征的临床意义，阳性结果只能说明右下腹部有感染存在，不能判断阑尾炎的病理学类型和程度。当右下腹疼痛需要与右侧输尿管结石等疾病鉴别时，罗氏征的检查可能有一定的帮助。

2）腰大肌征：让患者左侧卧位，检查者帮助患者将右下肢用力后伸，如右下腹疼痛加重即为阳性。腰大肌征阳性，提示阑尾可能位于盲肠后或腹膜后，当下肢过伸时，可使腰大肌挤压到发炎的阑尾。

3）闭孔肌征：患者仰卧后，当右侧髋关节屈曲时被动内旋，右下腹疼痛加重即为阳性，表示阑尾位置较低，炎症波及闭孔内肌的结果。

4）皮肤感觉过敏区：少数患者在急性阑尾炎的早期，尤其是阑尾腔内有梗阻时，右

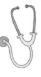

下腹壁皮肤可出现敏感性增高现象。表现为咳嗽、轻叩腹壁均可引起疼痛，甚至轻轻触摸右下腹皮肤，也会感到疼痛，当阑尾穿孔后，过敏现象也随之消失。过敏区皮肤的范围是三角形分布，其边界由右侧髂骨最高点、耻骨嵴及脐三点依次连接而构成。皮肤感觉过敏区不因阑尾位置而改变，故对不典型患者的早期诊断可能有帮助。

（4）肛门指诊检查

非特殊情况，肛门指诊检查应列为常规，正确的肛门指诊有时可直接提供阑尾炎的诊断依据。盆位急性阑尾炎，直肠右侧壁有明显触痛，甚至可触到炎性包块。阑尾穿孔伴盆腔脓肿时，直肠内温度较高，直肠前壁可膨隆并有触痛，部分患者伴有肛门括约肌松弛现象。未婚女性患者，肛门指诊检查还能除外子宫和附件的急性病变。

2.辅助检查

（1）血、尿、便常规化验

急性阑尾炎病的白细胞总数和中性白细胞有不同程度的升高，总数大多在1万～2万，中性为80%～85%。老年患者因反应能力差，白细胞总数增高可不显著，但仍有中性白细胞核左移现象。尿常规多数患者正常，但当发炎的阑尾直接刺激到输尿管和膀胱时，尿中可出现少量红细胞和白细胞。

如尿中有大量异常成分，应进一步检查，以排除泌尿系疾病的存在。盆位阑尾炎和穿孔性阑尾炎合并盆腔脓肿时，大便中也可发现血细胞。

（2）X线检查

胸腹透视列为常规，合并弥漫性腹膜炎时，为除外溃疡穿孔、急性绞窄性肠梗阻，立位腹部平片是必要的，如出现膈下游离气体，阑尾炎基本上可以排除。急性阑尾炎在腹部平片上有时也可出现阳性结果：5%～6%的患者右下腹阑尾部位可见一块或数块结石阴影，1.4%患者阑尾腔内有积气。

（3）腹部B超检查

病程较长者应行右下腹B超检查，了解是否有炎性包块存在。在决定对阑尾脓肿切开引流时，B超可提供脓肿的具体部位、深度及大小，便于选择切口。

3.病理学类型

（1）急性单纯性阑尾炎

阑尾轻度肿胀，浆膜充血，附有少量纤维蛋白性渗出。阑尾黏膜可能有小溃疡和出血点，腹腔内少量炎性渗出。阑尾壁各层均有水肿和中性白细胞浸润，以黏膜和黏膜下层最显著。阑尾周围脏器和组织炎症尚不明显。

（2）急性蜂窝织炎性阑尾炎

急性蜂窝织炎性阑尾炎或称急性化脓性阑尾炎，阑尾显著肿胀、增粗，浆膜高度充血，表面覆盖有脓性渗出。阑尾黏膜面溃疡增大，腔内积脓，壁内也有小脓肿形成。腹腔

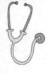

内有脓性渗出物，发炎的阑尾被大网膜和邻近的肠管包裹，限制了炎症的发展。

（3）急性坏疽性阑尾炎

阑尾壁的全部或一部分全层坏死，浆膜呈暗红色或黑紫色，局部可能已穿孔。穿孔的部位大多在血运较差的远端部分，也可在粪石直接压迫的局部，穿孔后或形成阑尾周围脓肿，或并发弥漫性腹膜炎。

4.鉴别诊断

急性阑尾炎临床误诊率仍然相当高，国内统计为4%～5%，国外报道高达30%。需要与阑尾炎鉴别的疾病很多，其中最主要的有下列十几种疾病。

（1）需要与外科急腹症鉴别的疾病

1）急性胆囊炎、胆石症：急性胆囊炎有时需和高位阑尾炎鉴别，前者常有胆绞痛发作史，伴右肩和背部放射痛；而后者为转移性腹痛的特点。检查时急性胆囊炎可出现莫菲征阳性，甚至可触到肿大的胆囊，急诊腹部B超检查可显示胆囊肿大和结石声影。

2）溃疡病急性穿孔：溃疡病发生穿孔后，部分胃内容物沿右结肠旁沟流入右髂窝，引起右下腹急性炎症，可误为急性阑尾炎。但本病多有慢性溃疡病史，发病前多有暴饮暴食的诱因，发病突然且腹痛剧烈。查体时见腹壁呈木板状，腹膜刺激征以剑突下最明显。腹部透视膈下可见游离气体，诊断性腹腔穿刺可抽出上消化道液体。

3）右侧输尿管结石：输尿管结石向下移动时可引起右下腹部痛，有时可与阑尾炎混淆。但输尿管结石发作时呈剧烈的绞痛，难以忍受，疼痛沿输尿管向外阴部、大腿内侧放射。腹部检查，右下腹压痛和肌紧张均匀不太明显，腹部平片有时可发现泌尿系有阳性结石，而尿常规有大量红细胞。

4）急性梅克尔憩室炎：梅克尔憩室为一先天性畸形，主要位于回肠的末端，其部位与阑尾很接近。憩室发生急性炎症时，临床症状极似急性阑尾炎，术前很难鉴别。因此，当临床诊断阑尾炎而手术中的阑尾外观基本正常时，应仔细检查距回盲部100cm远的回肠肠管，以免遗漏发炎的憩室。

（2）需要与内科急腹症鉴别的疾病

1）急性肠系膜淋巴结炎：多见于儿童，常继于上呼吸道感染之后。由于小肠系膜淋巴结广泛肿大，回肠末端尤为明显，临床上可表现为右下腹痛及压痛，类似急性阑尾炎。但本病伴有高热，腹痛和腹部压痛较为广泛，有时尚可触到肿大的淋巴结。

2）右下肺炎和胸膜炎：右下肺和胸腔的炎性病变，可反射性引起右下腹痛，有时可误诊为急性阑尾炎。但肺炎及胸膜炎常常有咳嗽，咳痰及胸痛等明显的呼吸道症状，而且胸部体征如呼吸音改变及湿啰音等也常存在。腹部体征不明显，右下腹压痛多不存在。胸部X线检查，可明确诊断。

3）局限性回肠炎：病变主要发生在回肠末端，为一种非特异性炎症，20～30岁的青年人较多见。本病急性期时，病变处的肠管充血，水肿并有渗出，刺激右下腹壁层腹膜，出现腹痛及压痛，类似急性阑尾炎。位置局限于回肠，无转移性腹痛的特点，腹部体征也较广泛，有时可触到肿大之肠管。另外，患者可伴有腹泻，大便检查有明显的异常成分。

（3）需要与妇产科急腹症鉴别的疾病

1）右侧输卵管妊娠：右侧宫外孕破裂后，腹腔内出血刺激右下腹壁层腹膜，可出现急性阑尾炎的临床特点。但宫外孕常有停经及早孕史，而且发病前可有阴道出血。患者继腹痛后有会阴和肛门部肿胀感，同时有内出血及出血性休克现象。妇科检查可见阴道内有血液，子宫稍大伴触痛，右侧附件肿大和后穹隆穿刺有血等阳性体征。

2）急性附件炎：右侧输卵管急性炎症可引起与急性阑尾炎相似的症状和体征。但输卵管炎多发生于已婚妇女，有白带过多史，发病多在月经来潮之前。虽有右下腹痛，但无典型的转移性，而且腹部压痛部位较低，几乎靠近耻骨处。妇科检查可见阴道有脓性分泌物，子宫两侧触痛明显，右侧附件有触痛性肿物。

3）卵巢滤泡破裂：多发生于未婚女青年，常在行经后两周发病，因腹腔内出血，引起右下腹痛。本病右下腹局部体征较轻，诊断性腹腔穿刺可抽出血性渗出液。

4）卵巢囊肿扭转：右侧卵巢囊肿蒂扭转后，囊肿循环障碍、坏死、血性渗出，引起右腹部的炎症与阑尾炎临床相似。但本病常有盆腔包块史，且发病突然，为阵发性绞痛，可伴轻度休克症状。妇科检查时能触到囊性包块，并有触痛，腹部B超证实右下腹有囊性包块存在。

（二）治疗方法

1.治疗原则

（1）急性单纯性阑尾炎

条件允许时可先行中西医相结合的非手术治疗，但必须仔细观察，如病情有发展应及时中转手术。经非手术治疗后，可能遗留有阑尾腔的狭窄，且再次急性发作的机会很大。

（2）化脓性、穿孔性阑尾炎

原则上应立即实施急诊手术，切除病理性阑尾，术后应积极抗感染，预防并发症。

（3）发病已数日且合并炎性包块的阑尾炎

暂行非手术治疗，促进炎症的尽快吸收，待3～6个月后如仍有症状者，再考虑切除阑尾。保守期间如脓肿有扩大并可能破溃时，应急诊引流。

（4）高龄患者/小儿及妊娠期急性阑尾炎

原则上应和成年人阑尾炎一样，急诊手术。

2.非手术治疗

非手术治疗主要适应于急性单纯性阑尾炎、阑尾脓肿、妊娠早期和后期急性阑尾炎、高龄合并有主要脏器病变的阑尾炎。

（1）基础治疗

基础治疗包括卧床休息、控制饮食、适当补液和对症处理等。

（2）抗菌治疗

选用广谱抗生素和抗厌氧菌的药物。

3.手术治疗

（1）手术指征

1）脉搏加快，体温升高，白细胞计数较前增高。

2）腹痛加剧，压痛、反跳痛及腹肌紧张范围扩大及程度加重。

3）反复呕吐不止。

4）已经较为局限的肿块，在治疗过程中又逐渐增大。

5）有连续多次腹泻，粪便内含有大量黏液，表示已有盆腔脓肿形成，应予引流。

（2）术前准备

术前4～6h应禁饮食，确定手术时间后可给予适量的镇痛药，已化脓和穿孔者应给予广谱抗生素。有弥漫性腹膜炎者，需行胃肠减压，静脉输液，注意纠正水和电解质紊乱。心和肺等主要脏器功能障碍者，应与有关科室协同进行适当处理。

（3）手术方法

以局部麻醉下经右下腹斜切口完成手术最为适宜，少数患者也可选择硬脊膜外麻醉和全身麻醉经右下腹探查切口完成。主要方式为阑尾切除术（有常规法和逆行法）。粘连严重者也可行浆膜下切除阑尾。少数阑尾脓肿保守无效时可行切开引流，腹腔渗出多时，放置引流物。

（4）术中注意事项

1）采用右下腹斜切口（麦氏切口），视腹壁厚薄和病变情况决定切口长短。若诊断不太肯定时，取右下腹直肌旁切口为宜。

2）寻找阑尾，沿盲肠前壁上结肠带追溯寻找。

3）阑尾系膜处理，提起阑尾尖端，逐步贯穿缝合结扎切断系膜，遇有动脉出血时，应吸除积血，看清出血点后重新钳夹，必要时扩大切口，切忌用血管钳盲目钳夹，以免损伤肠壁。

4）阑尾坏死或已穿孔，有较多脓性渗出液，在相应部位应放置烟卷引流条，必要时可放置双套管负压引流管，在切口外另戳口引流。

（5）术后处理

继续支持治疗，包括静脉输液、止痛镇静及抗感染等。引流物要及时拔除，切口按时拆线，注意防治各种并发症。

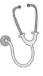

（6）术后并发症的防治

术后并发症与阑尾的病理学类型和手术时间的迟早有密切关系，阑尾炎阑尾未穿孔的阑尾切除术，并发症发生率仅5%，而阑尾穿孔后的阑尾切除术的术后并发症则增加到30%以上，发病后24h和48 h以后的手术者，阑尾穿孔率分别为20%和70%，所以发病24h内，应及时切除阑尾，以降低并发症的发生率。

（三）好转及治愈标准

1.治愈

（1）手术切除阑尾，症状、体征消失，切口愈合，无并发症。

（2）非手术治疗后，症状、腹部体征消失，体温、白细胞计数恢复正常。

2.好转

（1）阑尾未能切除，症状减轻，有待手术治疗。

（2）非手术治疗后，症状、体征减轻，右下腹有深压痛或触及条索状肿物，有轻度腹胀、腹痛等自觉症状。

3.未愈

治疗后，症状和体征无减轻甚至加重者。

二、慢性阑尾炎

慢性阑尾炎大多为急性阑尾炎经非手术治愈的病例或有反复发作史，但有部分患者可无急性发作过程，而一开始就是慢性过程。

（一）分类

临床上将慢性阑尾炎大致分为两种类型

1.原发性慢性阑尾炎

其特点为起病隐匿，症状发展缓慢，病程持续较长，几个月到几年。病初无急性发作史，病程中也无反复急性发作的现象。

2.继发性慢性阑尾炎

特点是首次急性阑尾炎发病后，经非手术治疗而愈或自行缓解，其后遗留有临床症状，久治不愈，病程中可再次或多次急性发作。

（二）病理学分析

慢性阑尾炎肉眼观察可有各种表现，镜下可见阑尾各层有淋巴细胞浸润。

（1）阑尾细长呈卷曲、折叠及纠搭状，使阑尾的排空受阻。阑尾及其系膜与周围组

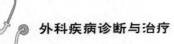

织和器官有不同程度之粘连。

（2）阑尾壁增厚，管径粗细不均匀，部分管腔呈狭窄状，有时相当一段远端管腔完全闭塞而呈条索状。

（3）阑尾腔内有粪石、异物阻塞，阑尾浆膜血管明显增多而清晰。

（三）诊断依据

1.临床表现

（1）腹部疼痛

腹部疼痛主要位于右下腹部，其特点是间断性隐痛或胀痛，时重时轻，部位比较固定。多数患者在饱餐、运动和长时间站立后，诱发腹痛发生。病程中可能有急性阑尾炎的发作。

（2）胃肠道反应

患者常觉轻重不等的消化不良、食欲不佳。病程较长者可出现消瘦、体重下降。一般无恶心和呕吐，也无腹胀，但老年患者可伴有便秘。

（3）腹部压痛

压痛是唯一的体征，主要位于右下腹部，一般范围较小，位置恒定，重压时才能出现。无肌紧张和反跳痛，一般无腹部包块，但有时可触到胀气的盲肠。

（4）间接体征

各种特定的压痛点如马氏点、兰氏点及腰大肌征、罗氏征，在慢性阑尾炎的诊断中无意义。

2.辅助检查

胃肠钡剂造影和纤维结肠镜检查有一定帮助。回盲部钡剂造影如出现显示的阑尾有压痛、阑尾呈分节状、阑尾腔内的钡剂排空时间延长及阑尾未显影等，均为慢性阑尾炎的特征。纤维结肠镜可直接观察阑尾的开口及其周围的黏膜的变化和活检，尚可对阑尾腔进行造影，对鉴别诊断有一定意义。

X线钡剂造影检查有如下特征。

（1）阑尾充盈后有明显压痛，当移动阑尾时，压痛点也随之有相应的移位。

（2）阑尾虽未见充盈，但多次检查盲肠内侧有局限性压痛。

（3）阑尾充盈不规则。

（4）阑尾充盈后，隔48h以上仍未见钡剂排空，有的排空延迟到2～3周。

（5）阑尾本身有固定或纠结的现象或盲肠和末端回肠有变形的表现，提示阑尾周围有粘连。

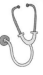

3.诊断

慢性阑尾炎的确诊有时相当困难，国内统计慢性阑尾炎手术后症状未见减轻者高达35%，其主要原因是诊断上的错误。应该对每一个慢性阑尾炎的诊断高度认真，用"排除法"来逐个除外容易与它相混淆的有关疾病。其中主要有回盲部结核、慢性结肠炎、慢性附件炎、胃肠神经官能症及结肠恶性肿瘤等。

总之，慢性阑尾炎的诊断相当困难，最后确诊慢性阑尾炎的标准如下，除曾有典型的急性发作史、右下腹有经常存在和位置固定的压痛点、有 X 线钡剂造影的佐证外，阑尾切除后临床症状应消失。

（四）治疗方法

手术治疗是唯一有效的方法，但在决定行阑尾切除术时应特别慎重。

（1）慢性阑尾炎确诊后，原则上应手术治疗，切除病变阑尾，特别是有急性发作史的患者，更应及时手术。对诊断可疑的患者或有严重并存病的高龄患者，应暂行非手术治疗，在门诊追踪观察。

（2）手术中如发现阑尾外观基本正常，不能轻易只切除阑尾后即刻关腹，应仔细检查阑尾附近的组织和器官如回盲部，回肠末段 100 cm，小肠系膜及其淋巴结。女性患者还应仔细探查盆腔及附件，以防误诊和漏诊。

（3）手术后应对每一个患者进行一段时间的随访，以了解切除阑尾后的实际效果。慢性阑尾炎的最后诊断不是病理学诊断，而是手术后症状的完全解除。术后仍有症状的患者，应做全面的检查，找出真正的病因，不能轻易地按术后肠粘连治疗。

（五）治愈标准

治愈：手术切除阑尾后，症状及体征消失，切口愈合佳，无并发症。

三、特殊的急性阑尾炎

（一）小儿急性阑尾炎

小儿急性阑尾炎临床上并不少见，但发病率低于成年人。据综合医院统计，12岁以下的小儿急性阑尾炎占急性阑尾炎总数的4% ～ 5%。与成年人比较，小儿急性阑尾炎发展快，病情重，穿孔率高，并发症多。1岁内婴儿的急性阑尾炎几乎100%发生穿孔，2岁以内为70% ～ 80%，5岁时为50%。小儿急性阑尾炎病死率为2% ～ 3%，较成年人平均高10倍。

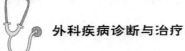

1.诊断依据

（1）病史特点

常伴有上呼吸道感染和肠炎等诱因，而转移性右下腹痛史常不能自述，全身反应和胃肠道症状出现早，且比成人明显，有时以频繁的呕吐为最初的首要症状，个别病儿起病时就伴有39℃～40℃高热，也有以持续性腹泻为主要表现。阑尾壁薄，大网膜短而薄，穿孔后并发弥漫性腹膜炎，出现严重的全身中毒症状。

（2）体征

以右下腹固定压痛点或直肠指检发现右前方有触痛是诊断的主要依据。但小儿常哭闹不合作，应重视检查的技巧。

2.治疗方法

一旦诊断明确，又无禁忌，应即刻手术治疗。术前应注意纠正水、电解质失衡和酸碱紊乱；尽早应用抗生素；及时处理高热，以免引起严重并发症。

（二）老年急性阑尾炎

老年人常患有各种主要脏器疾病如冠心病等，急性阑尾炎的病死率较高，而且随年龄的逐渐增高而增高。据统计急性阑尾炎年龄60～69岁组病死率为17%，70岁以上组为40%，如发病在12 h内立即手术者病死率为13.3%。

1.诊断依据

（1）病史特点

起病缓慢，老年患者反应能力低，腹痛多不剧烈，也无明显的疼痛转移史；胃肠道症状轻，恶心呕吐不多见，但便秘为常见症状；全身反应如体温、脉搏以及白细胞计数的变化不显著，有时甚至正常。

（2）有并存病

老年患者常并存有心血管疾病，慢性肺疾病，胃肠道疾病及代谢性疾病如糖尿病，这些疾病的症状可能与急性阑尾炎的临床表现相混淆，增加了诊断上的难度。

（3）体征

多在阑尾部位有固定压痛点，但腹肌紧张多不明显。由于腹肌已萎缩，即使阑尾已穿孔，腹膜刺激征也不明显。有时阑尾周围脓肿形成后，右下腹已出现包块，但不伴有急性炎症表现，临床上很似回盲部恶性肿瘤。

2.治疗方法

应力争早期手术，高龄本身不是手术禁忌证，但对手术耐受性较低，要做好全身检查和术前准备，手术操作要轻柔、迅速。术后预防肺部并发症及下肢深静脉血栓形成。

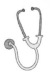

（三）妊娠期急性阑尾炎

妊娠期急性阑尾炎的发病情况：国内产科医院统计妊娠期阑尾炎约占孕妇的0.1%，一般医院中妊娠期急性阑尾炎占阑尾炎总数的2%，大多发病于25～35岁，约80%是在妊娠的中、晚期。由于孕妇生理方面的变化，一旦发生阑尾炎其危险性较一般成人大。据统计妊娠期急性阑尾炎中妊娠妇女病死率为2%，比一般阑尾炎患者高10倍，胎儿的病死率约为20%。

随子宫的增大，盲肠和阑尾的位置也随之改变，阑尾在向上移位的同时，其尖端还呈反时针方向旋转。有时盲肠和阑尾向外和向后移位，部分为胀大了的子宫所覆盖。

1.诊断依据

（1）病史特点

与非妊娠期急性阑尾炎相同，有转移性右下腹痛，疼痛部位可随子宫大小而变位。由于盆腔充血，不仅感染机会增多而且炎症发展较快、阑尾坏死穿孔的机会多。由于大网膜被推向一侧，不易限制炎症的发展，合并弥漫性腹膜炎的机会也增多。

（2）体征

阑尾压痛点可随子宫增大而向外向上变化。阑尾在子宫后方，腰前壁的压痛和腹肌紧张均可不明显。有时腰部可有压痛。

2.治疗方法

（1）妊娠早期（1～3个月）：症状轻者可非手术治疗，症状重者应手术。

（2）妊娠中期（4～7个月）：一旦确诊，应手术治疗，切口比麦氏切口稍高或腹直肌旁纵向切口，术中不要过多刺激子宫，术后给予镇静、止痛及黄体酮等保胎治疗。

（3）妊娠晚期（8个月以上）：可行阑尾切除，然后待其自然分娩。约50%孕妇可能早产，胎儿的病死率也较高，手术时应尽量减少对子宫的刺激。

（4）预产期和临产期的急性阑尾炎，诊断和治疗均较复杂，应与产科医师共同研究处理。

（四）异位急性阑尾炎

多数人出生时阑尾已下降到右髂窝内，如胚胎发育异常，阑尾可滞留于腹腔的任何部位。当异常位置的阑尾发生急性炎症时，诊断上有一定困难，临床上较多见的异位阑尾为盆腔位，肝下位和左侧位。

1.低位（盆腔位）急性阑尾炎

由于盲肠下降过多或右半结肠游离而缺乏固定时，阑尾可位于髂峰线以下，甚至完全进入盆腔内，临床估计盆位急性阑尾炎发生率为4.8%～7.4%，表现为转移性腹痛，只是

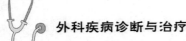

腹痛部位及压痛区均较低，肌紧张也较轻。病程中可能出现直肠刺激症状如便次增多，肛门坠胀，或出现膀胱刺激症状如尿频和尿急等。低位阑尾炎的治疗与一般阑尾炎相同，应急诊手术切除阑尾。手术过程中应仔细探明盲肠和阑尾的位置，分离炎性粘连，使阑尾完全游离后予以切除。

2.高位（肝下位）急性阑尾炎

先天性肠道旋转下降不全时，盲肠和阑尾可停留于肝下；后天性阑尾过长，尖端也可延伸于肝外下。肝下位阑尾炎时，腹痛、压痛和肌紧张均局限于右上腹，临床上常误诊为急性胆囊炎。必要时行腹部B超检查，如证实胆囊大小正常，轮廓清晰，胆囊腔内也无异物回声时，高位阑尾炎应该考虑，一旦确诊，应急诊切除阑尾。

3.左侧急性阑尾炎

由于先天性腹腔内脏异位，盲肠可位于左下腹部；后天性游离盲肠，也可移动并粘连固定于左下腹，阑尾也随之固定在左髂窝内。左侧位急性阑尾炎极少见，其病理学类型和发病过程与右侧急性阑尾炎相同，有转移性左下腹痛，压痛和肌紧张也局限于左髂窝。考虑到左侧急性阑尾炎的可能时，应仔细进行胸、腹部的体检和X线检查，确诊后可经左下腹斜切口切除阑尾。

四、阑尾肿瘤

阑尾类似于一根管型的小储袋样结构，位于盲肠，其长度平均为8 ~ 10 cm，被认为是胃肠道的一部分。虽然通常认为阑尾对人体来说是一个无明显功能的器官，但其可能为淋巴系统、内分泌及外分泌系统的一员。当阑尾细胞出现不正常的或者是不可控的增生生长时，就会发生阑尾肿瘤。阑尾肿瘤可分为良性及恶性，而后者也就是通常所说的阑尾癌。

（一）阑尾良性肿瘤

1.阑尾黏液囊肿

阑尾黏液囊肿为一种良性肿瘤，临床罕见，发病率约为0.14%。在阑尾切除术中的发现率为0.07% ~ 0.3%，女性多见，男女比例为1 ∶ 3。临床上往往缺乏典型症状及体征，多数患者是在术中或术后病理确诊的。

（1）病因

阑尾黏液囊肿是阑尾根部因慢性炎性反应而发生梗阻，阑尾腔内黏液细胞不断分泌黏液积存于阑尾腔内形成。阑尾黏液囊肿到一定程度时黏液细胞则失去功能，不再分泌黏液而黏液物不能正常排出，阑尾逐渐扩张形成膜性黏液性囊肿。有时黏液可以穿透阑尾脏层直至浆膜外，形成壁内黏液湖或阑尾周围黏液性肿块，甚至引起腹膜种植形成腹膜假性黏液瘤。

（2）病理

病理学可见充满黏液的阑尾腔，黏膜扁平，无肿瘤性上皮的证据。后期由于腔内压力增加，可形成憩室，上皮也可移位至黏膜下（假侵犯），当黏液囊肿破裂，黏液分泌上皮也可随之进入腹腔。腹膜假性黏液瘤的形成，被认为一方面是由于黏液自破裂囊肿溢出所致，另一方面认为溢出黏液中含有黏液分泌功能的细胞，其附着于腹膜表面并继续分泌，从而形成腹膜假性黏液瘤。

（3）临床表现

阑尾黏液囊肿体积小时，常无任何特异性症状，多为其他手术时偶然发现，临床仅表现为右下腹隐痛，但在囊肿膨胀生长过程中可能会诱发阑尾炎表现。偶尔体积较大者右下腹可触及包块，仍需手术探查病理明确。囊肿可与肠道粘连形成肠梗阻，或形成肠套叠、肠扭转、囊内出血、感染破裂及恶变等多种并发症。

（4）诊断及鉴别诊断

因阑尾黏液囊肿缺乏特异性临床表现，术前诊断困难，往往需要术后病理明确诊断。术前的辅助检查对该病的诊断可以提供一些帮助。

1）辅助检查：①X线平片可见囊肿边缘钙化影。②钡灌肠最典型表现为阑尾腔不显影，盲肠与回肠之间有占位性病变，回肠被推向内上方，盲肠被推向外上方，盲肠壁可有外来压迹，但黏膜正常。③B超检查是本病的主要诊断方法，较为简便快捷。B超检查可见回盲部囊实性肿物，包膜完整，内部回声呈网格状，透声差，有密集点状回声，后方回声稍增强。④CT检查既能对囊肿定位又能定性。扫描可见右下腹不规则低密度灶，边界较清楚，内部密度欠均匀，可有钙化；增强扫描见囊壁呈环形均一强化，强化程度同肠壁，囊内无强化，周围组织有炎性浸润时可与囊肿壁粘连，后腹膜可增厚，若见到囊性肿物与盲肠壁相连则更支持诊断。CT检查中应与阑尾周围脓肿相鉴别，后者一般为圆形，边缘不规则，欠清楚，密度不均，囊壁较厚，增强扫描强化不均，周围组织炎症表现较显著。

2）鉴别诊断：如果手术前考虑阑尾黏液囊肿诊断，则需进一步与阑尾周围脓肿及结肠癌相鉴别。

（5）治疗

手术是治疗阑尾黏液囊肿的唯一方法。阑尾远端2/3的囊肿较小、与周围无粘连且阑尾根部完整者行阑尾切除术，即使术后病理证实为囊腺癌，也不必2次手术扩大切除范围，因为此处病灶并不侵及周围淋巴结。当囊肿侵犯阑尾近1/3或与邻近盲肠回肠有粘连时，则宜行右半结肠切除术。也有学者提出根据病变部位选择手术方式，位于阑尾远端囊肿，选择囊肿在内单纯阑尾切除术；囊肿受累阑尾根部和盲肠发生粘连者，应做阑尾和盲肠切除；若囊肿较大，怀疑有恶变可能，应行盲肠切除或右半结肠切除。如果囊肿已与其

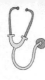

他小肠肠袢粘连，或已经引起肠扭转、肠套叠等并发症，往往需将受累的肠袢一并切除。此外，阑尾腔内黏液较多，腔内压高，且囊壁薄时易引起阑尾破溃，黏液球经破口溢出导致腹腔内广泛转移。故术时应先保护腹腔，术中应遵循无瘤观念，轻柔操作，用敷料将囊肿与周围组织隔开，尽量不使囊肿破裂，避免穿刺和切开探查操作，谨防黏液外溢造成医源性种植引起腹膜假性黏液瘤发生。手术中一旦发现囊肿破裂，应尽量清除溢出的黏液，须用氟尿嘧啶局部冲洗，术毕以生理盐水和氟尿嘧啶反复冲洗腹腔，术后也可用氟尿嘧啶少量多次注入腹腔。术中也可用5%甲醛溶液局部固定或用2.5%碘酊灼烧，再用噻替啶冲洗腹腔，预防腹腔黏液瘤的发生。

对于已经形成腹膜假性黏液瘤的患者，大多数学者同意行严格的病灶切除，包括彻底清除腹腔内胶样腹水；甚至为确保足够的切除范围行大网膜切除术和双侧卵巢切除术。术中应行腹腔灌洗或腹腔温热疗法，术后辅以化疗或放疗。本病极易复发，对于复发病灶仍需再次手术切除病灶。有学者指出，术中行肿瘤细胞减瘤手术联合腹腔内热灌注化疗及联合术后周期化疗可以提高腹膜假性黏液瘤患者生存率。

2.阑尾黏液性囊腺瘤

阑尾黏液性囊腺瘤也是一种少见的阑尾良性肿瘤，仅占阑尾切除手术标本的0.3%。另据相关文献报道其发病年龄11～90岁，发病高峰年龄61～70岁，发病男女比例为1：4，平均发病年龄为55岁。

（1）病因、病理

阑尾黏液囊腺瘤的腺上皮呈不典型增生或腺瘤性息肉，腺瘤阻塞阑尾，使黏液潴留阑尾腔内导致压力增高，黏液可穿透浆膜层，表现为阑尾周围和腹膜后黏液性肿块，可伴卵巢黏液性囊腺瘤。黏液性囊腺瘤的特点是阑尾壁有不典型腺体浸润，并穿越黏膜肌层或有腹膜种植形成腹膜假黏液瘤，不发生血性和淋巴转移。

（2）临床表现

临床表现与阑尾黏液囊肿相似，阑尾黏液性囊腺瘤临床表现不一，可无临床症状，常于体检超声检查中发现，或表现为急性阑尾炎的症状和体征，或由于患者触及腹部包块而就诊。阑尾黏液性囊腺瘤可并发急性阑尾炎，也可并发肠扭转及肠坏死、肠套叠、肠梗阻、囊肿继发感染及出血，从而引起相对应的临床表现。

（3）诊断及鉴别诊断

本病术前确诊较为困难，误诊率高，仅靠术后病理证实。临床上遇下述情况应考虑本病的可能：①有阑尾炎、阑尾脓肿病史；②右下腹肿块，生长缓慢、表面光滑、囊实性，经抗感染等治疗无明显消退；③B超及CT提示右下腹囊实性肿块，囊壁厚薄均匀，呈长条状或椭圆形，与盲肠关系密切，可有钙化；④标本剖开有淡黄色或白色黏液胶冻状液体。

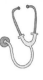

临床上阑尾黏液性囊腺瘤与黏液囊肿难以区分，因本病罕见，因此其各种辅助检查，如超声检查、CT等方法及鉴别诊断可参照阑尾黏液囊肿。

（4）治疗

手术也是治疗阑尾黏液性囊腺瘤的唯一方法。手术方式的选择及注意事项与阑尾黏液囊肿相同。

（二）阑尾腺癌

1.概述

阑尾腺癌的发病率约占阑尾切除术后标本的0.1%，每年约0.2/10000患者发病。阑尾腺癌占胃肠道肿瘤的0.2% ～ 0.5%，占阑尾原发恶性肿瘤的5% ～ 8%。发病的平均年龄为60 ～ 65岁，男性发病率高于女性。

阑尾腺癌又主要可分为三类：黏液腺癌，结肠型腺癌和印戒细胞癌。其中约60%是黏液腺癌，其次是结肠型腺癌，印戒细胞癌则极其罕见。

此病发病原因尚不清楚，可能与免疫功能低下、炎性反应反复发作和上皮再生等有关。有研究指出，患有慢性溃疡性结肠炎的患者，容易造成病变肠上皮细胞发育不良及细胞恶变，从而一半左右的患者造成阑尾炎性受累，诱发恶变。阑尾腺癌多发生于阑尾的根部，呈浸润性生长，恶性程度高。

2.阑尾黏液腺癌

阑尾黏液腺癌是阑尾恶性肿瘤的一种，临床罕见，占阑尾腺癌60%以上。发病原因尚不明确，以60岁以上老年人多见，男女均可发病，男女之比为3 ：1。

（1）病理

黏液腺癌肉眼观：阑尾腔不同程度囊性扩张，囊内充满黏液，黏膜面有时见结节状、绒毛状肿物但无明确肿块形成。镜下观：肿瘤细胞呈高柱状，胞质透亮，充满黏液，核位于基底部，细胞呈现不同程度异型性，大多分化良好。细胞呈乳突状或腺管状排列弥漫性生长。若肿瘤穿破阑尾壁进入腹腔内形成腹膜假性黏液瘤。依据细胞异型及阑尾壁有无恶性腺体侵犯，将黏液性肿瘤分为黏液囊肿、黏液性囊腺瘤和黏液性囊腺癌。

（2）临床表现

阑尾黏液腺癌临床症状不典型，右下腹痛或右下腹包块是该病的主要表现。肿瘤多位于阑尾基底部，临床表现隐匿，当并发感染，临床上出现右下腹痛、发热等症状，因此常常被误诊为阑尾炎或阑尾周围脓肿。肿瘤长大或与周围组织粘连后常形成肿物。当黏液腺癌进一步发展甚至穿孔突破浆膜层，向腹腔、盆腔内播散转移，广泛种植在腹盆腔脏器及大小网膜表面，粘连形成肿块，或形成大量黏液性腹水，此临床病变称腹膜假性黏液瘤，此时的临床表现有腹痛、腹胀、腹部肿物及腹水征等。

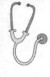

（3）转移途径

1）淋巴转移：阑尾的淋巴组织很丰富，主要在黏膜下层，呈纵行分布，回流入回盲部及右半结肠系膜淋巴结。所以，一旦癌侵犯黏膜下层易致淋巴转移，提示需行根治性右半结肠切除，尤其注意清扫右半结肠系膜淋巴结。

2）直接浸润和种植：可出现大网膜、邻近肠系膜、盆腔腹膜转移，故手术时应妥善保护切口和术野，切勿分破肿瘤，应连同包裹的大网膜一并切除，以防局部种植复发。

（4）诊断

本病与阑尾黏液囊肿及阑尾黏液囊腺瘤一样，术前诊断较为困难，误诊率高，往往需靠术后病理证实。

1）超声可探查到右中下腹实性或囊实性肿块及腹水，但因没有明确的诊断标准，术前很难明确诊断，当合并感染时，阑尾炎表现更使超声检查获益有限。

2）CT可表现为：①肿块往往较大，一般呈分叶状，囊壁及囊内分隔厚薄不均，局部可有壁结节向腔内突入，增强后实质部分呈不均匀中、高密度结节，花环样强化，囊性部分不强化。②病灶周围脂肪间隙因肿瘤浸润密度增高，与周围肠道、系膜血管粘连，并可向腹腔脏器的实质内浸润，可推压或侵犯盲肠，致肠壁偏侧性增厚、僵硬。③CT可提示腹膜假性黏液瘤形成。

3）纤维结肠镜无特征性表现，主要作用是排除结肠肿瘤、肠结核等病变，同时有助于判断肿瘤有无肠腔内浸润。

4）肿瘤标志物CEA、CA19-9等对阑尾黏液腺癌有一定辅助诊断价值。

（5）鉴别诊断

1）阑尾黏液囊肿：单纯性黏液囊肿是由于非肿瘤性病变如炎性狭窄，黏液积聚而引起阑尾腔扩张，形成薄壁，单房性（偶为多房性）囊肿，腔内充满稠性黏液，囊肿直径通常小于1cm，光镜下可见充满黏液的腔，黏膜扁平，无肿瘤性上皮的证据，由于腔内压力增加，可形成憩室，上皮也可移位至黏膜下（假侵犯），当黏液囊肿破裂，黏液分泌上皮也可随之进入腹腔。

2）阑尾黏液腺瘤：该瘤为良性肿瘤，在生长中囊性变，上皮排列呈波浪状或绒毛状，形成黏液囊肿，无细胞性黏液在整个管腔中四散，就像黏液腺癌浸润一样，但黏膜肌层是完整的，病变可通过完整切除而治愈。

（6）治疗

1）手术治疗：首选右半结肠切除术。当一期以"阑尾炎"行阑尾切除术，而病理显示为黏液腺癌时，应在阑尾切除术后两周内施行二期右半结肠切除术。因为单纯阑尾切除和姑息性手术易导致肿瘤复发和转移。多数学者认为，此术式与单纯阑尾切除相比可减少复发，明显提高远期生存率，主张一旦确诊应行右半结肠切除。Pruvanov还建议对于绝经期妇女，在行右半结肠切除术时连同卵巢一起切除，可防止转移，提高生存率。因为Ronnett等通过病理和免疫组化分析，许多卵巢肿瘤患者是通过阑尾肿瘤转移的。多方研究报道，右半结肠切除术后5年生存率可达70%以上，而仅行阑尾切除者仅为20%～30%。由于阑尾腺癌多呈浸润性生长，肉眼诊断困难，术中若发现有肿块、阑尾管壁增厚、变硬，尤其是阑尾炎症不明显而合并有腹腔积液时，应即刻行术中冷冻切片检查，以便及时发现该病，避免或减少二次手术问题，降低术后复发率和延长生存期。

但目前也有国内外学者认为，如果阑尾病变比较局限，无外侵和淋巴结转移者，也可单纯切除阑尾；认为右半结肠切除的适应证为：肿瘤累及肠壁肌层；肿瘤位于阑尾根部；证实有淋巴结转移。还有学者认为，对于已有腹膜种植的阑尾黏液腺癌，行右半结肠切除术并无必要。

对已经形成腹膜假性黏液瘤的患者，目前的术式仍存在争议。最常采用的是减瘤手术，尽可能完整切除肿瘤，消除腹腔内肉眼可见转移灶。此手术难度较大，病变广泛时需要切除小肠、结肠或脾、子宫等，且术后复发率高。对于复发病例仍应积极手术治疗，可延长生存时间及改善生存质量。

2）辅助化疗：目前针对阑尾黏液性肿瘤，同时有腹膜转移的病例，推荐术后静脉全身化疗，但目前尚无公认的化疗方案。NCCN结肠癌指南新增脚注，表明阑尾的腺癌，也可以按照NCCN结直肠癌指南进行术后全身辅助化疗。而对于并发腹腔假性黏液瘤的患者，术中用0.5%5-FU溶液反复冲洗术野，术后早期行腹腔灌注化疗及热疗，能提高药物对肿瘤的作用，对肿瘤细胞更具有细胞毒性，使肿瘤局限、包裹，已得到多数国内外学者的认可。有学者提出腹腔灌注化疗等局部治疗十分重要，考虑大部分病例在确诊时已有腹腔内广泛转移，治疗应采用肿瘤细胞减灭外科治疗，并尽可能完整切除肿瘤，消除腹腔内转移灶，同时术后应早期行腹腔灌注化疗（氟尿嘧啶＋丝裂霉素或加铂类）及热疗，目前已成为大部分转移性病灶的首选治疗。

3.阑尾结肠型腺癌

阑尾结肠型腺癌约占阑尾腺癌的30%～35%。结肠型腺癌病变与结肠癌相似，可浸润周围组织并发淋巴结转移，病理早期为结节状或息肉状突向阑尾腔内，临床上所见腺癌大多已经浸润阑尾壁，使阑尾变粗形成一实性包块，沿阑尾根部浸润到盲肠壁。晚期则可出现淋巴结和血运转移。

临床表现与黏液性腺癌一致，缺乏特异性，右下腹痛及右下腹肿物为主要表现。后病情发展，可出现结肠癌相关表现，如营养不良、肠套叠、肠梗阻等。诊断方法及鉴别诊断可参考阑尾黏液性腺癌及结肠癌诊治标准。

结肠型腺癌的病变通常位于阑尾根部，为高度恶性，局部多呈浸润性生长，易沿血行和淋巴途径转移，具有结肠癌的特点，应行根治性右半结肠切除术为妥，并尽可能争取早期手术，术后静脉全身化疗。

4.阑尾腺癌预后

一些临床及病理因素影响阑尾腺癌的预后，这些因素包括腹膜征象和最初的临床表现，术前疾病的范围，腹膜播散的程度，组织学亚型或分级和肿瘤细胞灭减术的完全性。有研究结果显示，术前CEA水平、分化程度和临床分期是影响患者预后的独立因素。

（1）并发症

急性阑尾炎、阑尾穿孔、腹水、右下腹包块等主要并发症，是本病的主要临床特点，也是临床诊断困难的重要原因。并发症的多少与其死亡率成正比相关，有并发症死亡率是无并发症者2～3倍。有腹水与穿孔者预后差，有学者注意到阑尾腺癌伴穿孔易引起肿瘤远处转移和广泛种植。

（2）临床分期

临床分期是影响阑尾腺癌预后的重要因素，据Walter等报道，0期、Ⅰ期、Ⅱ期、Ⅲ期和Ⅳ期患者的5年生存率分别为95.7%、88%、75.2%、37.1%和25.6%。

（3）病理因素

高分化和中低分化患者的5年生存率分别为100%和46%。有学者研究发现阑尾腺癌的5年生存率为42%～57%，其中黏液腺癌、结肠型腺癌和印戒细胞癌的5年生存率分别为46%、42%和18%，黏液型腺癌患者的预后优于结肠型腺癌，印戒细胞癌患者的预后最差。

（4）手术方式

尽管不同术式对预后的影响尚没有定论，但部分学者认为，右半结肠切除术与单纯阑尾切除术相比，能获得更好的预后。进行肿瘤细胞减灭术及术中腹膜化疗术，能够改善伴有腹膜假性黏液瘤的黏液型腺癌患者的临床预后。

（5）化疗

目前用全身化疗作为替代方案治疗转移性阑尾癌的数据非常有限，近年来临床上主要采取术中5-FU及热蒸馏水充分浸泡腹腔，术后给予腹腔温热化疗，常用药为5-FU、顺铂及丝裂霉素，明显提高了5年生存率，特别对复发患者能延长再次复发时间。而根据术后病理分型及分期，术后全身静脉化疗也应有选择性进行。

（三）阑尾类癌

1.概述

阑尾类癌占阑尾肿瘤的50%～70%，胃肠道类癌38%～40%发生于阑尾。阑尾类癌是一种生长缓慢的肿瘤，从儿童到老年人均可发生，青年人多见，女性发病率高于男性。平均年龄为38岁，发病高峰段为15～29岁。据美国一项全国性、多中心统计发现，在过去的25年中，虽然类癌的发病率在显著升高，但阑尾类癌所占比例却呈下降趋势。

阑尾类癌是一种神经内分泌肿瘤，起源于腺上皮内的嗜银细胞（又称Kultschitsky细胞），所以也有称类癌为嗜银细胞癌。生物学特性介于良、恶性之间的肿瘤，它们虽然具有浸润、转移倾向，但与其他腺癌相比，其临床特征更倾向于良性，故将其命名为"类癌"。

2.病理

阑尾类癌多数为单发结节，其肿瘤主要位于阑尾黏膜下层或肌层，少数患者可出现浆膜浸润或淋巴结转移，直径一般小于1 cm，大于2cm者罕见。肿瘤于阑尾各部位所占的比率分别是：尖部70%，体部20%，根部10%。肿块为黄色结节，质地硬，界限尚清晰，无包膜，切面呈灰黄或灰白色。癌细胞大小、形状较一致，染色质均匀，胞质呈颗粒状，红染，可有细小空泡，细胞核小，呈圆、椭圆或月牙形位于细胞底部，细胞异型不明显，核分裂象少见。癌细胞排列成实性巢团状、栅栏状或腺管状，癌组织在阑尾壁内呈弥漫性浸润性生长。

阑尾类癌有三种病理亚型：①管状类癌又称腺类癌或伴有腺体分化的类癌。②杯状细胞类癌又称作杯状细胞型腺类癌、黏液性类癌、微腺体和隐窝细胞癌。③混合性类癌-腺癌。

3.临床表现

阑尾类癌通常无症状，缺乏特异性的临床症状和体征，故早期极易被忽视，术前诊断困难，患者多以右下腹痛或转移性右下腹痛等类似阑尾炎的症状就诊，在阑尾切除术或其他腹部手术时偶然发现且很少转移。极少患者可出现类癌综合征的临床表现（面部潮红、发热、心动过速、严重腹泻和低血压），而一旦出现类癌综合征，往往意味着病程已进入晚期，多数患者为肝脏转移所致。

4.诊断及鉴别诊断

术前诊断非常困难，常用的X线气钡灌肠、B超和CT等检查对阑尾类癌的早期诊断价值不大。因此术前误诊率高达96%以上。临床往往为阑尾切除术后病理发现且明确诊断。体积较大的阑尾类癌可引起相应的影像学征象，但临床罕见。有报告实验室检查对阑尾类癌诊断有一定帮助，如尿5-羟吲哚乙酸尿组胺及血清5-羟色胺的测定。

鉴别诊断方面主要是基于病理检查方面，有利于术后评估及治疗：

（1）高分化腺癌

管状型腺类癌细胞分化好，大小较一致，肿瘤表面的黏膜正常，无异型增生或腺瘤等癌前病变。

（2）印戒细胞癌

印戒细胞癌异型明显，可见大片状或单个散在的癌细胞广泛浸润肌层，其间找不到内分泌细胞。类癌则较少累及黏膜层，主要位于黏膜下及肌层，且细胞较一致，无明显异型。

（3）转移性腺癌

管状型腺类癌常常有腺体形成而没有实性巢，通常存在黏液，缺少核分裂象，排列有序。

5.治疗

（1）手术治疗

阑尾类癌首选治疗为手术治疗。手术关键在切除范围即术式的选择。术式选择的先决条件是术中行快速冰冻切片检查得到确诊，其次是看类癌肿块的位置及类癌侵及阑尾组织情况，及是否有淋巴、血行转移。浸润程度来决定。对于肿瘤直径小于1cm，位于阑尾尾段或中段者，手术方式趋于一致：单纯阑尾切除，包括阑尾系膜全部切除，其术后5年生存率在99%以上。但对于肿瘤位于阑尾根部，直径小于1cm，特别是年轻患者，应选择回盲部切除或右半结肠切除为妥。肿瘤直径大于2cm者，不论肿瘤位置均应行右半结肠切除。而1～2cm的阑尾类癌，目前认为需根据患者年龄、手术耐受情况、有无阑尾系膜侵蚀及转移等综合判断，决定切除范围。

也有学者提出如下阑尾类癌手术切除术式选择：①单纯阑尾切除适于：肿瘤位于尖端或基底部，且切缘无癌细胞残留；肿瘤直径在1cm之内，或瘤体直径在1～2cm之内，肉眼未见肿瘤转移；无局部淋巴结肿大，无阑尾系膜侵犯，肿瘤为单纯癌。②而右半结肠切除适于：直径大于2cm的病变；有阑尾系膜浸润或局部淋巴结肿大；肿瘤位于阑尾根部且切缘阳性或累及盲肠；高度恶性类癌；除小的单个局限性病变之外的杯状细胞类癌。

（2）药物治疗

总的来说，类癌对放、化疗不敏感，多数学者不主张术后化疗。以往可采用链脲霉素、5-FU、多柔吡星及β-干扰素等药物联合应用。对已发生肝脏或腹腔广泛转移者，特别是生长抑素受体闪烁扫描阳性者，可应用生长抑素治疗。生长抑素类似物进行核素标记后应用于小范围转移性类癌患者，有缩小肿瘤的疗效，联合应用干扰素，效果更好，其作用机制是阻止肿瘤增生。

6.预后

阑尾类癌虽然属于一种交界性恶性肿瘤，但其恶性程度和远处转移率较低，生长缓慢，自然病程较长，生物学表现较为良性，绝大多数患者预后良好，总体5年生存率为98%。影响预后的主要因素有肿瘤大小、部位、有无浸润转移、是否伴有类癌综合征以及手术方法。有的学者提出预后，类癌局限于阑尾5年生存率为94%，有邻近的侵犯患者5年生存率为85%，有远处转移占类癌患者的4%，5年生存率为34%，总体预后良好。

五、阑尾憩室病

（一）病因病理

阑尾憩室分为先天性和后天性两类，并有真性和假性之分。真性憩室罕见，其具备阑尾壁一样完整的肌层组织。阑尾憩室大多为假性憩室，其发病原因主要是由于增高的阑尾腔内压力和阑尾壁的薄弱。流行病学研究证明，由于食物纤维素的摄入不足，粪便量减少，可导致胃肠运动时间改变，致使结肠和阑尾分节段运动亢进，在肠壁薄弱处（血管穿越肠壁处），产生黏膜的疝出，所以憩室倾向于系膜和侧方阑尾之间成囊状排列。

（二）临床表现

临床表现可根据以下4种不同情况而不同：①非炎症性的阑尾憩室；②急性阑尾炎合并憩室；③急性憩室炎合并急性阑尾炎；④急性憩室炎。阑尾憩室炎往往是在阑尾和阑尾憩室都出现炎症时才会被确诊。但单纯的急性阑尾憩室炎与单纯急性阑尾炎临床表现仍有些不同，一般急性阑尾憩室炎的患者的年龄较长，症状起始于右下腹，疼痛趋向平缓而持续时间较长。阑尾憩室炎往往存在阑尾周围炎、阑尾周围炎性包块和阑尾穿孔。

（三）诊断及治疗

术前仅以临床症状诊断阑尾憩室很困难，原因在于临床表现及体征无明显特异性。多为诊断急性阑尾炎而实施手术时才获确诊。超声检查可发现阑尾呈不同程度的增粗，沿增粗的阑尾边缘有一个或数个囊性突起，囊性突起内有或无细小强回声光点漂浮。此种声像图对本病有特殊的诊断价值。CT检查可出现右下腹阑尾区可见多囊状的CT值在8～31Hu的异常囊性团块，同时还可能看到肿胀的阑尾异常回声，则考虑存在阑尾憩室炎的可能。

手术行阑尾切除是首选治疗方法。阑尾憩室的并发症最重要的是穿孔，较结肠憩室更易发生穿孔。其治疗原则为手术切除。对偶然发现者，即使无症状也应手术切除。

参考文献

[1]谢光伟.普通外科疾病诊断与处理[M].北京：科学技术文献出版社，2017.09.

[2]刘东水.普通外科疾病诊疗实践[M].长春：吉林科学技术出版社，2017.03.

[3]楚海编.普通外科疾病的诊断与治疗[M].长春：吉林科学技术出版社，2017.09.

[4]刘红光，黄晓宁，姜振先.现代外科疾病治疗学[M].北京：科学技术文献出版社，2017.06.

[5]胡志亮.胸心血管外科疾病诊断与治疗[M].长春：吉林科学技术出版社，2017.08.

[6]黄永芹.内外科疾病诊疗与药物应用[M].长春：吉林科学技术出版社，2017.08.

[7]阚新祥，李斌，赵运峰.新编外科疾病临床诊疗学[M].长春：吉林科学技术出版社，2017.09.

[8]黄杰等.普通外科疾病临床诊疗与护理[M].长春：吉林科学技术出版社，2017.04.

[9]符洋.普通外科疾病临床诊疗新思维[M].北京：科学技术文献出版社，2017.07.

[10]国麒麟.现代外科疾病诊断与处理[M].北京：中国纺织出版社，2018.12.

[11]许湘红，李艳容，李梅.外科疾病护理常规[M].北京：科学技术文献出版社，2018.02.

[12]王明科，陈自力，徐妙军.外科疾病诊疗精粹[M].天津：天津科技翻译出版公司，2018.11.

[13]孙瑞迅.神经外科疾病诊治学[M].武汉：湖北科学技术出版社，2018.01.

[14]王征.临床普通外科疾病诊治[M].北京：科学技术文献出版社，2018.05.

[15]吕民，刘乃杰，陈琪.现代外科疾病手术学[M].南昌：江西科学技术出版社，2018.08.

[16]朱移山.中医治疗普通外科疾病[M].合肥：合肥工业大学出版社，2018.08.

[17]李艳梅.血管外科疾病治疗与进展[M].哈尔滨：黑龙江科学技术出版社，2018.01.

[18]李海鹏.现代外科疾病诊断及处理[M].北京：科学技术文献出版社，2018.09.

[19]王连武.外科疾病临床诊疗策略[M].北京：科学技术文献出版社，2018.12.

[20]吴至久.实用外科疾病诊疗思维[M].北京：科学技术文献出版社，2019.06.

[21]王文鹏.临床外科疾病诊治[M].北京：科学技术文献出版社，2019.05.

[22]王艳丽，王子明，唐栋.现代外科疾病诊疗[M].青岛：中国海洋大学出版社，2019.12.

[23]石会乔，魏静.外科疾病观察与护理技能[M].北京：中国医药科技出版社，2019.03.

[24]刘兆才.神经外科疾病临床诊疗[M].长春：吉林科学技术出版社，2019.03.

[25]刘立军.神经外科疾病手术及诊疗[M].北京：科学技术文献出版社，2019.08.

[26]阎景铁，许桂东，胡屹峰.小儿外科疾病临床诊治[M].长春：吉林科学技术出版社，2019.03.

[27]亓志玲.心胸外科疾病诊疗思维[M].长春：吉林科学技术出版社，2019.03.

[28]李龙广.临床外科疾病诊疗与护理[M].北京：科学技术文献出版社，2019.10.

[29]于快云.腹外科疾病诊断与治疗[M].长春：吉林科学技术出版社，2019.05.

[30]王铮.临床胸心外科疾病手术实践[M].哈尔滨：黑龙江科学技术出版社，2020.05.

[31]倪强.外科疾病诊疗学[M].天津：天津科学技术出版社，2020.07.

[32]安宏伟.神经外科疾病学[M].天津：天津科学技术出版社，2020.09.

[33]刘卿.临床外科疾病诊断精要[M].天津：天津科学技术出版社，2020.04.

[34]李兴泽.临床外科疾病诊疗学[M].昆明：云南科技出版社，2020.08.

[35]杨亚娟，彭飞，王蓓.外科疾病健康宣教手册[M].上海：上海科学技术出版社，2020.01.

[36]梅雪，吕青峰，徐龙.现代临床普通外科疾病诊疗学[M].长春：吉林科学技术出版社，2021.07.

[37]徐冬，肖建伟，李坤.实用临床外科疾病综合诊疗学[M].青岛：中国海洋大学出版社，2021.01.

[38]牛刚.普外科疾病诊治与治疗策略[M].开封：河南大学出版社，2021.11.

[39]杨东红.临床外科疾病诊治与微创技术应用[M].北京：中国纺织出版社，2021.12.

[40]王利滨.普通外科疾病临床诊疗分析[M].北京：科学技术文献出版社，2021.03.